保留性鼻整形

Preservation Rhinoplasty

主　编　（土耳其）巴里斯·恰克尔（Barış Çakır）
　　　　（法）伊夫·萨班（Yves Saban）
　　　　（美）罗琳·丹尼尔（Rollin Daniel）
　　　　（匈牙利）彼得·帕哈齐（Peter Palhazi）

插　图　（土耳其）巴里斯·恰克尔（Barış Çakır）
　　　　（法）伊夫·萨班（Yves Saban）
　　　　（美）罗琳·丹尼尔（Rollin Daniel）
　　　　（匈牙利）彼得·帕哈齐（Peter Palhazi）

主　译　王旭明

主　审：李圣利　谭晓燕　曾　高

副主译：高　山　高顺福　杜建龙　刘安堂　薛志强　颜正安

北方联合出版传媒（集团）股份有限公司
辽宁科学技术出版社
沈阳

图书在版编目（CIP）数据

保留性鼻整形 /（土耳其）巴里斯·恰克尔（Barış
Çakır）等主编；王旭明主译 . — 沈阳：辽宁科学技术出
版社，2022.12
ISBN 978-7-5591-2604-7

Ⅰ.①保… Ⅱ.①巴… ②王… Ⅲ.①鼻－整形外科
手术 Ⅳ.① R765.9

中国版本图书馆 CIP 数据核字（2022）第 135418 号

出版发行：辽宁科学技术出版社
　　　　　（地址：沈阳市和平区十一纬路 25 号　邮编：110003）
印 刷 者：辽宁新华印务有限公司
经 销 者：各地新华书店
幅面尺寸：210mm×285mm
印　　张：28
插　　页：4
字　　数：600 千字
出版时间：2022 年 12 月第 1 版
印刷时间：2022 年 12 月第 1 次印刷
责任编辑：凌　敏
装帧设计：袁　舒
责任校对：栗　勇

书　　号：ISBN 978-7-5591-2604-7
定　　价：348.00 元

联系电话：024-23284363
邮购热线：024-23284502
E-mail：lingmin19@163.com
http://www.lnkj.com.cn

《保留性鼻整形》的编辑和作者

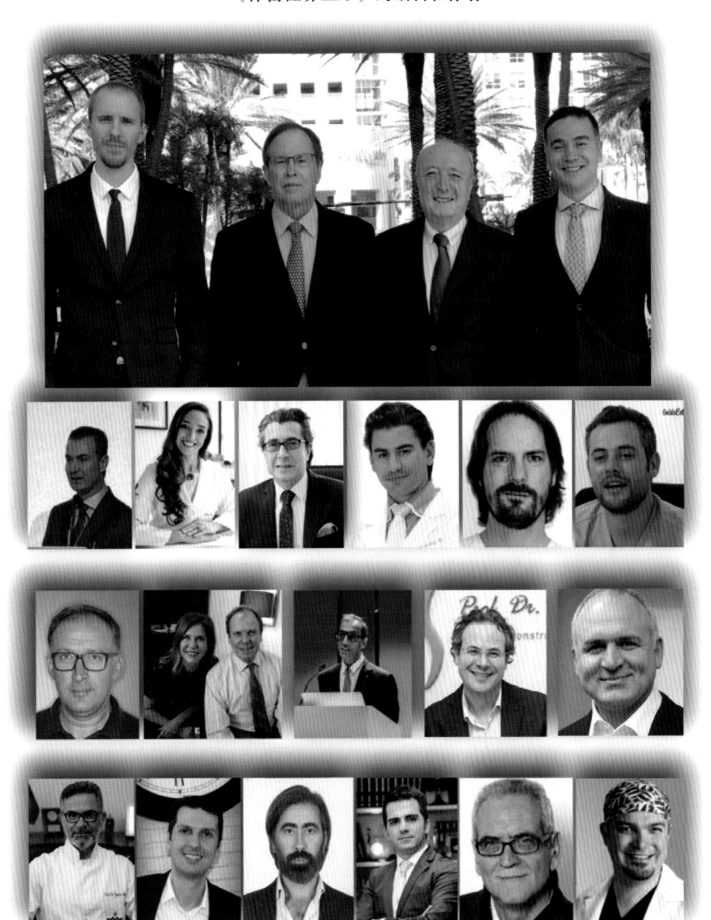

致谢

2018年2月，我们开始进行《保留性鼻整形》一书的编写工作。我们希望能在尽可能短的时间内完成这本书的编写，以最大限度地减少那些早期施行该手术的外科医师在操作过程中造成的一些潜在并发症。本书在短短的9个月时间里被"孕育"了出来，这是前所未闻的；这本书将于2018年11月在伊斯坦布尔举行的"保留性鼻整形术"会议上发布，以确保其可得性。本书图片多于文字，出版的目的是为经验不足的整形外科医师提供一本真正的手术教科书，将多个领域的专业知识整合在一起并融会贯通。这些专业知识包括Çakır博士的保留韧带的鼻尖整形术、Saban博士的保留鼻背的鼻整形术的理念，以及Daniel博士和Palhazi博士的鼻部解剖结构的相关知识。此外，我们的团队成员还出色地完成了一些其他任务，包括：

版式设计：Peter Palhazi & Bülent Gen。

英文编辑：Rollin K. Daniel。

统稿编辑：Nina Ergin

封面设计：Valerio Finocchi & Özkan Ulusoy。

解剖学实验室主任：Lajos Patonay。

参与编写作者：Aaron Kosins、Abdülkadir Goksel、Ali Murat Akku、Aykut zpür、Bülent Gen、Charles East、Eren Tatan、Freire Rêgo Lima、Lydia Badia、Milos Kovacevic、Mithat Akan、Mustafa zgn、Parisi Jurado、Salih Emre üregen、Roberto Polselli、Tayfun Akz、Valerio Finocchi、Vincent Patron。

特别鸣谢《保留性鼻整形》一书编写工作的总负责人：Rollin K. Daniel博士

译者名单

主　译

王旭明　重庆当代整形外科医院

主审：

李圣利　上海交通大学医学院附属第九人民医院

谭晓燕　杭州整形医院

曾　高　中日友好医院

副主译：

高　山　深圳雅涵医疗美容门诊部　　高顺福　广州华美医疗美容医院

杜建龙　河北保定蓝山医疗美容医院　刘安堂　上海交通大学医学院第一人民医院

薛志强　北京俊泰美好医疗美容门诊部　颜正安　中国台湾省联新国际医院

审校：

姜　平　南方医科大学附属南方医院　　安　阳　北京大学第三医院

牙祖蒙　重庆当代整形外科医院　　　　杜太超　北京黄寺医疗美容医院

黄金龙　南京中医药大学附属江苏省中医院　邱昱勋　中国台湾省新光吴火狮纪念医院耳鼻喉科暨医学美容中心

译者：（按姓氏拼音排序）

柴琳琳　陆军军医大学附属西南医院　　陈　巍　椒江薇凯医疗美容门诊部

程　鹏　广州曙光医疗美容医院　　　　代　伟　上海鸿滨医疗美容门诊部

董　帆　上海市浦东新区浦南医院　　　董　新　厦门美莱医疗美容医院

何世硕　上海爱度医疗美容门诊部　　　黄　鲜　重庆当代整形外科医院

柯　霞　重庆医科大学附属第一医院　　李保锴　杭州清锴医疗美容门诊部

马战胜　郑州恒胜美容有限公司　　　　钱玉鑫　同济大学附属上海东方医院整形科

孙　奔　大连集光医疗美容诊所　　　　王海平　华中科技大学附属同济医学院同济医院

王天成　深圳非凡医疗美容医院　　　　王远航　重庆医科大学附属第二医院

谢锦清　重庆当代整形外科医院　　　　徐　威　贵阳美贝尔医疗美容医院

杨万忠　西安画美医疗美容医院　　　　袁　奋　武汉爱斯特医疗美容医院

张　鹏　郑东美美医疗美容门诊部　　　张　伟　天津坤如玛丽妇产医院整形科

赵晓晖　苏州美贝尔医疗美容医院

鸣谢单位：

北京百特美文化发展有限公司

译者序

2004年年底，我在一家中韩合作的医疗美容医院担任负责人，5位韩国医生给我们展示了取耳软骨、鼻中隔软骨、臀沟真皮脂肪来行鼻尖成型等的手术。当时给我的感觉就是思维突然被打开了，在之后的工作中，我开始学习和借鉴韩国医生的手术方法。时逢2005年，韩国郑东学教授的《现代韩国鼻整形术》一书在国内出版，综合鼻整形的概念开始盛行。2009年，李战强教授翻译的《达拉斯鼻整形术——大师的杰作》在国内出版，将西方系统的技术和理念融入国内鼻整形手术中，并迅速得到了推广，加上舆论的推波助澜，甚至在国内鼻整形界形成了热潮,因中国进行鼻整形的患者众多，很多优秀的鼻整形医生迅速成长，鼻整形技术日趋完善，但很快也出现了问题，并使鼻整形术成为目前修复率最高的美容手术之一。正如鼻整形大师Daniel在2018年发表的文章中提到的，Toriumi在最近发表的著作《30年的教训》中总结了他这些年做开放性结构性鼻整形术的经验、教训。结构技术在早期可以获得非常理想的效果，但随着时间的推移会变得问题重重。Daniel在文章中提到，为什么如此有经验的医生完成的初次鼻整形术会导致如此严重的后果，以至于必须要使用肋软骨才能够修复。为此他倡导了又一次鼻整形术的革命——保留性鼻整形。该操作的基本目标包括，保留代替切除、在精准控制下切开、二次用肋软骨修复只做微小的调整。并于2018年11月在伊斯坦布尔举行的保留性鼻整形会议上发布了《Preservation Rhinoplasty》一书。2020年春节，在法国尼斯举办了第二届保留性鼻整形国际会议上，笔者有幸与中国台湾省邱昱勋医生一同前往，在会议上，Saban博士、Çakır博士等进行了精彩的演讲。新的理念、新的技术带来了强烈冲击、同时思考过去开放性结构性鼻整形术后经常出现鼻尖下旋、上转折区凹陷脱节等问题，按结构理念往往认为是支撑不够坚固、把支架做得越来越坚固，导致鼻尖活动度差。用保留性鼻整形的理念去思考，是否是因为大拆大建导致韧带破坏，缺少向上的牵拉导致的鼻尖下旋呢？带着这些疑问，会后，笔者受邀与邱医生一起去大会主席Saban博士位于尼斯蓝色海岸边的家中做客，笔者当面向其请教保留性鼻整形的相关问题。探讨了该技术在东方人中应用的可能。Saban表示，他们也无更多在东方人中应用的经验，可以一起探索。回国后，笔者与百特美的雷建武先生商议将该书引入国内，由笔者牵头组织国内优秀的中青年专家来翻译此书。在翻译的过程中，我们得到了李圣利教授、曾高教授、谭晓燕教授等众多鼻整形专家的大力支持。李圣利教授建议将"保留鼻整形术"译成"保留性鼻整形"，我们翻译此书的过程也是学习的过程，特别是与上海刘安堂教授的团队对保留性鼻整形在中国人中的应用做了一些探索，我们认识到东西方人因解剖结构、审美、手术目标的不同而使操作有所差异。照搬照套难以达到较好效果，但可以借鉴保留性鼻整形的理念。希望本书的出版对国内鼻整形同行有所帮助，让我们共同完善适合亚洲人的鼻整形技术。

由于译者水平有限，错误、遗漏之处在所难免，有些名词也可能不准确，还望广大读者批评指正。

最后，感谢每一位译者的辛勤工作，感谢审核专家的反复审校。

感谢重庆当代整形外科医院的大力支持。

感谢百特美公司雷建武先生及团队的大力协助。

感谢辽宁科学技术出版社为本书的出版付出的努力。

王旭明

2022.10.18于重庆

推荐序

没有什么是凭空而来的。在19世纪末期，Goodale 描述了一种高位切除降低鼻背的方法，Joseph在20世纪初标准化了鼻背切除术，Cottle在20世纪中叶提出了他著名的鼻中隔鼻成形术的概念和方法。然而由于许多原因，他的概念和文章已几乎从教学和临床中消失了。

保留性鼻整形最近出现在鼻整形界，改变了现有的鼻整形手术方式。目前有3种主要的鼻整形理论：切除、结构和保留，其对应的3个概念，从根本上是不同的。然而，这些技术都能提供出色的成果，同时也会存在各自的缺点和并发症。因此，主要以评估彼此的优缺点来选择采用何种方法。

这3种手术理论间有什么区别呢

Joseph在20世纪初使鼻背切除术普及化。这个概念看起来很简单，因为对于高加索人的鼻子，只需从鼻内切除驼峰即可立即获得预期的、符合美学标准的外观。外科医师必须问自己的问题是：我应该切除多少？然而，随着时间的延长和经验的累积，人们发现有些缺失似乎频繁出现，导致了典型的手术后外观。

为了减少这些可能出现的不良结果，20世纪90年代早期由Dean Toriumi倡导的结构式鼻整形术带来了新的概念，主要是通过在开放式入路中重建鼻部框架。这个概念与Joseph的理论不同。为避免切除术后造成的主要缺陷，外科不应该直接切除变形的部位，而是要利用移植物来构建鼻子的结构，借由掩饰法来隐藏鼻背的不规则，为鼻尖提供支撑。因此，外科必须问自己的问题是：需要采用哪种移植物才能提供最佳的稳定性？是否需要采用肋骨移植物才能达到预期的效果？然而在初次鼻整形术中，需要开放式方法和使用许多移植物，因手术过于烦琐导致过程耗时过多。此外出现了一些并发症，造成重修困难和需要使用肋软骨移植物。

为什么Rollin Daniel在2017年提出的，由Yves Saban倡导并与Baris Cakir和Peter Palhazi一起推广的保留性鼻整形代表了一场革命？其理念是尽可能保持正常解剖结构的完整性，强调重塑而不是切除，缝合而不是移植，目的是塑造出自然的鼻子外观。当然也可能会出现一些并发症，但没有一个会导致重修困难且所需时间很短。这一概念不仅是切除式手术技术的转变，也确实是一种不同的思维方式。在检查患者的同时，手术必须问自己：我可以保留鼻背的美学线条吗？我可以保留天然的鼻背软骨部分吗？我可以保留鼻尖的形状吗？我可以保留或改善鼻子功能吗？最近，包括Rollin Daniel和Dean Toriumi在内的世界鼻整形领域的主要意见领袖都采用了这一理念，并分享了他们的经验，带来了许多新的进步，提高了很多手术成果的美感，解决了一些重要问题，并提供了技术诀窍。此外，保留性手术是一种保留解剖学和功能性结构的整体理念：包含鼻中隔、下外侧和上外侧鼻软骨、鼻浅层肌肉筋膜层和韧带。最终目的是改造而不是切除，取代而不是移植，保留而不是重建。

鼻整形术的教学是一项重要的挑战。开放式入路和新科技简化了鼻整形技术的教学。社交媒体正在推动外科走向卓越。本书的目的是推广保留的概念，帮助外科医师的学习，并为初学者提供有用的资料。许多作者受邀提供他们的经验。我在推荐序中要非常感谢所有这些意见领袖，他们分享了技术细节和诀窍，以及遇到的困难和解决方法。我们可以考虑使用不同的技术，但至关重要的是掌握每种手术的适应证，以避免不良的术后变形和造成令人失望的结果。本书的作者强烈鼓励读者、初学者和有经验的外科医师意识到这些困难，不要使用一些投机技巧或掩饰这些困难使结果看起来很好。学习曲线对我们每个人来说都是现实的，即使对于最有经验的鼻整形外科医师也是如此。

保留性鼻整形正在成为初次鼻整形术的第3个千年黄金标准。

想想亚洲人的鼻子和"低鼻背表现型"，我们可以试着了解如何在建构鼻子的基本架构上抬高鼻梁并为鼻尖提供支撑，并且随着时间的拉长也能持续保持稳定。这是我们亚洲和中国同行们面临的新挑战。我相信在不久的将来，人们的智慧和技术的进步将会有解决的方法，并且有更简化的流程和完美的结果。

这本书的作者编写本书的目的是为鼻整形外科医师提供一本高质量且有用的教科书。

我要向我的中国同行们表示深深的感谢，让我有荣幸为这本"保留性鼻整形"中文版作序。

Yves SABAN MD，PHM

教育总监-欧洲面部整形外科学会

目录

外科医师可以通过访问 App store 上的"保留性鼻整形"应用程序来获得以上手术视频。

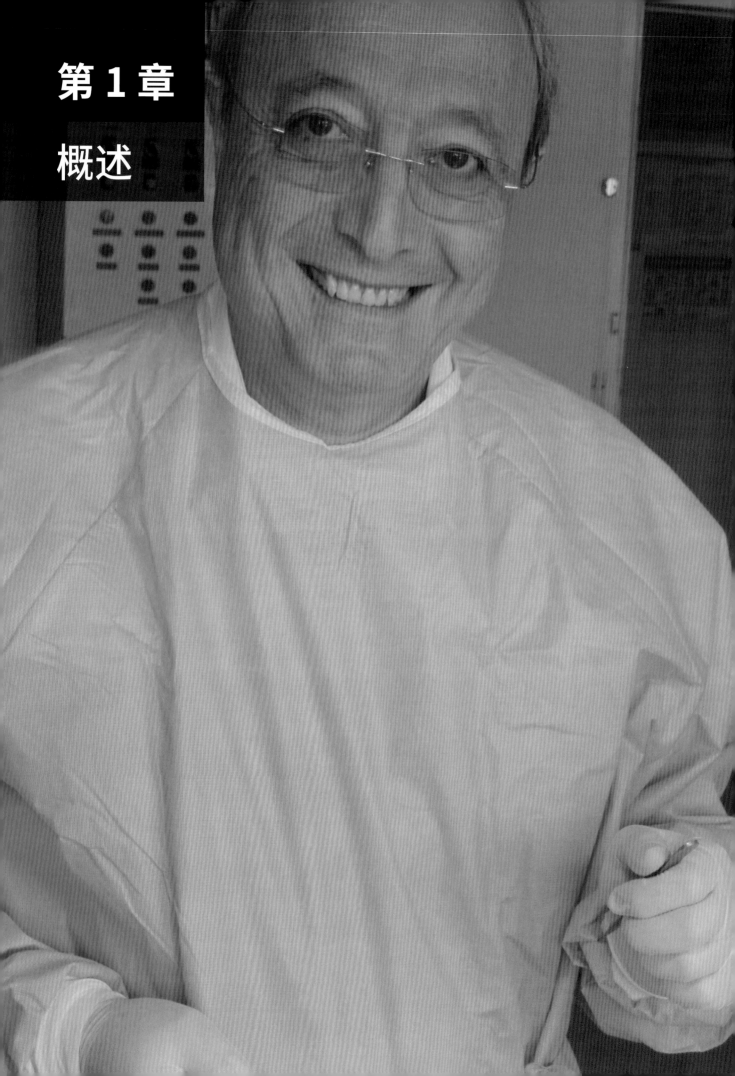

第 1 章

概述

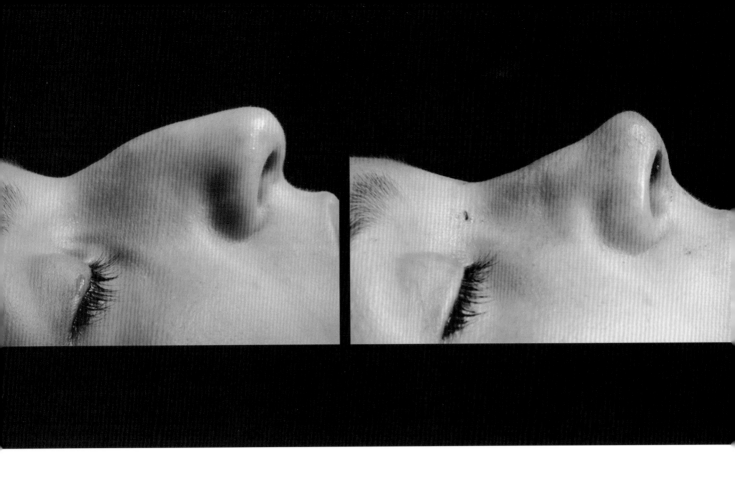

第 1 节 保留鼻背的鼻整形术：我的 25 年心路历程

Yves Saban

对于许多整形外科医师来说，保留性鼻整形术（PR），尤其是保留鼻背的鼻整形术（DP）是一个新的理念。许多人认为这种手术方法与传统的缩小鼻整形术完全背离，并且该手术技法未经证实，其风险也令人担忧。然而，实际情况却是：该手术在104年前首次施行，且有大量的文献可以证实其安全性和有效性。我们这里所说的"新"，是指最近世界范围内的鼻整形外科医师们都意识到了该技术的可取之处并对其产生了浓厚兴趣。因此该书的编辑认为Yves Saban是编写本书的最佳人选，由他解答外科医师们关于保留性鼻整形术最常见的问题，以及解释此项技术是如何从1914年的一个单一案例研究演变到现在成为一个理论体系，并被编纂成书的。

您是何时首次听说保留鼻背的鼻整形术的

说来话长，这要从1981年的"经典"保留性鼻整形术的兴起与我1992年实施首例保留性鼻整形术讲起。1981年，我在耳鼻喉科做住院医师期间就开始学习鼻整形手术了。当时，法国最常用的鼻整形手术方法是Joseph创造术式和骨外裂技术。能开展Cottle手术的只有Bordeaux医院的Guillen团队和Nancy医院的Wayoff团队。彼时我在医院的耳鼻喉头颈外科实习，恰逢一位专攻鼻面部整形手术的副教授从美国拜访Jack Sheen归来。机缘巧合之下，我从他那里学到了Sheen在鼻整形方面的理念、原则和手术技巧。与此同时，我想获得颌面外科学的学历认证。所以我于1983年在马赛学习了6个月，并有幸和当时正在开展鼻整形手术的Gola教授一起工作了一段时间。我的医学论文于1984年在尼斯发表，论文的题目是《鼻整形术之外侧截骨术——骨内裂手术的价值》。我觉得有必要去更多地了解鼻部解剖和外科手术技巧，于是我在尼斯大学的解剖实验室待了一段时间。

后续我的鼻整形技术的进步是以5年为一个周期的，因为我觉得在技术更新之前，有一个充分的随访跟踪期来对手术进行评估是非常有必要的。第一个阶段是1981年到1986年，在此期间，我改良了Sheen的鼻整形手术技法。第二阶段是1986年到1991年，我融合了George Peck的一些已经被实践检验的手术技法，包括锉削骨性鼻拱以及施行经软骨的切口。1991年，Calvin Johnson受邀前往马赛，随后他与Dean Toriumi合作出版了一部关于开放性鼻整形手术的书。这对仍然只是停留在解剖室提高手术技法的我来说，是一个尝试开放性鼻整形术的绝佳时期。由于解剖学研究相对单调，所以我是同事中唯一一做过解剖实践的。

当时还发生了很多事情：①1992年，我参加了由G.Sulsenti在意大利博洛尼亚举办的鼻整形课程的春季学习班，并在那里学到了Cottle技术。②我和朋友Roberto Polselli一起协作，每年开设两次关于鼻整形和面部整形外科解剖的课程。③后来我遇到了Valerio Micheli-Pellegrini，在随后超过15年的时间里，我们开设了一项鼻整形课程。在该课程中，Valerio负责教授传统的鼻整形技术，而我则重点强调保留性鼻整形术的理念。与此同时，我在尼斯大学举办了一个耳鼻喉学术会议（Assises d'ORL），该会议后来发展成为现今法国最大的耳鼻喉学术会议。我邀请Wayoff教授主持了一个关于Cottle技术的大师精品课程班。但当时仅有4名学员，这说明该技术在20世纪90年代早期的法国还不流行。

当我在解剖实验室工作并在Sulsenti教授和Wayoff教授的指导下学习时，就开始将Cottle技术用在一些经过精心挑选的临床患者身上，显示出了极好的效果。我的首例具有手术指征的患者，是一位由于鼻背凸出而导致张力性鼻部问题的患者，他寻求实施复杂的鼻中隔成形术以矫正其鼻部畸形。Gola教授先是告诉我他是如何通过开放式手术入路来进行鼻整形手术的，然后又向我解释他为什么转而采用联合上部鼻中隔条带切除的保留鼻背的闭合鼻整形术（功能性和美容性鼻整形术）。

该术式并非起源于欧洲

在鼻外科手术中，保留鼻背的概念是由法国外科医师Lothrop于1914年首次提出的。他使用该术式治疗了一位张力鼻患者，术后发现这种手术方法在鼻部美学和功能方面的疗效都非常好。经过总结，他提出了这个概念。他的技术由"鼻部嵌入"组成，包括3个基本步骤：①切除高位的鼻中隔软骨和筛骨垂直板条带；②切除上颌骨额突的三角形骨性部分；③鼻根部直接经皮截骨。在Lothrop的开创性工作之后，法国的Sebileau和Dufourmentel也先后加入了他的阵营（1926年）。

他们建议切除鼻后部的3根鼻柱，从而保持鼻背的完整性。随后，Maurel（1940年）报道了使用Lothrop技术的经验，即先行鼻中隔高位切除，然后再行上颌骨额突的外侧骨切除术。

您在 Cottle 术式上有何经验分享？您认为 Cottle 术式为何没有被广为接受

1946年Cottle等对下推技术（PDO）进行了阐述，在该技术中鼻背连续性的保留是通过下压键石区的骨与软骨驼峰实现的。该技术可以避免上外侧软骨的塌陷以及内鼻阀区的闭合。此外，四边形鼻中隔软骨旋转是一个很有必要、但有一定难度的手术步骤。Cottle的下推技术（PDO）从20世纪50年代开始在美国和世界各地的鼻整形医师中流行起来。1989年，Gola改良了降低骨–软骨性鼻背的方法，该法仅需移除鼻背下方的一个鼻中隔条带即可。手术的重点是鼻中隔条带切除的位置，它可以被细分为经典的、与前部旋转相关的Cottle低位切除，以及我比较支持的、可以起到直接降低鼻背效果的鼻背下高位切除。

Drumheller对Cottle技术进行了回顾，同时Huizing对下推技术（PDO）进行了再评估。他们发现，若是在上颌骨额突上行骨的楔形切除，可以使鼻锥体自由下降。我们将这一改良的术式称为"下放"技术（LDO）。因此，处理骨外侧壁就有以下两种不同的方法：①截骨后仅通过下推使其进入鼻前庭（PDO）；②骨外侧壁楔形切除，同时将骨性鼻锥下放至上颌骨额突上（LDO）。

虽然保留鼻背的鼻整形术的效果一般都是好或是极好的，但由于以下3个原因遭到了整形外科医师的弃用。首先，经典的Cottle下推技术经常会涉及一些复杂且具有挑战性的鼻中隔手术，尤其在内镜未广泛使用的时代。其次，该技术有一定的手术适应证，不能广泛应用于鼻整形术，比如它只适用于那些术前鼻背形态相对自然的患者，如果患者的鼻部较为歪曲，就不能使用该技术。再次，开放入路的鼻整形手术可以给术者提供清晰的手术视野，使其能够更加准确地操控组织结构，而且便于进行教学。那么是什么改变了人们的想法，并对保留鼻背的鼻整形术进行重新评价的呢？近来，鼻整形外科医师已经开始认识到，破坏键石区会对鼻的美观和功能产生不良影响。既然我们能保留它，为什么一定要将其破坏后再进行重建呢？

尽管开放式入路手术颇受欢迎，但仍有许多整形外科医师继续进行闭合式入路鼻整形术和保留鼻背的鼻整形术，尤其是在欧洲和拉丁美洲。那么您认为是什么原因导致它在这些地区更加流行，而在美国却无法像这些地区一样流行

如果对这些地区的鼻整形手术史没有一个较深入的了解，就很难针对该问题给出精确的回答。我们必须对这两个问题进行独立的思考。第一，手术入路方式的选择（闭合式/开放式）。第二，不同的理

念：基于Lothrop和Cottle技术的结构重建技术，整合了Johnson和Toriumi结构原则的Joseph和Sheen切除技术。

鼻整形外科医师倾向于采用他们作为住院医师时所学的所有技术。然后，他们根据手术的适应证、掌握的技能、在临床过程中遇到的问题以及在专业课程中专家所传授的知识，对其掌握的技术加以改进甚至转为选择其他技术。然而在我的印象里，很少有整形外科医师会改变他们的基本技术。如果不能进行长期随访或能够接受某些特定的术后畸形，那么他们这样坚持肯定是正确的。然而目前对医师提高术后效果的压力越来越大，患者的期望值和社交媒体的关注度持续高涨，使得医师是否改变基本技术这一情况正在悄然发生变化。

在施行过所有手术入路后，我个人的感觉和经验是每种入路都有特定的适应证，同时也有较差的适应证。在欧洲和拉丁美洲，许多的鼻整形培训学校仍然在传授闭合式入路术式。因为老师们当初学习的就是闭合入路的手术方法，如果没有更好的理由转换为开放式入路的话，那么他们就会坚持教授闭合式入路术式的技术。

哲学理念： 结构鼻整形术与开放式入路术式直接相关，它改善了鼻尖的稳定性和功能。尽管Sheen一直支持闭合式入路术式，但开放式入路术式和结构鼻整形术还是成了美国的行业标准。此外，在美国，Cottle的技术之所以逐渐被放弃使用，除了因为其技术方面较为复杂之外，也包含一些政治因素。Eugene Kern在下推技术（PDO）的推广过程中表现出了坚韧不拔的毅力和勇气。在拉丁美洲，主要是在墨西哥和巴西，保留性鼻整形术的影响很大。在欧洲，问题则不尽相同。一些老师采用闭合式入路术式并传授保留鼻背的鼻整形术，他们遵循的是保留及最小侵害的哲学理念。然而，这些人在局部地区的影响力较小，大多数学习鼻整形术的学生正在学习的仍然是缩小鼻整形术。通常，术式的普及程度反映出了教师们的影响力，正如我们在法国（Guillen、Wayoffo）、意大利（Sulsenti）和荷兰（Pirsig）所看到的那样。

您是什么时候改用高位鼻中隔条带切除术的？您认为它的好处和风险分别是什么？您何时第一次发表保留鼻背相关术式的文章

我于1992年开始使用Cottle技术，1995年开始使用Gola技术。有趣的是，1993年我在意大利一个由Antonio Corti组织的鼻整形学习班中进行了手术演示。而Peter Adamson，美国面部整形外科医师协会（American Association of Facial Plastic Reconstructive Surgeons）的候任主席，在我之前也进行了现场手术演示。在手术室，当他看到并触诊骨软骨鼻锥的移动和瞬间产生的巨大变化时，他感到"大为震惊"。Peter邀请我去美国介绍这项技术，但我没敢接受邀请。在当时，开放式入路的结构鼻整形术是一种新的时尚。

20世纪90年代，我从Raymond Gola那里学到了高位鼻中隔条带切除技术。2002年，在我编写的专著中，有一章题为《鼻整形术中的形态动力学》的文章是我发表的第一篇相关文章。此后，我用法语发表了许多文章和编写了部分书籍，这也许可以解释为什么讲英语的整形外科医师不知道保留鼻背的鼻整形术。

我邀请Raymond Gola在上述专著中写了关于"功能性和美容性鼻整形术"的相关章节。他的技术看起来比Cottle的手术更加简单、安全和快捷。高位鼻中隔条带切除，在鼻中隔手术中不需要像Cottle技术中的三步切除那样具备高超的手术技巧，并且由于手术中保留了鼻中隔中心支柱，所以出现鞍鼻畸形的风险更小。毫无疑问，如果我们从患者的获益与风险角度考量，高位鼻中隔条带切除术无疑是绝大多数患者的首选手术方式。

与其他鼻整形术包括Joseph的鼻背切除术或开放式入路结构鼻整形术的理念相比，保留鼻背的鼻整形术可以防止包括鼻背开放、倒V畸形、鼻背不规则和鼻阀塌陷在内的多种鼻背畸形现象的发生。因为不需要撑开移植物和撑开皮瓣，所以也不用获取大块的鼻中隔软骨。此外，手术时间也明显减少（约30min）。该技术的两个主要缺点：一个是骨性鼻锥不稳定，可能会导致鼻向一侧倾斜；二是由于弹簧效应可能导致鼻部驼峰偶尔复发。如果手术操作得当，则这些问题很少发生（不到10%的患者），并且即便发生，修复手术的时间也非常短，在我的实践中一般为15~23min。重要的是，完全没有必要使用肋软骨移植物进行重建（至今我从未对我的患者进行过此项操作）。

许多从未做过保留鼻背的鼻整形术的整形外科医师批评该技术的原因有很多，包括它是一种较新的手术、比较难学、风险高、并发症多且严重等，您是如何回应这些评论的

首先，几十年来，我经常面对这样的负面评论，他们觉得我是无知的，有时还以轻蔑的态度质问我。大多数评论者没有意识到这项技术本身的具体内涵，他们只是不断地在重复从"远古时代"听到的关于Cottle术式的一些缺陷。我非常明白，新的理念有时可能会让人感到惊讶，就像我们在做一些实际上很困难的事情，而这些事情以前被认为是简单而常规的。此外，新的理念对于新手来说显得困难重重，对资深专家来说甚至可能是一种威胁。

关于较新的问题 我想说的是，任何一种新的外科手术技术，在一定程度上都是基于先前的技术和基本知识而创建的。然而，保留鼻背的理念并不新鲜，只是最近才被更新和普及而已。有人可能会说，所有的东西以前都被写过——作者还在，而读者不见了，因为读者懒得去读墙上的文字了。请注意：在本章的末尾有参考文献，从1914年Lothrop发表的第一篇文章开始，以我们自己在ASJ发表的总结性文章结束，有长达103年的时间跨度！因此，它不是一项新的技术，而只是一个重新认识的过程而已。

关于较难学习的问题 有趣的是，患者在大约1min的时间内就可以理解保留鼻背的概念。我是这样给患者解释手术的基本概念的：类似于将一座塔的大小尺寸进行缩减。缩减的方法，如果是拆掉塔的顶部的话，就必须重建一个新的、更小的塔顶；或者可以拆掉塔的底部，这样的话，立即就会有一座新的、自然的、尺寸较小的塔出现。是的，即使对经验丰富的整形外科医师来说，这项技术本身也有一个学习曲线。为了缩短这一学习曲线，作者就撰写了本书——《保留性鼻整形》。

关于风险较高的问题 众所周知，每一项技术都存在风险。以适当的方式施行操作就可以避免大部分并发症的发生。然而，耳鼻喉科、整形外科和颌面外科医师都已经熟知与该技术直接相关的、可能存在

的问题。最主要的风险就是脑脊液漏，这在包括全鼻中隔复位和Cottle技术在内的所有的鼻中隔成形术中都有所描述。然而，从鼻中隔上分离骨-软骨鼻锥是保留性鼻整形术的关键步骤。该过程中，一定要避免任何的筛骨垂直板条带或放射状的骨折进入筛骨板或者颅底。据我所知，在我施行过的2000多例鼻中隔手术中，没有一个发生脑脊液漏。术后呼吸困难的问题，是仅次于脑脊液漏的第二大风险。骨折造成的重叠可能会导致梨状孔的狭窄，而鼻背下降又可以开放内鼻阀。因此，该技术的正确做法应该是首先检查梨状孔的宽度，然后检查并预测鼻背高度的降低量。这里有一个共识，鼻背降低得越多，呼吸困难发生的风险就越高。在这种情况下，我更倾向于使用切除上颌骨的额突的下放技术（LDO）。在某些情况下，我也会去除下鼻甲的骨性头侧部分，以避免发生鼻腔阻塞的问题。

关于并发症较多的问题 说到这个问题，值得注意的是，与鼻整形手术相关的常规并发症的发病率不但没有增加，反而是显著降低的。而且，相对于传统技术，术后并发症更轻。最常见的问题是鼻不对称、驼峰复发、轻微的鼻尖上区凹陷和鼻孔外扩，这些都很容易在术中或术后进行矫正。

关于较难修复的问题 我不明白为什么有人会说，在通过高位鼻中隔条带切除术保留鼻背后，修复手术比降低鼻背鼻整形术更难。我观察到的结果正好完全相反。在一项未发表的研究中，我统计了自己所做的修复手术所需要的时间：12~25min不等，并且不需要进行肋软骨移植（0），停工时间非常短（少于5天）。此外，对不能触及解剖区域的修复是在内镜下进行的。还有，因为软骨膜下平面已经掀起，所以只需要5min时间就可以重新打开。如果已经做过截骨手术，那么就无须再做。相比之下，修复之前接受过开放结构鼻整形术的鼻子，我一般需要4h以上，并且需要继续采用开放入路。在这些病例中，大多数鼻中隔已被切除，需要另外获取移植物进行移植，要么切取耳软骨，更多的是切取肋软骨。

持反对意见的人总是认为这些技术是没有科学数据支持的，仅是一些个案而已，并且几乎没有随访。这是真的吗

该评论非常有趣。读者们仍在迷惑，主要原因是与其他技术相比，该技术的文献数量确实较少。如果想要了解这项技术，人们不得不阅读旧的文献。2002年我写了第一篇关于保留鼻背的鼻整形术的文章，后来又发表了大量的文章，主要是用法语撰写，并在欧洲的期刊上发表（见最后的参考文献）。对于那些想看较新英语参考文献的人，我推荐作者Saban等写的文章：《保留鼻背：重新评估下推技术》（ASJ，2017，37：1-16）。对于那些最强烈的怀疑者来说，最近出版的临床系列文章可以提供足够的数据支持。

我回顾分析了2011年1月至2016年6月期间施行的740例鼻中隔成形术和鼻阀手术，156例（21.0%）为外院术后的二次鼻中隔成形术。除此之外的584例患者均为我施行手术的患者，其中540例为初次鼻中隔鼻整形术、44例（7.4%）为修复病例。其中的320例（59.2%）进行了保留鼻背的手术。这些初次施行鼻整形术患者的年龄范围为：从13岁（歪鼻伴气道阻塞）到71岁（鼻阀手术）。性别以女性为主，男女性别比例为1：9。

在320例保留鼻背鼻整形术的患者中，我根据其病情和术前评估采用了不同的手术方案。在57.2%的

初次鼻整形术中，我们采用了下推技术（PDO）或下放技术（LDO）。手术方案的选择取决于鼻背的预计下降量——降低量小于4mm，首选下推技术（PDO）；降低量大于4mm，则施行外侧楔形切除的下放技术（LDO）。实际在我的临床病例中，两种术式的数量基本相当。

在我们的44例修复病例中，有16例进行了鼻尖的再次修复。在11例进行鼻背修复的病例中，修复的主要原因是鼻部驼峰复发、鼻背偏斜，或者鼻背中1/3处增宽。2例鼻背驼峰复发的病例，我们用锉刀进行了闭合入路顶板鼻整形术。其余9例，患者接受了闭合式入路下的鼻修复手术，即重新进行鼻中隔成形术并额外切除鼻中隔软骨条带。与此同时，由于骨性鼻锥是稳定的且其活动类似于假关节，因此不需要重新施行截骨术，即可移动鼻锥。与修复性鼻中隔成形术相关的松解可纠正侧向偏斜。当修复鼻背中1/3变宽时，需要将上外侧软骨从尾端连接处与鼻中隔软骨进行不完全的分离，并如Kern所提倡的那样呈三角形切除少量的上外侧软骨。这个方法很好，通过重建鼻部解剖可以在缩短鼻子长度的同时保留鼻阀功能。6例患者（1.87%）采用的是经典的Cottle技术，或骨冠切除和保留键石区的关节离断术。这种改良的保留鼻背（DP）技术可用于矫正创伤后的复杂鼻中隔畸形，包括鼻中隔软骨切除和鼻中隔支撑丧失，这些情况不可能使用鼻背条带切除术。

这些年来您做过多少例保留鼻背的鼻整形术

仅在过去的18年里，我就实施了大约1000例保留鼻背的鼻整形术。这个数字可能不太大，主要是因为医师总是要为每个患者选择合适的手术方式，这样就减少了一些初次鼻整形手术的病例数量。同样，需要提醒我们的是，该技术一直以来几乎没有来自其他外科医师的支持和反馈，直到最近它才成为一个相对独立的选择。当然，我的同事们在过去两年里迅速接受了该项技术。有了他们的鼓励和技术的进步，必将扩大该术式的应用并获得更多的临床病例。

您认为在您的实践中，保留鼻背的鼻整形术的适应证和禁忌证是什么

保留鼻背技术有益于保持鼻部正常解剖结构的完整性和自然的鼻背线条。这也代表了鼻背线条模式的转变，从Sheen的平行线条，到在键石区更宽呈现梯形，在接近鼻尖处变窄。在评估想做鼻整形术的患者时，我会问自己这样一个问题：我想完整地保留该患者的鼻背吗？当我的答案为"是"时，就会对其施行保留鼻背的鼻整形术。对于皮肤薄的患者这一术式是首选方案，其他方法常需要进行复杂的修饰性操作。鼻背较直（即使是歪的）也是一个很好的手术适应证，因为他们一般是过于突出的张力鼻。在这种病例中，为了降低鼻的突出度，一般会施行经典的切除手术，将正常的、良好的鼻背去除一部分。切除/缩减的结果是导致顶板呈开放顶，这就需要使用撑开皮瓣或移植物对中鼻拱进行重建。鼻背较直（甚至有时是偏斜的）的男性患者，是最适合施行该手术的群体之一。保留鼻背的鼻整形术可以避免呈现女性化倾向，还能够保留自然的鼻背，因此减少了男性鼻整形术时主要的禁忌证。同样，青少年患者也是比较适合采用该术式的，因为该手术不会影响面部的生长区域，鼻部形态也较为自然，在保留患者自我

认知的同时，可以实现患者期望得到的鼻形变化。

当问题"我想要保持这个鼻背完整吗？"的答案尚不明确时，那么一定要谨慎施行该手术，尤其是刚接触这个手术的医师。然而，随着经验的积累，整形外科医师可以通过保留鼻背的鼻整形术使许多复杂的鼻背达到预期的改变效果。例如，宽的骨性鼻基底在保留鼻背后就很容易变窄，原因有两个：第一个因素是几何形态上的——与术前较大的鼻部相比，降低后所形成的较小的鼻三角明显有较小的骨性鼻基底。第二个因素是解剖因素——当捏压鼻骨时，鼻骨骨缝线会发生部分脱位，引起鼻基底变窄，还可以通过重叠外侧壁而进一步稳定鼻基底。当鼻部尤其是骨性部位形态不良时，决定是否做鼻背保留手术（DP）会变得更加困难，因为软骨是柔韧的、可被重塑。在这些病例中，必须使用更加进阶的技术。当骨冠较厚或后凸时，需要使用锉刀或压电器械进行骨整形。如果骨软骨-连接的突起通过基本的下降操作没有降低，那么就必须通过使键石区脱位来降低其突出度。同时，也必须将键石区外侧和梨状韧带分开。然而，在骨冠非常凸出和鼻根较深的情况下，常采用将骨冠切除和骨-软骨区脱位结合起来的综合手术方案进行处理。鼻背下切除后可保留并降低软骨穹隆。

禁忌证大多来自鼻中隔的病变。在创伤后的病例中，需要施行完全的鼻中隔复位手术。因为此时鼻中隔稳定性最差，所以手术一定要谨慎进行。切除/缩减手术后的二次鼻整形术，是保留性鼻整形术的禁忌证，除非是精挑细选的病例。

综上所述，我们可以认为保留鼻背的最佳适应证是和切除技术的最差适应证相对应的，反之亦然。

为什么您会认为当下保留鼻背手术会变得越来越流行并成为主流

造成这种流行趋势的主要原因有3个：时间、社交媒体和思想开明的医师同道。时间是一个主要因素，因为它对更好地理解外科手术过程及其随访至关重要；我指的不仅是对于优点而言，对于缺点和不足都同样重要。在法语中我们说"时间的考验"决定了一种技术的价值，不仅是人和教育，还包括时间因素。直到最近几年，鼻整形手术中才开始保留鼻背。20世纪90年代初期，开放式入路结构鼻整形术开始流行，主要是它可以更好地被传播教授。然而，25年后，时间证明了这种手术的局限性，即它在初次鼻整形术中会造成许多较大的缺陷。在我看来，开放式入路结构鼻整形术可能最适用于修复鼻整形。在进行初次鼻整形时，首要问题是：为什么一定要先破坏，然后再重建呢？

第二个主要因素是社交媒体的作用。在这个年代，患者可以很容易地获得鼻整形技术和整形外科医师的相关信息。我的许多患者现在都是通过网络论坛、俱乐部和其他渠道查阅相关资料来就诊的。此外，全球化是一股不可低估的重要力量。保留性鼻整形术是与保持事物原貌的哲学理念相对应的。这不是生态学，而只是一种理念。保留正常的鼻部解剖结构的同时仅对其做出简单的调整，获得良好的、自然鼻部形态的可能性更大，这个道理对患者来讲是很容易理解的。这不仅是外科医师自己在做广告，由于对保留鼻背鼻整形术充满期待和较为满意的患者产生的社交媒体力量也正在推动这一理念。

第三个原因，或许也是最重要的原因，是那些思想开明的医师同道。如果没有Barış Çakır和Rollin

Daniel，我可能还在"沙漠里传道"，什么都改变不了。在我演讲时，Barış Çakır对我所讲的内容表现出了强烈的好奇心，并且能够更好地理解我讲的内容。在与Budapest、Peter Palhazi和Olivier Gerbault一起进行解剖时（即使对资深鼻整形外科医师来说，解剖学知识依然是非常重要的基础），Baris让我演示如何在一个歪鼻的解剖标本上施行保留性鼻整形术。我必须承认，当时我的内心如大海一般波涛汹涌，完全没有料到会发生这样的事情。由于他的思想非常开明，他立即敏锐地捕捉到了保留性鼻整形术理念的内涵和巨大力量。然后他在实验室里演练了该手术，于第二天就开始使用该手术，并取得了惊人的效果。于是他被说服了。Rollin Daniel创造了"保留性鼻整形术"这个术语。我们用英语合著了一篇关于我在保留鼻背鼻整形术方面最近经验的重要论文，并在著名期刊ASJ上发表（ASJ，2017，37：1-16）。他的贡献是巨大的，因为他是非常著名的整形外科医师，由于他的信任与推动，该文章才得以发表，该技术才得以更好地传播。Peter Palhazi的贡献也非常大：他做了惊人的解剖学工作（"惊人"一词是对这位解剖学爱好者的由衷赞美）并且授权研究人员随时可以进入Patonay博士的解剖学实验室进行研究。他做了基础的解剖学分析，以帮助相关人员更好地理解鼻部生物力学。PR团队和IRRS团队都得到了他的帮助。他的工作使保留解剖结构的哲学理念得以确认，并使该技术的可信度大大增加。通过Barış Çakır和IRRS的一些会议（IRRS成员：Milos Kovacevic、Olivier Gerbault、Charles East、Abdulkadir Goksel、Peter Palhazi、Rollin K Daniel、Richard Davis、Aaron Kosins、Eugene Kern、Vitaly Zholtikov、George Marcells和我本人），我将鼻背保留技术的优势传播开来。我非常高兴在2018年的新著作《保留性鼻整形》一书中总结了我们在该方面的共同进步。最终，患者将是这种技术广泛应用的主要受益者。

您认为保留鼻背鼻整形术未来的挑战是什么

现在这项技术本身的内在品质以及秉持这一理念的整形外科医师是如此强大，在可预见的未来，鼻整形手术将会有翻天覆地的变化。然而，新思想和新理念刚开始总是脆弱的。

技术　首要的挑战将是通过合作改进技术。现今开展保留性鼻整形术的医师数量众多，我们可以对手术的缺陷和弊端进行分析、理解，并从中找出解决方案。发展的过程中会出现新的细微变化，适应证范围也将会扩大并完善。例如，由于患者的解剖结构不同而且手术预期不尽相同，保留还是切除鼻整形术将会出现很多交叉。

教学经验丰富的医师能向他人传授保留性鼻整形术，经验不足的医师愿意花时间学习该术式，对于保留鼻背技术能否广泛传播至关重要。本书旨在帮助医师缩短学习曲线，减少学习过程中可能出现的错误。所有的整形外科医师都应该抵制成为"快速倾听者"的诱惑，这些人可能会败坏手术的名声，或者通过广告吹嘘自己是所谓的"速成专家"。作为一名资深整形外科医师并不意味着要掌握包括保留性鼻整形术在内的每一项新的手术技法。我们的主要目标将是向大家阐明各种手术技术之间并不是矛盾与敌对的——我们的最终目标是为每个患者提供最适合的手术方案。

未来　我真诚地认为，这些技术进步的受益者终将是我们的患者。在3种主要的鼻整形术哲学理念中，保留技术应该是初次鼻整形术的金标准，切除技术主要用于保留技术的禁忌证患者，开放式入路结构鼻整形术主要用于修复或者创伤后鼻整形术患者。最终，未来将是一种序贯系列鼻整形术，根据术中发现，可以在手术中从保留性鼻整形术转到切除为主的鼻整形术，再转到开放性结构鼻整形术。

　　综上所述，鼻整形术必须是一种根据患者鼻部的解剖结构和手术预期而量身定做的手术。

参考文献

[1]　Cottle MH, Loring RM. Corrective surgery of the external nasal pyramid and the nasal septum for restauration of nasal physiology. Illinois Med J. 1946;90 :119-131.

[2]　Saban Y, Braccini F, Polselli R. Morphodynamic anatomy of the nose In:Saban Y, Braccini F, Polselli R, Micheli- Pellegrini V. Rhinoplasties; The monographs of cca group n°32; Paris; 2002:25-32.

[3]　Lothrop OA. An operation for correcting the aquiline nasal deformity. The use of new instrument. Report of a case. Boston Med and Surg J. 1914 170:835-837.

[4]　Sebileau P, Dufourmentel L. Correction chirurgicale des difformites congenitales et acquises de la pyramide nasale. Arnette, Paris, 1926 ; 104-105.

[5]　Maurel G.Chirurgie maxilla-faciale. Le Fran♀ois, Paris1940 ; 1127-1133.

[6]　Gola R, Nerini A, Laurent-Fyon C, Waller PY. Conservative rhinoplasty of the nasal canopy. Ann Chir Plast Esthet.1989;34(6):465-475. French.

[7]　Saban Y, Polselli R, Perrone F. Anatomie chirurgicale de la rhinoplastie. In Bessede JP, ed. Chirugie plastique esthetique de la face et du cou Vol 2; Elsevier-Masson 2012:133-153(French).

[8]　Saban Y, Braccini F, Polselli R. Morphodynamic anatomy of rhinoplasty. Interest of conservative rhinoplasty. Rev Laryngol Otol Rhinol(Bord). 2006;127(1-2):15-22. French.

[9]　Drumheller GW, The push down operation and septal surgery. In Daniel RK(ed) Aesthetic Plastic Surgery, Little Brwon: Boston.1993, pp739-765.

[10]　Huizing EH. Push-down of the external nasal pyramid by resection of wedges. Rhinology. 1975 Dec;13(4):185-190.

[11]　Saban Y, Polselli R. Atlas d'Anatomie Chirurgicale de la Face et du Cou. SEE Editrice; Florence; 2008 :218-231(French).

[12]　Gola R. Conservative rhinoplasty.Ann Chir PlastEsthet. 1994 Jun;38(3):239-252. French.

[13]　Gola R. La rhinoplastie fonctionnelle et esthetique in Springer-Verlag France, Paris, 2000, French.

[14]　Gola R. Functional and aesthetic rhinoplasty. Aesthetic Plast Surg. 2003 Sep-Oct;27(5):390-396. Epub 2004 Jan 20. Review.

[15]　Saban Y, Polselli R, Perrone F. Rhinoplastie conservatrice a toit ferme in Bessede JP, ed. Chirugie plastique esthetique de la face et du cou Vol 2; Elsevier-Masson 2012:309-321(French).

[16]　Kienstra, M.A, Sherris, D.A, Kern, E.B. The Cottle vs Joseph rhinoplasty, In Larrabee, W.F. and Thomas, R.T.(editors), Facial Plastic Surgery Clinics of North America, W. B. Saunders, August 1999: 279-294.

[17]　Polselli R, Saban Y. Artistic anatomy of the nose: proposals for a simplified project of rhinoplasty. Rev Laryngol Otol Rhinol(Bord). 2007;128(4):239-242.

[18]　Saban Y. Rhinoplasty and Narrow Pyriform Aperture. In:Saban Y, Braccini F, Polselli R, Micheli-Pellegrini V.Rhinoplasties;The monographs of cca group n°32; Paris; 2002:251-255.

[19]　Saban Y, Amodeo Andretto CA, Hammou JC, Polselli R. An anatomical study of the nasal superficial musculoaponeurotic system. Arch Facial Plast Surg 2008; 10(2):109-115.

[20]　Ulloa FL http://www.rhinoplastyarchive.com/articles/let-down-technique.

[21]　Huizing EH, de Groot JAM. Wedge resection of the lateral walls and the septum. In Functional Reconstructive Nasal Surgery. Georg ThiemeVerlag, Stuttgart, 2003.

[22]　Kern E.B Surgery of the nasal valve in Rees TD, Baker DC, Tabbal N: Rhinoplasty, problems and controversies. Mosby, St Louis 1988: 209-222.

[23]　Boulanger N, Baumann C, Beurton R, Elueque H, Gallet P, Grosjean R, Lindas P, Lorentz C, Jankowski R. Septorhinoplasty by disarticulation: early assessment of a new technique for morphological correction of crooked noses. Rhinology. 2013 Mar.

[24]　Ishida J, Ishida LC, Ishida LH et al. Treatment of the nasal hump with preservation of the cartilaginous framework.PlastReconstr Surg. 1999 May;103,6:1729-1733.

[25]　Jankowski R. La rhinoplastie et septoplastie par desarticulation;Elsevier-Masson 2015.

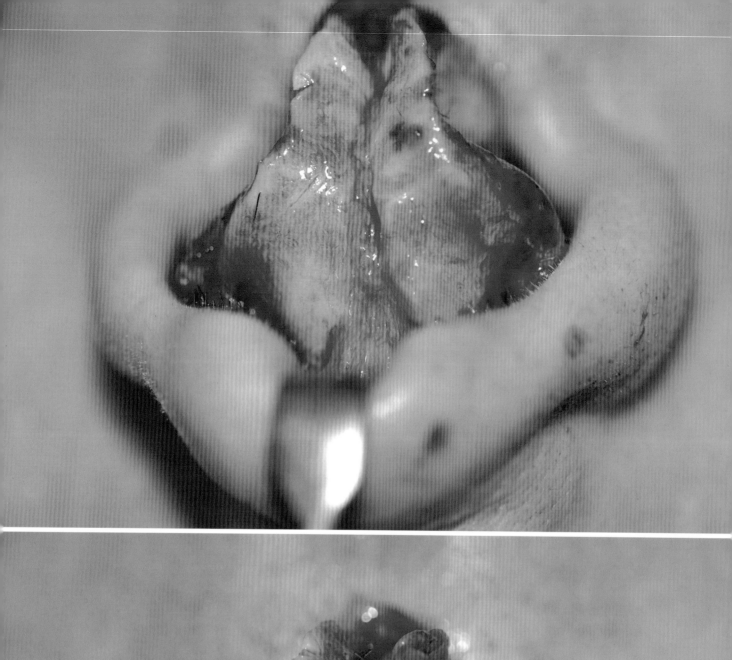
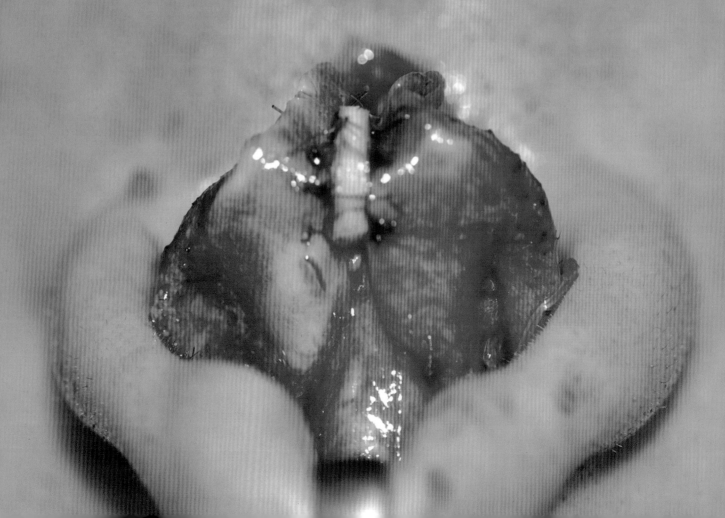

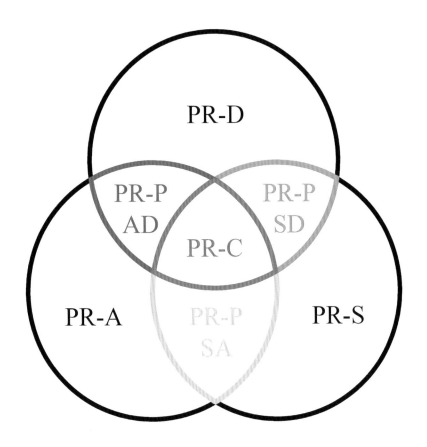

第2节 保留性鼻整形术的合理性与概述

Rollion K. Daniel

　　我根据做过的6000多例鼻整形术的经验得出这样的结论：整形外科医师需要从根本上改变鼻整形术的方式，这样才能尽量减少施行复杂二次肋软骨重建手术的需要。3个基本原则是保留皮肤罩、鼻背和鼻翼软骨。其目的是：用保留代替切除，用控制性操作代替切开，用最少的调整来替代肋软骨修复手术。深思熟虑后可以看出，这种新方法标志着鼻整形术从"切除性"和"结构性"发生了明显的改变，从而导致一个新术语——"保留性鼻整形术"的产生。一篇题为《保留性鼻整形术——下一个鼻整形革命》（Daniel，2018）的文章总结了该技术的进展。论文发表后不久，Çakır博士就想将他的下一次鼻整形手术会议命名为"保留性鼻整形术（Preservation Rhinoplasty）"。我认为这个想法很好，因为整形外科医师本来就应该从有经验的老师那里学习新的手术方法。此外，我还强调会议记录应及时总结并作为教科书进行出版，以进一步帮助医师学习这些新技术。我们的共同目标是缩短其他整形外科医师的学习曲线，尽量减少术后修复的可能性。在过去的1年里，我越来越清晰地认识到，保留性鼻整形术不仅包含一系列的手术技巧，更是整个鼻整形术的基本方法与理念。

原则

保留性鼻整形术（以下简称PR）由以下三部分组成：

（1）在软骨膜下和骨膜下的解剖平面掀起皮肤罩。

（2）保留骨-软骨鼻背。

（3）通过最少量的切除保留鼻翼软骨，同时使用缝合技术使鼻翼软骨达到理想的形状。

皮肤罩

几十年来，整形外科医师是在表浅肌肉腱膜系统（SMAS）下平面掀起皮肤罩，该操作导致术后组织明显肿胀、麻木、瘢痕重塑时间延长以及软组织罩（以下简称STE）远期逐渐变薄。相反，在较深的平面上掀起软组织罩，肿胀程度最小，感觉和正常接近，瘢痕重塑时间最短，同时也避免了软组织罩远期逐渐变薄的问题。

鼻背

在大多数的鼻整形手术中，鼻背驼峰是通过切除矫正的，这样就会形成一个"开放的鼻拱"，而这反过来又需要使用撑开移植物或撑开瓣对中鼻拱进行重建。而保留鼻背手术（以下简称为DP）则是在保留鼻背解剖结构的同时，通过切除鼻中隔随后再经过截骨术来消除鼻背驼峰，以降低鼻背高度。从本质上讲，该技术将鼻背切除的两个目标——消除鼻背隆起和降低鼻背的轮廓线——分成几个独立的步骤分别完成。因此，我们可以在不破坏正常解剖结构和美学曲线的前提下，对鼻背做出较大的调整，而不必对中鼻拱进行重建。注："保留性鼻整形术"由三部分组成，其中一个是"保留鼻背"，这两个术语不能相互替换使用。

鼻翼软骨

在传统手术中，整形外科医师通过切除、切开、使用移植物和缝合等技术的结合使鼻尖达到理想的形态。虽然最初的结果常常很好甚至是完美的，但随着时间的推移，相当一部分患者的鼻尖形态越来越糟糕。随着鼻尖缝合以及各种鼻小柱或鼻中隔延伸移植物进行结构性支撑的兴起，鼻尖突出度得以保留并且较少出现鼻尖畸形，所以鼻整形术的中期效果有了显著的改善。保留性鼻整形术（PR）几乎保留了整个鼻翼软骨，该技术的优势非常明显，它进一步推进了鼻尖手术的进展，可以增强鼻部的功能，同时减少可能产生的问题，并使未来可能遭遇的任何修复都变得更为简单。

分类

保留性鼻整形术（PR）由三部分组成（见前文的介绍图）：完整地掀起皮肤罩（S）、保留鼻背（D）及保留鼻翼软骨（A）。显然，在某些情况下这三部分都要用到（完整的保留性鼻整形术：PR-C），而其他情况下只施行其中的一两部分（部分的保留性鼻整形术：PR-P）。因此，部分病例可以根据完成了这3个部分中的哪一部分而进行细分。例如，对患者施行保留鼻背部和鼻翼的保留性鼻整形术，这种手术方案就可以称之为PR-P（D、A）。对于有"强迫症"的整形外科医师而言，甚至可以将S进一步细分为鼻翼软骨表面（SA）和骨-软骨穹隆表面（SD）的软骨膜下手术。

手术顺序

一般来说，整形外科医师应该将新技术融入他们的标准手术步骤之中，而不是完全将之取代。例如，大多数医师目前使用开放入路和局部SMAS下软组织罩（STE）掀起的手术方法。与某些使用闭合式入路术式的专家相反，大多数医师应该继续使用开放式入路术式进行PR，因为它有利于在PR过程中于可视化状态下施行最初那些比较复杂的步骤。虽然有些医师更喜欢在完全暴露骨性鼻背的情况下使用压电锯进行PR，但是大多数医师还是喜欢继续在局部暴露的情况下使用骨凿进行该手术。当一名医师变得越来越有经验时，他的手术方案也将随之发生变化。

麻醉

几乎所有的患者都是在全身加局部麻醉的情况下进行手术的。值得注意的是，本书中大多数作者应用的是将收缩压降低至90mmHg以下的控制性降压全身麻醉进行手术的。通常，局部麻醉技术可以分为以下3个阶段：①标准的鼻部麻醉；②PR手术中的补充鼻部麻醉；③深部平面鼻骨完全暴露时的鼻旁广泛麻醉。鼻中隔成形术的标准鼻部麻醉，可以在切口位置以及沿着鼻和鼻中隔解剖平面的位置注射6~8mL局麻药物。大多数整形外科医师还会对鼻翼周围基底区的鼻部血供区，包括眶下动脉、鼻背动脉和鼻动脉进行"区域阻滞麻醉"。而在PR手术实施的局部补充麻醉，则包括键石区的深层浸润注射。完全暴露骨性鼻拱的深部层次广泛分离时的局部麻醉，补充的是稀释的肿胀麻醉液。

暴露

皮肤罩的掀起，是在连续的软骨膜下-骨膜下平面（以下简称SSP）进行的。外科医师可以选择开放式或者闭合式入路。对于大多数经验丰富的整形医师来说，选择开放式入路可能需要从较浅的SMAS下平面转到较深的软骨膜下平面。虽然许多医师认为他们是在"软骨膜下"进行剥离的，但实际上并非如此。我们可以从图1-2-1中看到典型的鼻软骨上的SMAS下层次剥离。鼻翼软骨的内侧脚表面看起来很干净，但在外侧脚表面可以看到残留的SMAS。在鼻背软骨上方的真正软骨膜下平面进行解剖后，会暴露出看起来很干净的白色软骨表面。

相反，Çakır博士所做的真正软骨膜下剥离会保留完整的软骨膜，并暴露出没有任何SMAS附着的干净鼻翼软骨（图1-2-2）。

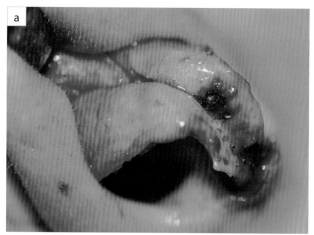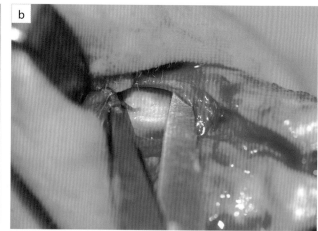

图 1-2-1

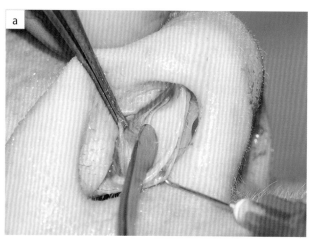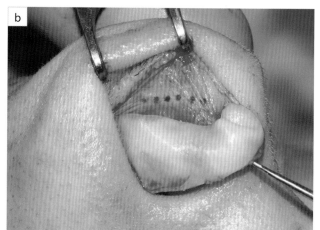

图 1-2-2

　　鼻背暴露可以从显露的层次和范围进行讨论。虽然有些整形外科医师更倾向于在标准的SMAS下平面（Saban）进行手术，但PR的真正目的是对STE进行完整的掀起，且在这个过程中不做任何干扰，因此，我们更倾向于进行连续的SSP剥离。剥离程度的不同所使用的手术器械也不一样，如果剥离的范围有限，那么我们倾向于使用骨凿；而范围较广时，则会选择使用压电器械。暴露出真正的鼻背，以便施行微小的调整，也有利于皮肤平滑地重新覆盖。Saban认为，一定程度的皮肤破坏是有必要的，可以松解所有的限制粘连，并将皮肤重新覆盖于重塑的鼻背上，这与主张保留覆盖皮肤附着的Gola形成鲜明对比。由于Saban使用的是传统的截骨术，所以他更喜欢在鼻骨外侧（大约在距离鼻背中线两侧1cm处）进行有限的剥离以暴露鼻背。相比之下，倾向于使用压电器械的医师则通过骨-软骨拱与皮肤罩的完全脱套，来完成更大范围的剥离。几乎所有实施广泛暴露结合保留鼻背的医师，都对术后患者最小限度的肿胀和迅速的恢复过程印象深刻。这一与直觉相反的发现可能是由多种因素造成的：①保留软组织罩的连续的软骨膜下-骨膜下（SSP）剥离血管破坏最少；②完整的鼻背可以充当"阻滞物"来阻止鼻中隔区域的出血向鼻背蔓延（Kosins）。

鼻中隔手术

毫无疑问，PR技术中最明显的变化是鼻中隔手术/保留鼻背的术式。从概念上讲，术者必须对切除和保留、矫直和支撑加以平衡。美容性鼻整形术中的标准鼻中隔手术与保留性鼻整形术中的鼻中隔手术有如下5个不同之处：

（1）软骨膜下暴露范围更为有限。

（2）施行高位鼻中隔条带切除以消除鼻背驼峰并降低鼻背轮廓。

（3）进行更大范围的鼻中隔剥离来松解偏曲鼻中隔的限制。

（4）强调鼻中隔的重新定位而非切除。

（5）减少用作移植物的鼻中隔软骨的获取量。

显而易见的是，鼻中隔的暴露量和切除量是有一定范围的，从最小范围（Saban）到标准范围（East、Kosins）再到大范围（Juliano Paris）。

根据Saban的主张，切除高位骨-软骨鼻中隔条带是手术的固有部分，任何的术前计划都必须包含该手术步骤。很明显，较大范围的鼻外伤或鼻中隔手术应该是该手术的禁忌证。由于PR不需要重建中部鼻拱，减少了鼻翼缘移植物的使用，移植物材料需求更少，可以保留更多起支撑作用的鼻中隔。

保留鼻背

手术中使用的截骨和骨性鼻锥移动方式，根据鼻背缩减量和外科医师的偏好而有所不同。DP的3个主要步骤如下：

步骤1　鼻中隔条带切除

鼻中隔条带切除的目的有两个：一是消除鼻背凸起，二是为降低鼻背轮廓提供空间。从本质上讲，键石区是一个由其下鼻中隔支撑着的骨-软骨"关节"。一旦该支撑物被切除，驼峰就可以被降低、消除，甚或下推至凹陷。鼻中隔条带切除的量通常与鼻背降低的量相关联——切除6mm鼻中隔条带允许鼻背侧面降低6mm。具体如何和在哪里切除鼻中隔条带？回答这个问题，我们需要对Cottle的经典下推技术（PDO）中的鼻中隔切除方法和Saban提倡的方法进行比较。本质上讲，Cottle的经典鼻中隔手术包括以下三部分的切除（图1-2-3）：

（1）在鼻中隔软骨与筛骨之间的骨-软骨交界处，从键石区向下至犁骨，施行4mm宽的垂直切除。

（2）对位于鼻骨下方的筛骨施行纵向三角形切除。

（3）纵向切除鼻中隔下部软骨条带，切除量与预期的鼻背降低量相当。

相比之下，通过简单的两步单次切除，Saban的高位纵向鼻中隔条带切除术亦可达到相同的效果：

（1）直视下或通过内镜的辅助，于上外侧软骨-鼻中隔交界处（W点）的下方、距离鼻中隔前角（下文简写为ASA）头侧端约10mm处开始进行软骨切除。使用V形尖头剪，切口直接在鼻背穹隆下延伸，直至接触到骨冠下方的筛骨垂直板处。

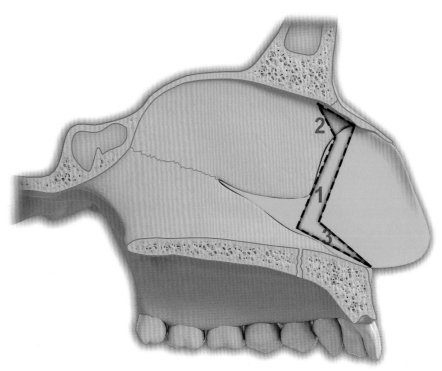

图1-2-3

（2）然后在较低的平面上制作切口，该切口与第一个切口平行。

中隔软骨切除的量和形状取决于术前计划。使用Joseph剥离子的尖端，对骨-软骨之间的关节进行分离并移除软骨条带。接下来，将宽度4mm的Blakesley鼻内直钳放入鼻背穿隆下方的游离鼻中隔腔隙间，并去除部分筛骨。由于该部位远离筛骨垂直板和颅底，所以在此处进行手术切除是安全的。刚开始进行手术时，切除的组织量应逐渐增加，以避免过度切除。

步骤2　骨性鼻锥的松动

我们可以将骨性鼻锥松动分为两类，降低小驼峰时的完全截骨下推技术（PDO）和降低较大驼峰所使用的外侧楔形切除完全截骨下放技术（LDO）。在所有病例中，骨性穿隆都是通过将骨性鼻锥与上颌骨额突和额骨鼻棘分离而被"整体"松动的。这种手术方法需要施行完全的外侧和横向截骨术。清楚理解下推技术（以下简称PDO）和下放技术（以下简称LDO）之间的区别是至关重要的（图1-2-4）。

对于较小的鼻部驼峰或者需要施行最小限度鼻背降低的病例，我们更倾向于采用经皮完全外侧截骨术施行下推操作（PDO）。施行该手术时，骨凿的尖端必须垂直于外侧骨壁。真正的水平切割非常重要，因为它可以使骨表面更好地滑动以便于进行下推操作，同时降低了鼻基底过度狭窄的风险。接下来需要进行的是额骨鼻棘的经皮垂直横向切断。将2mm骨凿穿过皮肤推入鼻根点，完成横向鼻根截骨术。可以

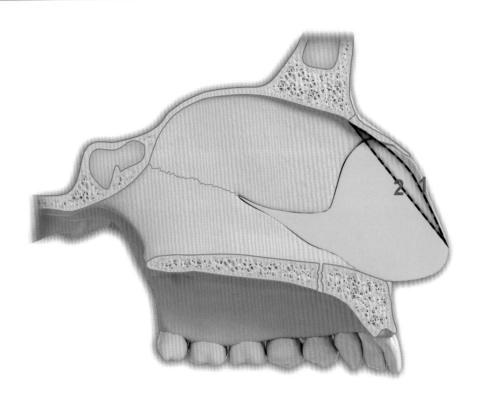

下推技术(Push Down, PDO)

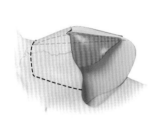 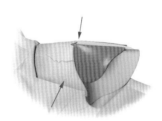 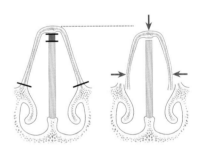

下放技术(Let Down, LDO)

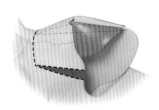 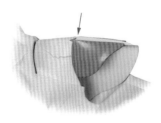 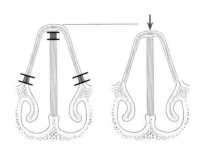

图 1-2-4

从外侧截骨术的头侧终端开始，向上至鼻根点做额外的横向截骨。产生的结果必须是使骨性鼻锥完全松动，特别是能够横向运动。

如果需要更大幅度地降低骨性鼻锥（超过4mm），那么通常首选的手术方法为下放技术（LDO），通过对上颌骨的额突施行楔形骨切除即可实现。为了避免被触到或看到台阶，该切除操作的步骤必须在鼻面沟的外侧非常低的位置进行。如果采用经鼻孔入路的手术方式，首先在上颌骨额突的深部表面分离，再沿其外表面骨膜下分离，一直到内眦韧带前部止点（内眦韧带在泪囊外侧分为前后两部分，包绕泪囊，前部止于泪骨的前嵴，后部止于后嵴）。然后，在鼻面平面切除左右两侧上颌骨额突的楔形骨块。可以在直视状态下通过精确的截骨手术进行外侧基底切除，也可以使用骨钳切除，或者用超声骨刀来完成。一旦楔形骨块被切除，骨性鼻锥就可以自由下降到上颌骨上。

步骤3　降低鼻背

此时，已经完成了鼻中隔条带的切除，进行了骨性鼻拱截骨术，整个骨性鼻锥已完全松动。骨-软骨鼻背现在可以通过以下3个步骤降低或嵌入上颌骨额突之间：

（1）全鼻横向移动。

（2）对称捏压骨性鼻拱的两侧。

（3）使骨性鼻锥向下移动进入鼻腔。

通过施行PDO，鼻外侧壁滑入上颌骨额突之间，而鼻背的骨-软骨拱则会向下移动到剩余的鼻中隔之上。通过施行LDO，使鼻锥位于中线鼻中隔中央鼻柱上，而在两侧骨性外侧壁则位于上颌骨额突上。

因为鼻中隔是鼻支架的中心支柱，所以新的鼻背高度是由鼻中隔的高度决定的。如果需要进一步降低鼻背，还可以继续逐步切除鼻中隔软骨条带，直到达到预期的效果。此时，必须检查键石区深面的上段鼻中隔，以避免发生跷跷板效应。如果发生跷跷板效应，需要在直视状态下进一步切除鼻背下鼻中隔，控制鼻背的最终形态。我们倾向于在键石区附近稍微过度矫正，但一定要避免在鼻尖上区进行过度的软骨切除，因为这样可能导致鞍鼻畸形的发生。已切除的软骨条带通常作为鼻小柱支撑移植物或鼻翼缘移植物保留使用。

通过1~2针Vicryl 4/0圆针缝合，在ASA附近可以将鼻背固定在下方的鼻中隔上。如有必要，可用尼龙线经皮穿过上外侧软骨和鼻中隔进行缝合，以保持所需的位置，同时外部应用"Bourdonnet"敷料固定；或者可以在两侧的鼻骨上钻一个小孔，然后用缝线进行经骨缝合固定。后续可根据需要对鼻尖进行处理。由于压紧鼻背会改变鼻尖的位置和旋转度，所以最好从修正骨性鼻拱开始进行鼻整形术。在鼻背凸度较高的患者中，降低鼻拱的手术操作会展开键石区，根据简单的数学规律可以得知，这样就会延长鼻背。在这样的病例中，为了旋转鼻尖，必须切除部分新的鼻中隔前角。

鼻尖调整

PR代表整形外科医师处理鼻尖手术的方式发生了巨大转变，具体有以下3个原因：

（1）大部分鼻翼软骨得到保留，并且软骨切除量最小。

（2）鼻尖韧带得以保留，缝合重建需求最小化。

（3）软骨膜下暴露可使远期的瘢痕变形、皮肤软组织罩和鼻翼软骨变薄的发生概率最小化。

鼻翼软骨软骨膜下剥离术，无论从短期还是长期结果来看，都是非常重要的。将软骨膜从鼻翼软骨上剥离后，软骨更具延展性，更容易通过缝合技术对其塑形。经验丰富的整形外科医师会发现一个明显的问题，甚至可以说是一个挑战，那就是现在可塑性较强的软骨对缝合线会做出如何反应。大多数整形外科医师在软骨膜下剥离后使用6-0圆针PDS缝线进行缝合，而在SMAS下剥离后的缝合，使用的则是5-0角针PDS缝线。软骨膜下入路的手术方式也可以保留各种鼻尖韧带。由于软骨膜下剥离导致的瘢痕较少，所以凹凸不平产生的可能性最小，并且会提供一个可以施行任何可能修复的干净术野。同样，由于没有对STE进行真正的剥离，操作对SMAS层也没有造成损伤，因此，STE的远期逐渐变薄的现象仅受年龄的影响，而不是手术损伤所导致。

显而易见，由于患者的解剖结构和审美需求不同，鼻尖手术非常复杂且可变性极强。保留鼻翼软骨是鼻尖手术中的一个巨大转变，对鼻尖所做的操作更少且趋于简单，使其看起来更加自然。其间Gruber、Ozman、Çakır、Davis等人的贡献非常大。我们对鼻翼异位的处理方法，也许最能说明这种理念和技术上的变化。目前，鼻翼异位的主要原因是头侧朝向问题，即在头侧处外侧脚被认为应该是朝向内眦方向的。Toriumi认为鼻翼异位时外侧脚与中线所成的夹角小于30°，而理想角度则为45°左右（Toriumi & Asher，2015）。他提倡重置外侧脚来治疗大量的原发性和继发性鼻尖畸形。然而，对于许多曾做过外侧脚完全移位手术的整形医师来说，有那么一刹那他们却希望自己从未做过该手术。整体剥离外侧脚和中间脚并对其进行重置，这样会导致鼻尖标志的指向错误，所以需要进行完全的鼻尖重建。换而言之，本来手术的初衷是调整外侧脚，但却变为了重建美学鼻尖的梦魇，并且必须要在外侧脚移位之前完成重建。最终，整形外科医师提出了这样一个问题——到底外侧脚是否还需要移位？Çakır和Davis分别得出了同样的结论：没有必要移位——简单的外侧脚内侧张力缝合即可纠正这一问题。如果没有进行外侧脚头侧切除，并且牵引力是位于支柱内侧，那么就不需要重置外侧脚。Davis强调了将穹隆固定于鼻中隔延伸移植物上的外侧壁张力缝合的功能性益处。我们在接下来的病例中会注意到，通过对保留的鼻翼软骨进行重置，是完全可以实现手术的主要美学目标的。

病例研究

一名25岁的西班牙裔男子准备行鼻整形术。他想对下垂的鼻尖和宽大、外露的鼻孔进行大幅度调整。此处分析的关键应该是"三脚架"概念。从解剖学上看，他的鼻翼软骨的解剖结构是正常的，但它是朝向下方旋转的，这样就形成了一个咆哮样的鼻尖。侧面观时，位于鼻尖上的鼻孔缘顶点是畸形最明

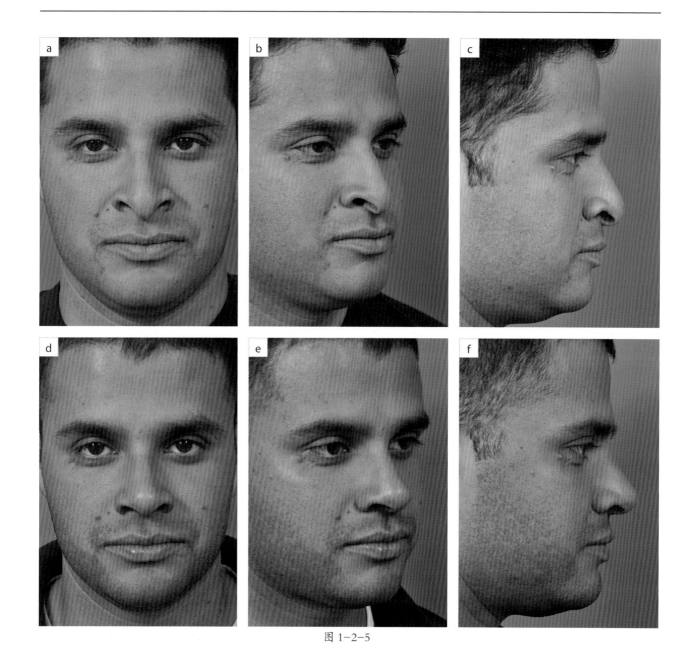

图 1-2-5

显的部分（图1-2-5）。正如我们将会看到的那样，根本不需要切除或切开鼻翼软骨，相反，这3个脚的每一个脚仅通过重置就可以达到理想的美学解剖位置。

手术包括以下几个步骤（图1-2-6）：

步骤1　鼻尖分析

从表面美学转到基础解剖可以看出，c'点低于鼻孔顶点3mm，鼻小柱倾角为80°。通过手术可以使踏板变成垂直状态并能够将内侧脚鼻小柱段向上推进。

步骤 2　内侧脚

采用改进的榫槽（TIG）技术将踏板抬高至鼻中隔尾侧，以矫正鼻小柱倾角。此外，将c'点提升到ASA处，使之与鼻孔顶点相互对应。

步骤 3　重建穹隆

在解剖穹隆处行单纯的穹隆头侧端缝合（CDS）。这并非外侧脚窃取技术，它是与穹隆切迹和外侧脚之间的自然连接相关联的。

步骤 4　鼻中隔鼻小柱移植物

将一个30mm×8mm的鼻中隔鼻小柱移植物缝合到鼻中隔尾侧端和内侧脚处。该移植物并非鼻中隔延伸移植物，因为此处并未延长。

步骤 5　外侧脚张力缝合

从穹隆段与鼻中隔小柱移植物进行缝合。这种连接可将外侧脚–附件软骨接合处展平，并维持了鼻前庭处外鼻阀的形态。

步骤 6　调整鼻基底

这里，我们主要实施了3mm的鼻槛切除术以缩窄鼻槛的宽度，随后植入鼻翼缘移植物。

注：此类患者不存在解剖结构异常，只存在解剖结构异位。我们需要做的就是将这些异位的结构重置并给予一定的结构支撑。在这里没有必要完全松解并移动外侧脚。同样，只需增加一个小的鼻根移植物，患者就可以将原生的鼻背保留下来。

保留性鼻整形术的优点（表 1-2-1）

如上所述，学习并掌握保留性鼻整形术能使整形外科医师获益良多。我们编写此书的最终目的，是让外科医师都能从一个保留的角度去规划所有鼻整形手术，然后因地制宜地为不同的患者使用恰当的手术技术。诚然，只有特定的病例适用PR技术的特定部分，而不是应用整体技术。例如，可能在有些情况下，一些患者不适合做保留鼻背手术，但他们仍然可以保留完整的皮肤罩和鼻翼软骨。最终，我们要使皮肤罩、所有的韧带和神经血管结构得以完好如初的保留，从而降低近期及远期并发症。此术式可以使鼻背部更为自然，消除中鼻拱重建的必要性，从而减少移植物的使用数量和获取的鼻中隔软骨量，极大减少鼻翼的切除和移位，减少了形成鼻尖畸形需要复杂修复的可能性。保留鼻部结构可以使任何修复操作变得相对简单。例如，保留鼻背手术后最常见的修复是在局麻下进行的简单锉削，而非耗时5~7h的二次肋软骨移植物重建手术。

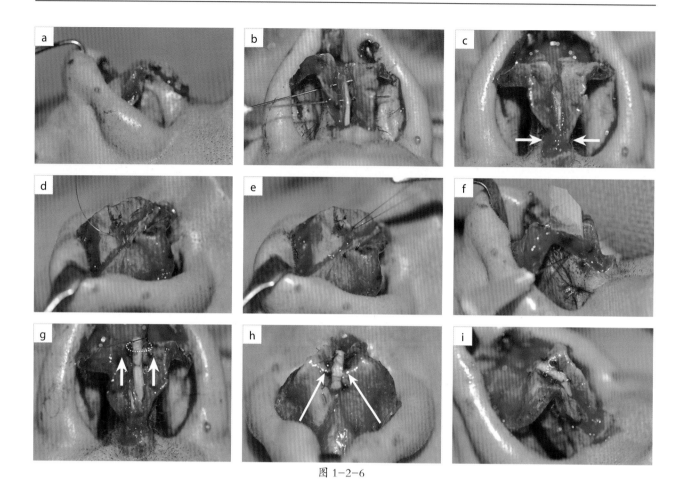

图 1-2-6

表 1-2-1

PR 的优点	PR 的缺点
软骨膜下分离	软骨膜下剥离（鼻翼）
完整的皮肤罩——减少并发症	增加了鼻翼的延展性
保留鼻部韧带	鼻中隔手术要求较高
可以闭合无效腔	要实行多部位、进行大的截骨术
鼻背更加自然（完整）	骨拱的完全松动
无须进行中鼻拱重建	
需要较少的移植物——可以保留较多的鼻中隔软骨	
手术较为简单	需要掌握新技术
步骤较少、手术较快	应用范围有限
恢复得更快	
较容易修复——不需要使用肋软骨移植物进行重建	

保留性鼻整形术的缺点（表 1-2-1）

　　保留性鼻整形术的主要缺点是需要外科医师对现有的常规技术进行改进，因此实际上主要的挑战来自技术层面。需要强调的是，整形外科医师必须使用他们最熟练的手术方法——开放式或闭合式术式——完全由他们自己选择。另一个必须对现有方法进行改进的例子是软骨膜下剥离操作，此操作会使鼻翼和上外侧软骨更具延展性，缝合操作可以产生不同的效果，因此在鼻尖缝合时需要更加谨慎，缝线不能系得太紧。此外，可能还需要不同的缝合技术以及缝合顺序。

　　鼻中隔整形手术的方法和范围是不尽相同的。标准的鼻中隔手术方法需要广泛地剥离鼻黏膜，最大量地切取鼻中隔，并保留一个10mm宽的L形支架，这些操作必须非常谨慎。保留性鼻整形术的整个过程中暴露较少，局限性切除更少，还会保留一个较为坚固的支架。另一个首要考虑的方面是需要施行多次截骨手术才能实现骨拱的完全松动。令人惊讶的是，当骨拱被移动到所需要的位置时，它就会变得相对稳定。

参考文献

[1]　Çakır B. Aesthetic septorhinoplasty. Heidelberg: Springer; 2016.
[2]　Çakır B, Oreroğlu AR, Doğan T, Akan M. A complete subperichondral dissection technique for rhinoplasty with management of the nasal ligaments. Aesthet Surg J. 2012;32:564-574.
[3]　Cottle MH, Loring RM, Fischer GG, Gaynon IE. The maxilla-premaxilla approach to extensive nasal septum surgery. AMA Arch Otolaryngol. 1958;68(3):301-313.
[4]　Daniel RK, Palhazi P. The Nasal Ligaments and Tip in Rhinoplasty: An Anatomical Study. 2018;38(4):357-368. Daniel RK. The Preservation Rhinoplasty: A New Rhinoplasty Revolution. Aesth Surg J 2018; 38: 228-229.
[5]　Daniel RK, Palhazi P. Rhinoplasty: An Anatomical and Clinical Atlas. Heidelberg. Springer: 2018.
[6]　Davis RE. Lateral crural tensioning for refinement of the wide and underprojected nasal tip: rethinking the lateral crural steal. Facial Plast Surg Clin North Am. 2015;23:23-53.
[7]　Gruber RP, Zhang AY, Mohebali K. Preventing alar retraction by preservation of the lateral crus. Plast Reconstr Surg. 2010;126:581-588.
[8]　Ozmen S et al Sliding alar cartilage(SAC) flap: a new technique for nasal tip surgery. Ann Plast Surg 2009;63: 480.
[9]　Palhazi P, Daniel RK, Kosins, A. The osseocartilaginous vault of the nose; anatomy and surgical observations. Aesth Surg J 2015;35: 242.
[10]　Saban Y, Daniel RK,3, Polselli R, Trapasso M, Palhazi P. Dorsal Preservation: The Push Down Technique Reassessed. Aesthet Surg J. 2018; 38:117-131.
[11]　Saban Y, Polselli R. Atlas d'Anatomie Chrirurgicale de la Face et du Cou. Firenze SEE Editrice 2009.
[12]　Toriumi DM, Asher SA. Lateral crural repositioning for treatment of cephalic malposition. Facial Plast Surg Clin North Am 2015;23: 55-72.
[13]　Toriumi DM. Lessons Learned in 30 Years of Structure Rhinoplasty. Chicago: DMT Publishers. 2018.

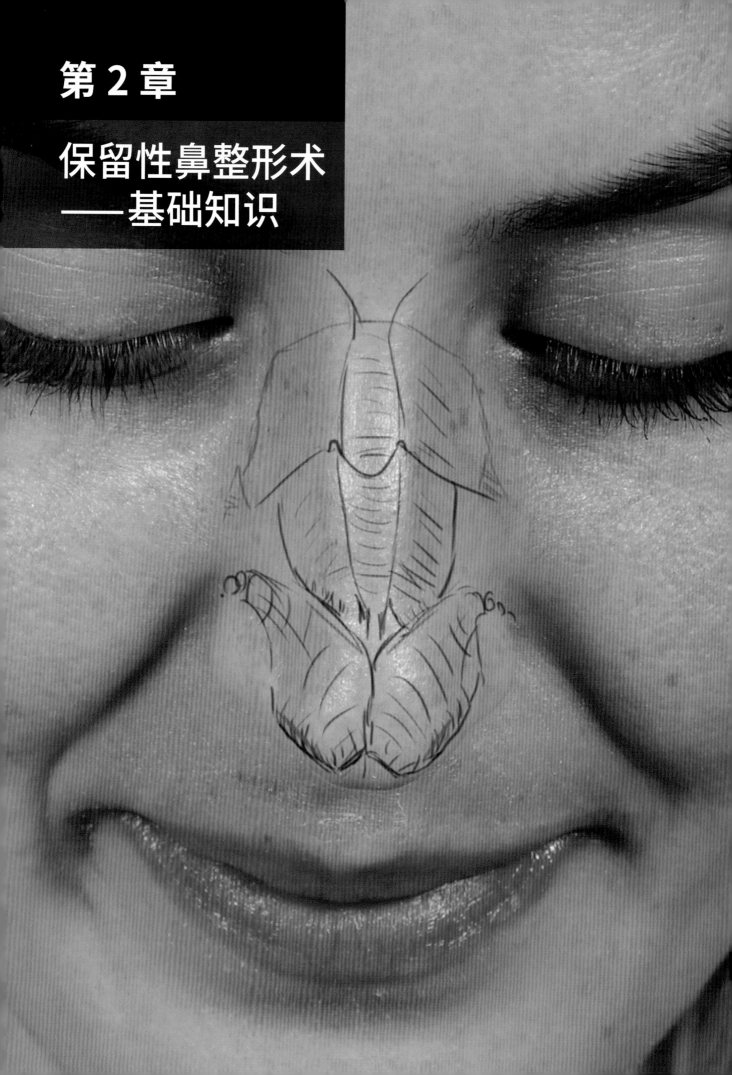

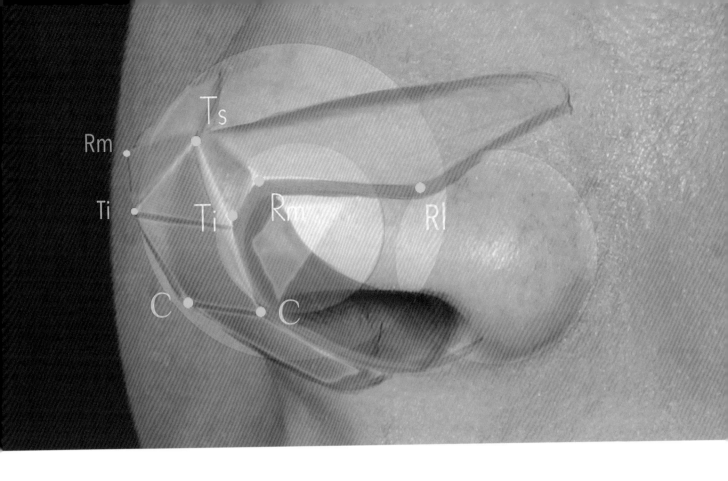

第 1 节　术前分析与手术计划

Barış Çakır

　　大多数患者和整形外科医师都将注意力集中在他们对鼻子的不满意之处，以及如何将之消除等方面。通常，人们对"理想鼻形"应该是什么样的以及如何实现知之甚少。因此，我们可以首先通过使用多边形概念来对患者从鼻根区一直到鼻尖的鼻部美学进行仔细的分析。术者会花费大量的时间与患者讨论他们期望达到的目标，以及他们想要在鼻子上做多大的改动。例如，保留鼻背的鼻整形术可以允许外科医师达到一系列的治疗效果，可以保留一个小的鼻背驼峰、一个直挺的鼻背或是一个略有弧度的鼻背——这点患者可以自己选择。最初由Sheen提出的鼻背美学线条，并不是平行的，而是多边形的，其起点在鼻根处最窄，然后在键石区变宽，最后在鼻尖上区再次变窄。Toriumi提出，鼻尖轮廓是由皮肤表面的高光区和阴影区构成的。近10年来，这一概念一直占据主导地位。虽然此概念很重要，但由于在患者的深面结构和覆盖于其上的皮肤之间使用了大量的非解剖性移植物，所以皮肤表面的高光区和阴影区与皮下解剖的联系反而是没有的。与此相反，多边形概念侧重于在不使用移植物的前提下，创建可直接在皮肤表面得到体现的解剖结构。此外，皮肤罩及其相关韧带的保留可以确保手术的长期效果。本章将探讨重点放在患者术前的面部分析和手术计划的制订上，这与患者所呈现的面部解剖特点、期望达到的目标以及整形外科医师的审美理念是相关联的。

皮肤

　　我将皮肤厚度分为薄、中等和厚3种类型。术者有必要向患者说明皮肤的类型会直接影响鼻尖表现点这一观点。如果患者的皮肤油脂分泌过多，那么可能还需要向皮肤科医师寻求帮助。图2-1-1的患者曾在术前口服维生素A。当皮肤的皮脂腺变小时，皮肤重新贴服就会变得相对容易。

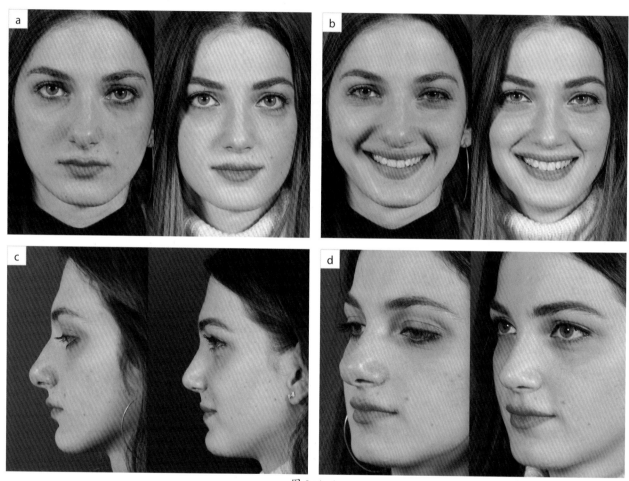

图 2-1-1

　　保留Pitanguy韧带可以防止鼻尖表现点和突出度的丧失。在我们施行的手术中，80%~90%的患者都保留了Pitanguy韧带。但在鼻尖表现点高、突出度高的患者中，将Pitanguy韧带切断是很有必要的。这很容易在术前预测出来。在皮肤较厚的患者中，Pitanguy韧带的分离范围较小，可以更好地控制鼻尖上区的皮肤。

鼻背

　　保留鼻背技术的效果与传统的鼻背驼峰锉削技术有所不同。虽然我喜欢抛物线形的鼻背美学线条，但患者业已习惯了用常规技术获得的笔直、柔软的鼻背部线条。在我开始实施下放技术（LDO）的前6个月里，有患者抱怨手术后出现了持续性的小驼峰。他们不想要任何驼峰，只希望他们的鼻背是笔直的。

然而，现在我的患者会告诉我，他们想要一个带有小驼峰的、形态自然的鼻背。患者也在通过学习而不断进步；他们会根据所学内容而做出选择，要求有一些特定的特征。换句话说，整形外科医师需要和患者就什么是保留鼻背技术展开讨论。

Yves Saban要求他的患者在术前体检时对鼻部驼峰进行自我检查。此外，他还要求患者在术后照镜子前用手触摸鼻背。我可以坦率地说，有很多患者是宁愿保留他们鼻部驼峰的解剖结构的。当然我更喜欢对鼻子在正面看起来形态良好的患者施行下放技术。我会故意告诉患者术后可能会有轻微的驼峰残留。对于鼻背驼峰过度突出的患者和老年人来说，鼻背矫直可能是不够的。以后需要对该问题进行进一步的深入研究。

多边形的分析

从2008年到2012年，我们拍摄了很多鼻形很漂亮的患者的照片。我们与雕刻家和画家一起分析这些鼻子的轮廓线、光线反射和阴影。我们用3D Max软件制作了鼻部的模型（图2-1-2），然后用立体化的形式分析，并综合深层的解剖结构来确定它们的形状。使用多边形网格划分工具，我们可以获得最自然的鼻部模型。因此，我们用多边形定义了皮肤上软骨形成的截面，并相应对其命名。我们不仅要观察这些多边形的大小，还要观察它们之间的空间，以便后续通过手术操作尽可能达到鼻部美观的目的。

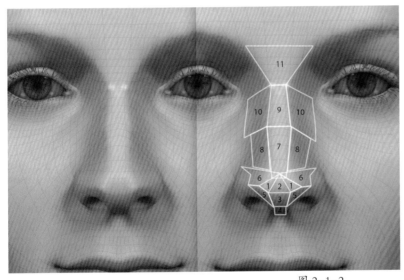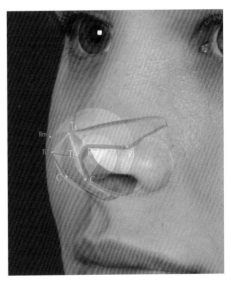

图 2-1-2

在鼻尖手术中，我们正在尝试利用多边形模块对鼻部进行详细的模拟。下文中，每个多边形模块都用图2-1-2上的数字来表示。

（1）穹隆三角形：由Ti、Ts、Rm 3个点构成三角形。共有两个三角形。穹隆三角形应该是朝向前方的。

（2）穹隆间多边形：点Ts、Ti和Ti'之间组成的三角形。该多边形是朝向前方的，就像穹隆多边形一样。穹隆间三角形的顶角男性为80°，女性为100°。千万不要将穹隆间多边形除去，缝合时更应注意这一点。

（3）下小叶多边形：是Ti和C点之间的四边形。Rollin Daniel博士命名了该多边形。下小叶多边形以45°角朝向下方。它是一个空间多边形。SMAS的浅层填充了这个空间，并将其转换为一个截面。我们也将鼻小柱支撑移植物放置在这个多边形中。如果鼻小柱支撑移植物的放置靠近内侧脚的尾侧缘，那么下小叶多边形就会变得圆润。下小叶多边形是由下外侧软骨的最薄弱部分——中间脚构成的。剥离后该区域变得更加薄弱，可能需要使用轮廓移植物对其进行加强。

（4）鼻小柱多边形：C点与踏板之间的四边形空间。鼻小柱四边形是朝向下方的。应该保留内侧脚尾侧缘之间的空间。常见的错误是对该区域进行过多的移植，或缝合时内侧脚尾侧缘距离过近。过多的移植物会使鼻小柱四边形变宽，而缝合时尾侧缘过度接近则会使鼻小柱多边形变窄。然而，对于一个自然而美丽的鼻子，鼻小柱多边形是非常重要的。轻微的凹槽不但没有问题，反而会显得很自然。

（5）"软三角"多边形：点Ti、Rm、Rl、C之间的四边形。它是以45°角朝向下外侧的。我与其他整形外科医师之间主要的不同观点之一，就在该区域。这是个多边形而不是三角形。在Ti点和Rm点之间有一条宽为2~3mm的边。"软三角"多边形这个空间不需要填充。在一个漂亮的鼻子上可以清楚地将之分辨出来。皮肤较薄的没有此多边形的鼻子是非常明确的手术适应证。它有一个"帐篷状"的解剖结构，位于中间脚和外侧脚之间。

（6）外侧脚多边形：它是一个块状的多边形，由外侧脚构成。外侧脚的尾侧缘在头侧缘的前面。这种位置关系在皮肤上形成一个明显的截面多边形和"卷轴"线。外侧脚静息角是外侧脚表面与上外侧软骨之间的夹角。这个角度应该在100°左右。破坏鼻尖的手术操作也会扭曲外侧脚的静息角，使外侧脚与上外侧软骨之间的夹角超过100°。静息角是我将特别强调的一个主题。如果这个角度比较合适，对鼻翼缘移植物的需求会大大减少。如果静息角增大，鼻子就会变成夹捏状。如果静息角为100°，就会形成较好的"软三角"多边形。在后面的章节中，我们将讨论如何通过头侧穹隆的缝合来矫正静息角。

（7）鼻背软骨多边形：是指从鼻尖到键石区的区域。在皮肤较薄的患者中，该部分是明显朝向前方的。在软骨拱的中间有一个凹槽，越接近键石区方向越深。它的深度为1~2mm，其间由鼻背软骨膜填充。Pitanguy韧带位于鼻背软骨上，当靠近鼻尖时，它的厚度会增加。鼻背软骨在进入外侧脚之间后，最终形成鼻中隔角。下文病例中鼻背是通过下放技术（LDO）保留下来的。

（8）上外侧软骨多边形：由上外侧软骨形成的区域。它是朝向外侧、前方和下方的。由于上外侧软骨非常薄，所以很少出现显形的问题。如果鼻背软骨的多边形形状合适的话，它不会引起任何问题。当上外侧软骨多边形高度过高时，在切除驼峰的同时也要切除部分上外侧软骨。上外侧软骨较长是我们要着重强调的另一个问题。增加旋转度矫正鼻尖下垂时，常通过切除鼻中隔尾侧端和外侧脚头侧端来实现。然而，头侧切除的范围应以能够实行外侧脚头侧端穹隆缝合为宜。一般切除量是1~4mm。如果切除这么多还不足以使鼻尖旋转到正常位置，那么还应进行上外侧软骨尾侧端切除术。这样就可以缩短上外侧软骨多边形并形成更高的卷轴线。

（9）鼻背骨多边形：是键石区与鼻根之间的区域。与鼻背软骨多边形相比，鼻背骨多边形的轮廓更圆一些，它不像鼻背软骨多边形那样显示出清晰的边缘。鼻背骨多边形在键石区较宽，而鼻根处较窄。其于男性较短，女性则较长一些。也就是说，与女性相比，男性的键石区位置相对更靠上。如果采用截骨术将穹隆完全闭合，那么鼻背骨多边形就会变得过窄。运用撑开移植物或撑开瓣增加鼻背高光区时，可获得一个可控的开放式顶板。如果骨骼较宽、软骨形状良好，那么可以将软骨下推，把骨性顶板打开。我是从Hiiseyin Giiner博士和Mehmet Bayramicli博士那里学到该项技术的。将鼻背软骨与上外侧软骨分离开来，随后去除软骨条带并将鼻背软骨向下推。用骨剪打开骨性驼峰，通过截骨术使顶板关闭。由于鼻黏膜与鼻背软骨瓣是相连的，所以不需要进行缝合。

（10）外侧骨多边形：此多边形由骨骼构成，朝向外侧、上方和前方。患者骨骼不对称的情况是很常见的。广泛地剥离后可以锉削矫正骨性凸出。经常遇到的轴向偏曲可以用非对称的下放技术（LDO）进行矫正。下面我们将会分享一个保留鼻背的病例（2-1-3）。

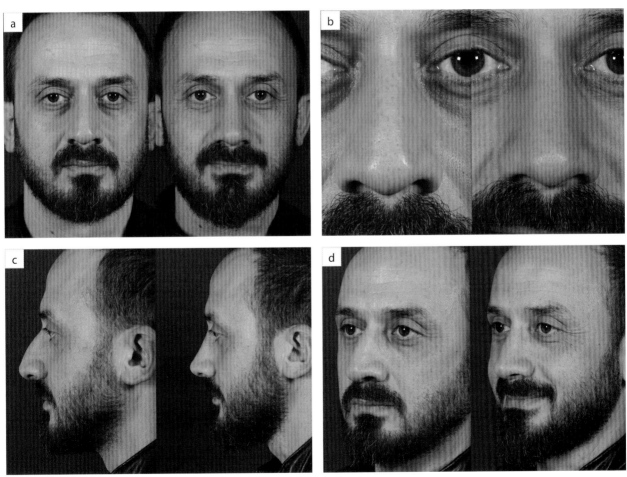

图 2-1-3

鼻背美学曲线

我们必须提出一个与深部解剖相符的鼻背美学曲线概念。因为不正确的概念会导致外科技术的错误使用。所以我们必须更好地理解鼻背解剖，并将更多基于解剖的技术加以应用。综上所述，鼻背美学曲线应具有以下特征：

- 鼻背美学曲线并不是平直的。
- 鼻背美学曲线在鼻尖上区较窄，在键石区变宽，而在鼻根区再次变窄。
- 男性和女性键石区的宽度和位置是有差别的。
- 女性的键石区是较窄的，位于鼻背的中部。
- 男性的键石区更宽，更接近于鼻根。与女性相比，它的位置高3~4mm。
- 男性的鼻根起自上睑重睑线水平，而女性则位于睫毛或瞳孔水平。

图2-1-4a左侧为男性鼻背美学曲线，图2-1-4b为女性鼻背美学曲线。在每组的左侧，可以看到传统的鼻背美学线；而在每组的右侧，可以看到我所描述的类型。截至目前，我通过保留鼻背技术，使患者鼻背达到了最接近自然的状态。关于背部美学曲线的更多信息，请阅读我们发表的相关论文（Çakır et al.，2013）。

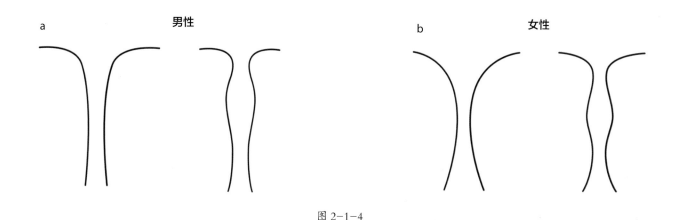

图 2-1-4

外侧脚宽度

外侧脚宽度是一个重要的主题。较宽的外侧脚通常只能通过头侧切除加以矫正。然而，超过4mm的切除可能导致鼻翼退缩。我们采用切缘复合瓣技术治疗外侧脚尾侧发育过度。请注意下文病例中外侧脚与鼻孔的关系（图2-1-5、图2-1-8）。鼻孔、穹隆与外侧脚之间的阴影面为"软三角"多边形。

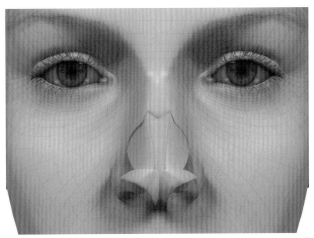

图 2-1-5

当外侧脚与鼻孔的距离小于正常时，会导致"软三角"阴影面积不够大。这类患者被认为存在外侧脚头侧过度发育的问题（图2-1-6、图2-1-9）。

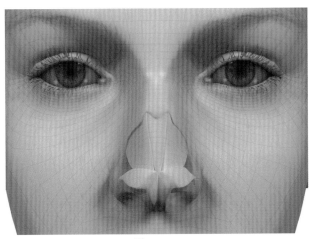

图 2-1-6

在下文的图中，可以看到外侧脚的头侧和尾侧均过度发育（图2-1-7、图2-1-10）。通过头侧端切除缩窄外侧脚，会引起严重的副作用。我主要通过使用切缘复合瓣来对外侧脚尾侧过度发育问题加以矫正。如果使用这种技术，即使是在严重的的球形鼻尖中，也没有必要进行超过4mm的切除。

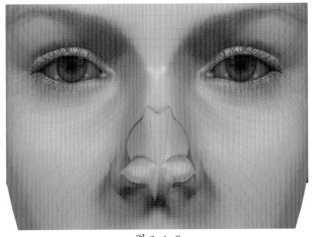

图 2-1-7

外侧脚：正常宽度

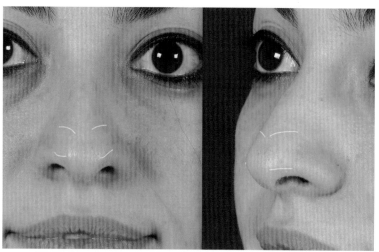

图 2-1-8

外侧脚：头侧过度发育

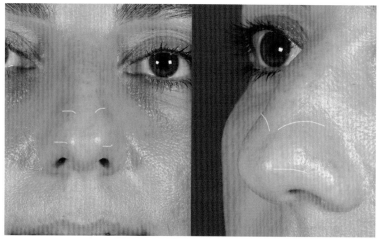

图 2-1-9

外侧脚：头侧和尾侧均过度发育

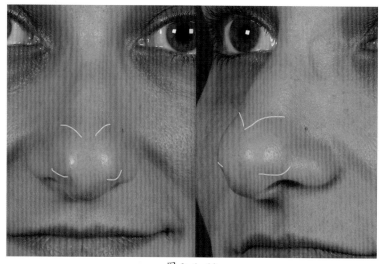

图 2-1-10

手术计划

在这里，我将通过对一名患者进行表面美学分析来说明我的手术计划。我选择了一位皮肤较薄的患者，因为这类患者的软骨看起来比较明显。该患者的鼻背宽度较为理想。我通过Photoshop和Wacom软件完成了这些手术的绘图。在照片上画软骨，是一种非常有用的训练。该患者的小叶突出度不足，"软三角"多边形也过小。

当患者微笑时，鼻尖移动度过大，可见鼻降肌的肌腹（图2-1-11a）。即使降低突出度也只是降低鼻降肌的活动度而已。在我看来，很少有必要进行肌肉的切除或切开（图2-1-11b）。

在斜视图（图2-1-11c~e）中，我们明显可以看到患者过度发育的外侧脚尾端。外侧的鼻尖上转折点表示卷轴线。卷轴线离鼻尖非常近。这样我们就可以认识到外侧脚头侧的过度发育是非常有限的。外侧脚尾侧缘是非常接近鼻孔边缘的。因此，"软三角"多边形阴影的面积很小。该患者的外侧脚宽度应该通过尾侧端的处理来进行矫正。我们的手术计划是使用2mm的自体切缘复合瓣，并切除1~2mm外侧脚尾侧端。

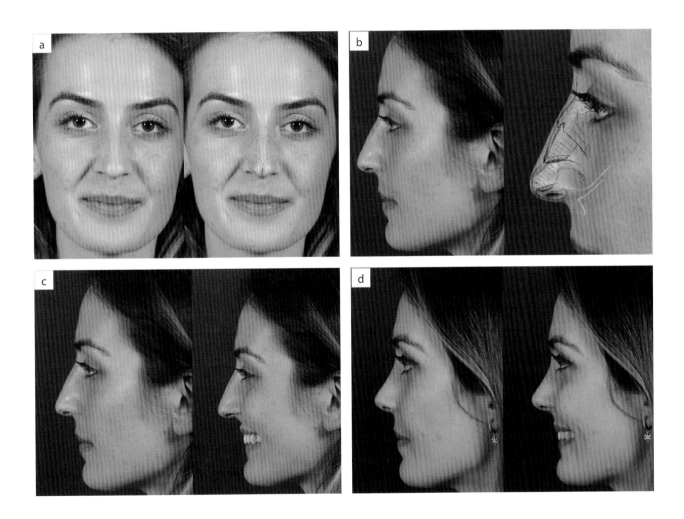

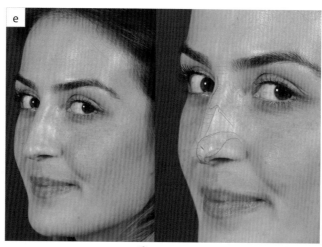

图 2-1-11

Photoshop 绘图练习

鼻尖突出度降低2mm。鼻孔顶端突出度降低4mm。小叶突出度增加。突出度的变化，可以在叠加的图片中看到（图2-1-12）。

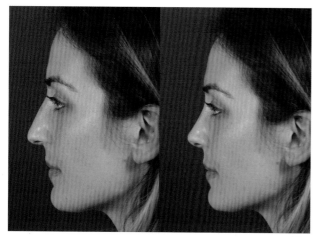
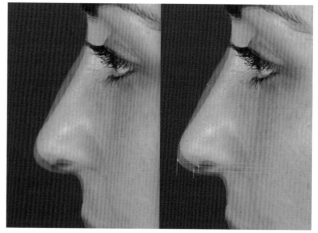

图 2-1-12

手术操作笔记

经患者首选的手术方案为全麻下闭合式入路术式。通过低位鼻中隔切口，暴露尾侧鼻中隔。保留1mm的尾侧鼻中隔，保持与Pitanguy韧带的附着。在软骨膜下及骨膜下平面对鼻背进行分离。通过软骨前切口释放鼻穹隆，将2mm宽的外侧脚尾端保留在皮肤上。对外侧脚尾端进行2mm宽的修剪去除。行鼻中隔软骨膜下剥离，切除鼻中隔基底的多余部分。将尾侧鼻中隔切除4mm，外侧脚头侧端修剪去除3mm，双侧行3mm的外侧脚窃取。通过头侧穹隆缝合矫正外侧脚静息角。放置鼻小柱支撑移植物。鼻尖旋转度的矫正是通过切除2mm的上外侧软骨尾侧端来实现的。随后从鼻背下方切除3mm宽的骨-软骨条带。横向截骨和鼻根截骨均为手锯操作。从梨状孔内切除3~4mm的楔形骨块。采用外侧截骨术松动鼻部。将连接Pitanguy韧带的、1mm宽的软骨缝回鼻中隔软骨。将卷轴区韧带缝合到上外侧软骨的尾侧端。在鼻根截骨处放置修饰性移植物。闭合低位鼻中隔及边缘切口。术后使用热塑板和鼻内夹板固定。

手术计划俯视图（图2-1-13）。

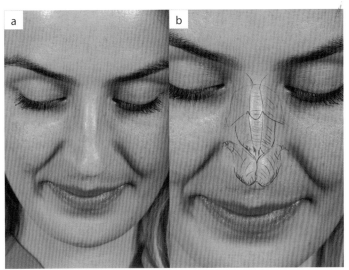

图 2-1-13

术后43天。"软三角"多边形已经增大，微笑时鼻子不再下垂（图2-1-14）。

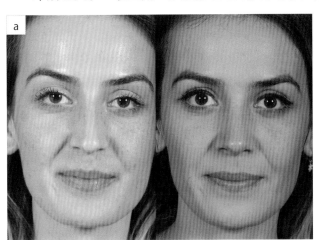
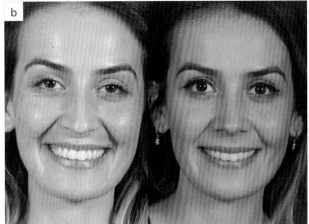

图 2-1-14

侧面观时，微笑时产生的问题已消失（图2-1-15）。

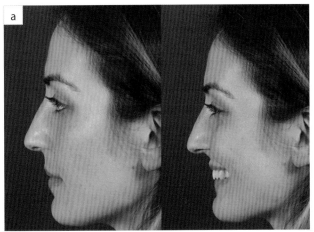
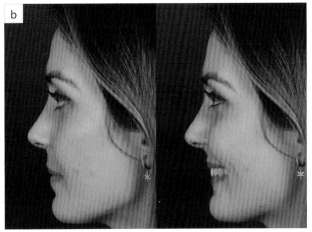

图 2-1-15

"软三角"多边形在斜视图中最容易看到（图2-1-16a）。图2-1-16b为俯视图。

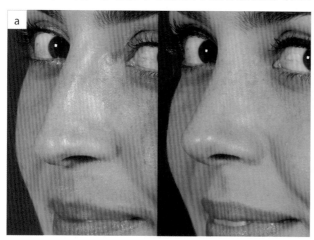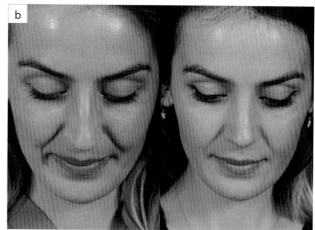

图 2-1-16

术后软骨的绘图。注意自体切缘复合瓣的位置（图2-1-17）。

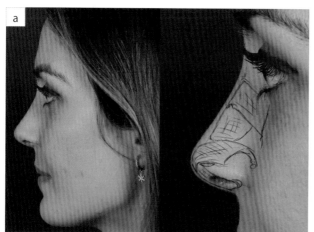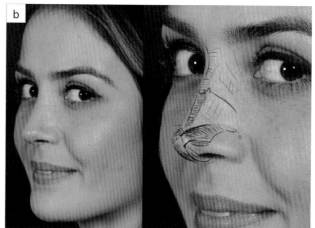

图 2-1-17

在基底位中可以看到，自体切缘复合瓣增大了，呈多边形（图2-1-18、图2-1-19）。

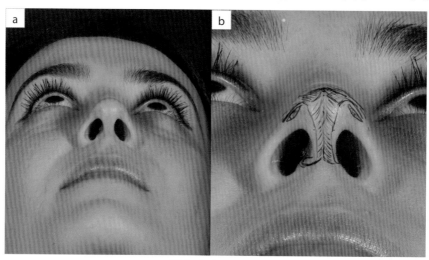

图 2-1-18

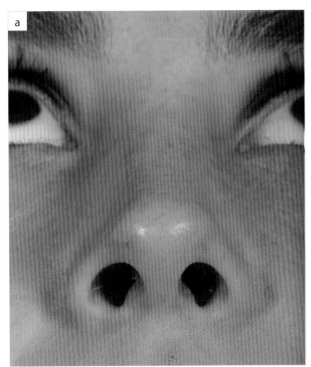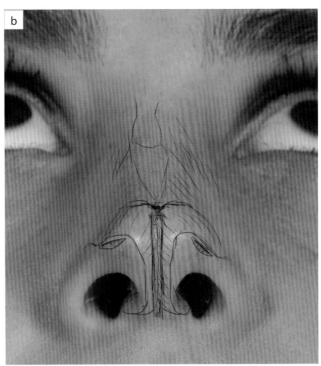

图 2-1-19

结论

最后要说的是，整形外科医师很有必要了解表面美学–鼻解剖–外科技术之间的联系。将皮肤"看穿"的能力是一项需要培养的重要技能。如图2-1-19所示，术前和术后都要进行铅笔绘图，以分析解剖畸形以及对应的手术变化。在整形外科医师的早期实践中，无论患者是否接受手术操作，对其每次咨询时都应该进行铅笔绘图和Photoshop软件作图的练习，一是可以帮助患者更好地理解手术，二是可以锻炼自己的能力。整形外科医师必须同时训练他们的眼睛，使其能够对关键细节引起足够的注意，并学习如何将对现象的分析与外科技巧联系起来。

参考文献

Çakır B, Dan T, Orer lu AR, Daniel RK. Rhinoplasty: Surface aesthetics and surgical techniques. Aesthet Surg J. 2013;33(3):363-375.

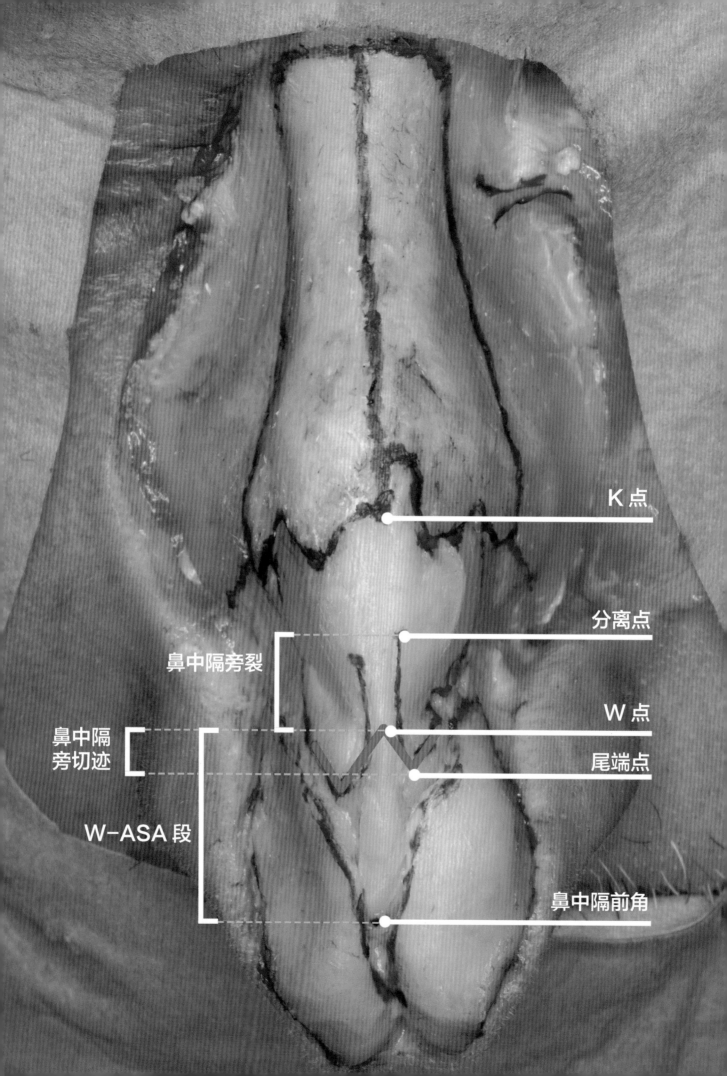

K 点

分离点

鼻中隔旁裂

W 点

鼻中隔
旁切迹

尾端点

W-ASA 段

鼻中隔前角

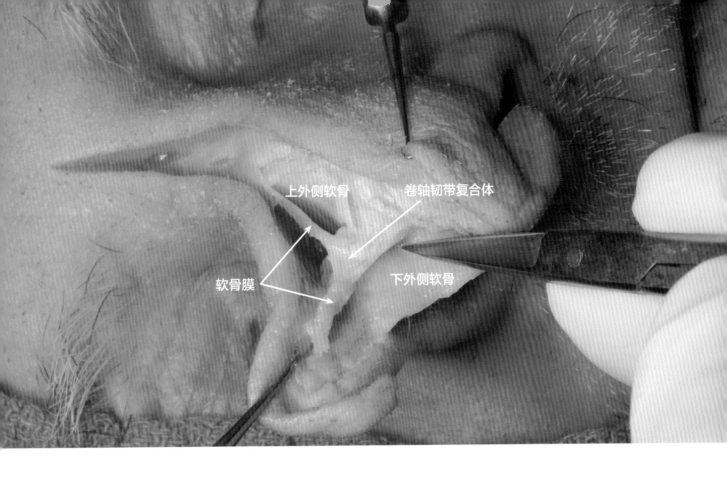

上外侧软骨　　卷轴韧带复合体

软骨膜　　　　　　　下外侧软骨

第 2 节　保留性鼻整形术的基本手术解剖学

Peter Palhazi, Rollin K. Daniel

　　与所有手术一样，保留性鼻整形术（PR）也需要深入了解鼻部的解剖学知识，以便理解和施行必要的手术步骤。外科解剖学的详细知识对PR至关重要，原因有二：首先，在过去的10年里，我们对鼻部解剖学的理解有了很大的进展。其次，整形外科技术的发展就是基于这些新的解剖学知识的。例如，目前的保留鼻背技术是基于骨-软骨连接的概念，这种连接是一种半柔性的骨-软骨关节，可以在保持自然鼻背的同时使之由凸变直。另一个例子是在连续的软骨膜下-骨膜下平面上将完整的软组织罩剥离开来。在不损伤皮肤的前提下掀起皮肤罩，这不仅需要高超的手术技巧，还需要对鼻部解剖，尤其是组织平面和鼻部韧带有深刻的理解。本章将逐步讨论和说明保留性鼻整形术所需的基本解剖学知识和外科技术技巧。

保留性鼻整形术中软组织罩的解剖学概念

大多数鼻整形外科医师对鼻部解剖都非常熟悉，他们在大部分鼻整形过程中使用的是相对常规的手术技术。然而，向保留性鼻整形术的过渡需要对鼻部解剖有更加深入的了解，并需要在此基础上使用新的手术入路。在本节中，我们将强调鼻部韧带的解剖结构及其在剥离完整软组织罩的外科技术中的重要性。

穹隆间韧带

穹隆间韧带在鼻尖下小叶的头侧连接处连接两侧中间脚。确切地讲，该韧带并不是位于鼻穹隆之间的，而是在中间脚间更靠后部和头侧的位置（图2-2-1）。在所有的鼻子里都可以很轻易地发现它，该韧带通常非常坚韧。

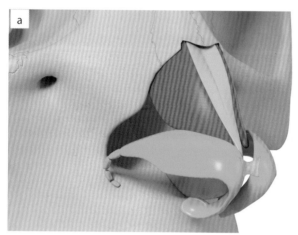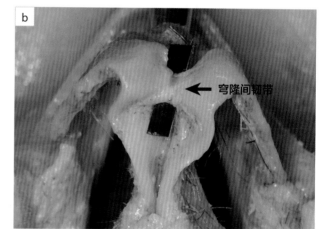

穹隆间韧带

图 2-2-1

在植入鼻小柱支撑移植物时，许多医师会将穹隆间韧带切断，但由于其头侧位置远离中间脚的尾端边界，所以其实可以很容易地将之保留下来。诚然，如果实施了"鼻尖劈裂"的操作，就不可能将之保留下来。许多整形外科医师会在穹隆间常规进行缝合以缩窄穹隆间的距离，而这实际上仅仅是重建了先前切开的穹隆间韧带而已。

脚间韧带

脚间韧带连接整个鼻翼软骨的头侧边缘，包括外侧脚、中间脚和内侧脚。它从鼻黏膜上方穿过，将鼻翼软骨连接在一起（图2-2-2）。

沿外侧脚走行的头侧部分脚间韧带，在鼻中隔前角正上方起逆行悬吊韧带的作用。中间部分，位于穹隆间韧带和Pitanguy中线韧带深部的后方。尾侧部分有效地控制了内侧脚和踏板，并将它们拉向尾侧鼻中隔。脚间韧带连接两侧鼻翼软骨，在鼻中隔前部上方起悬吊作用。

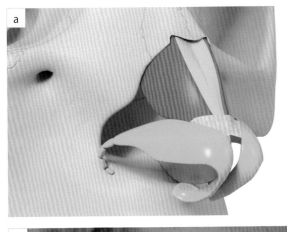
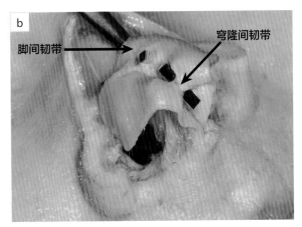

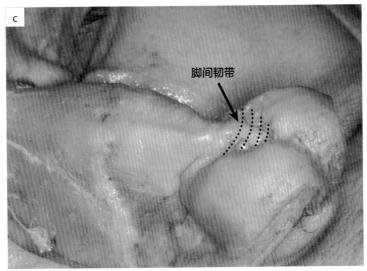
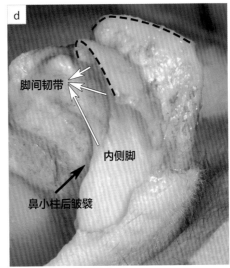

图 2-2-2

在鼻整形手术中，可以保留这个韧带，也可以将之破坏。在开放式入路术式中，"鼻尖劈裂"手术会将该韧带切断，这就要求医师重建支撑，通常是采用鼻小柱支撑移植物。然而，将鼻翼软骨向下牵拉，然后通过"背侧分开"，则可以保留脚间韧带。膜性鼻中隔的双侧贯穿切口，会破坏踏板间脚间韧带的支撑。或者，也可以使用低位鼻中隔贯穿切口。基本上，术者在鼻中隔尾侧缘后部2~3mm处做贯穿切口，就可以确保韧带的完整性。

垂直梨状孔附着

Saban注意到，沿着梨状孔可以明显看到上外侧和下外侧鼻韧带，他将之命名为鼻上外侧韧带和鼻下外侧韧带。虽然我们发现这些韧带作为不同的实体是不一致的，但在整个梨状孔和覆盖的软组织罩之间还发现了较为一致的垂直附着，我们将其称为垂直梨状孔附着（VPA）（图2-2-3）。它们在键石区，有时在沿着梨状孔外侧缘的位置，特别致密。释放VPA，在与完全外侧截骨术相关的全鼻背暴露中非常重要。

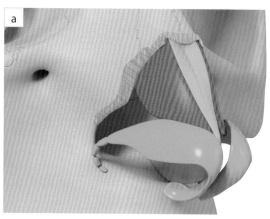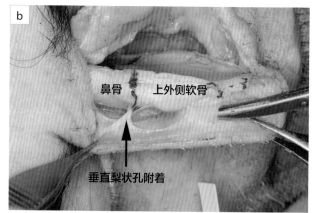

图 2-2-3

Pitanguy中线韧带

　　Pitanguy描述了一个起源于真皮下表面、向下切向走行并止于两侧软骨之间的韧带。他报道了该韧带和降鼻中隔肌（DSN）之间的关系，这后来被de Souza Pinto证实。最近，Saban证实在内鼻阀水平内侧的SMAS层分为浅层和深层。内侧浅层SMAS在穹隆间脂肪垫的下方，但在穹隆间韧带的上方，向尾侧走行进入鼻小柱。内侧深层的SMAS在穹隆间韧带下方但在鼻中隔前角上方走行，进入膜性鼻中隔，然后朝向下方的鼻前棘走行。Saban认为内侧深层的SMAS可能是与Pitanguy中线韧带相对应的。根据公认的鼻部软组

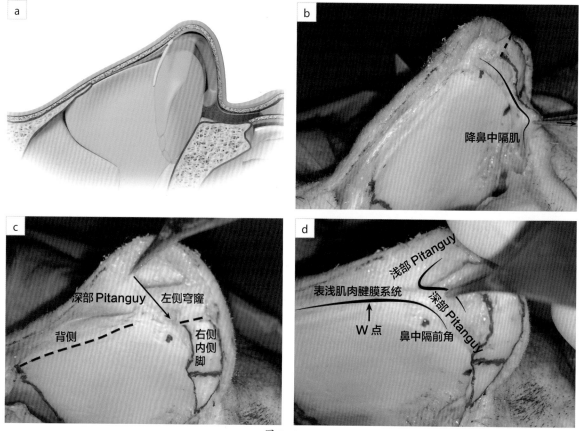

图 2-2-4

织罩5层结构的概念，Pitanguy韧带不可能是真正的真皮软骨韧带，因为如果是的话，它必须从真皮层切向穿过SMAS到达鼻尖软骨结构。我们对原有术语进行了修改，并提倡使用"Pitanguy中线韧带"一词，这反映了它的起源是中线SMAS层的一部分。我们的解剖证实了先前的观察。

我们强调Pitanguy中线韧带分为浅层和深层两部分，浅层走行于穹隆间韧带的上方，然后与口轮匝肌浅层（SOON）相延续，而深层则从穹隆间韧带下方穿过，接着再与降鼻中隔肌（DSN）相延续（图2-2-4）。

手术中，分离和修复Pitanguy中线韧带已成为鼻尖支撑的重要方法。Çakır使用闭合式入路的术式，在术中识别该韧带并在大约90%的病例中将之保留。使用开放式入路术式的整形外科医师通常会标记、分离该韧带，然后在手术结束时再进行修复。

卷轴韧带复合体（SLC）：垂直和纵向的卷轴韧带

在下外侧软骨（LLC）头侧缘和上外侧软骨（ULC）尾侧缘之间的卷轴区中，人们很早就发现了纵向的纤维附着。最近，Saban又发现在鼻横肌的下表面到卷轴连接处有一个明显的纤维附着。这样，纵向卷轴韧带（LSL）和垂直卷轴韧带（VSL）可以合在一起，称为卷轴韧带复合体（图2-2-5）。

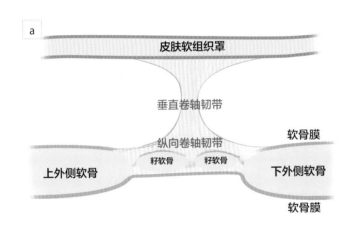
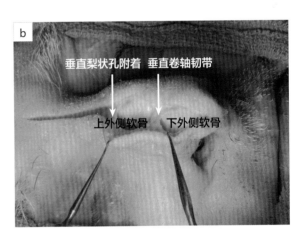
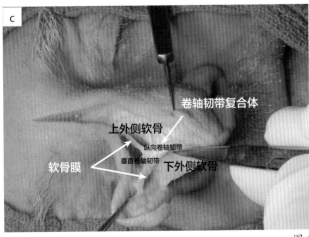
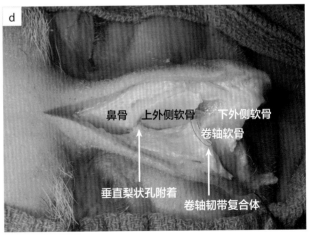

图 2-2-5

纵向卷轴韧带（LSL）（图2-2-6）位于LLC和ULC的交界处。它实际上是一个位于卷轴区的软骨膜来源的纤维组织，内含多个散布的籽状（卷轴）软骨。在黏膜表面，它其实就是内鼻阀区，其作用类似于一扇摇门。该韧带是软骨之间的一个强连接，外侧与梨状韧带相延续。

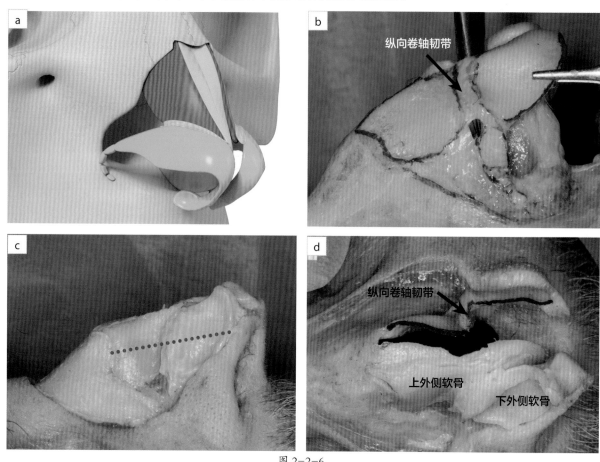

图 2-2-6

Saban介绍了垂直卷轴韧带（VSL）的概念，该韧带起源于深层SMAS的下表面，然后止于内鼻阀区。因为这些垂直方向的韧带不像软骨之间的纵向韧带那样显而易见，所以对它们的理解相对较为困难。如图2-2-7所示，VSL实际上是沿着卷轴区呈线状附着连接被覆软组织罩（SMAS）与深层的纵向卷轴韧带（LSL）。

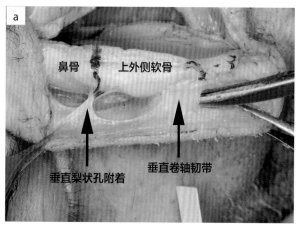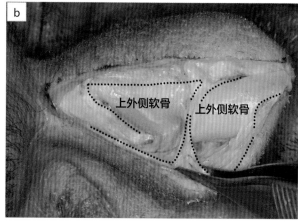

图 2-2-7

从图2-2-8中，我们可以清楚地看到SMAS和卷轴区之间的连接。垂直卷轴韧带（VSL）从鼻横肌肌束膜的尾侧缘发出，从而将肌肉收缩传递到卷轴区，最终到达内鼻阀。然而，鼻横肌是一组反常运动的肌肉。吸气时，它收缩可以缩窄气道，却增大内鼻阀，从而使气流改变方向进入上鼻道。

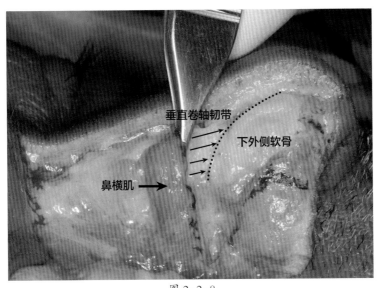

图 2-2-8

卷轴韧带复合体（SLC）揭示了表面美学–解剖学–外科技术之间的关系，在保留性鼻整形术（PR）中发挥着极其重要的作用。在这一区域现在需要有新的分析方式和术语。如图2-2-9所示，术前仔细分析该区域的表面美学是非常重要的。

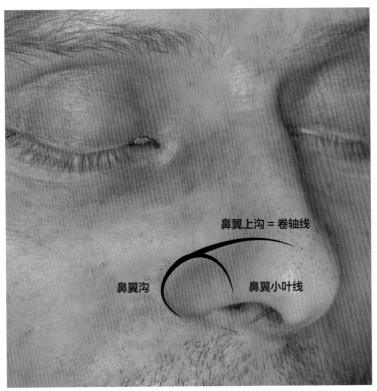

图 2-2-9

经典术语"鼻翼沟"，通常表示起源于翼面沟的C形线条，该线条垂直穿过"鼻翼凹陷"，沿着外侧脚的尾侧缘转向鼻翼缘，最后止于转折点（TP）。然而，现在我们对鼻翼沟概念的理解是，其在A-1/外侧脚连接点处分成卷轴线和小叶线。沿着外侧脚头侧边缘的线条称为卷轴线。因为该线条既是外侧脚多边形的头侧边缘，也是静息角的位置，而这两者都是很重要的美学结构，所以它非常重要。小叶线覆盖着外侧脚的尾侧边缘，并在转折点处终止，从而将鼻尖小叶与鼻翼基底分开。这些概念对整形外科技术的影响非常大，下文提及的由Çakır医师治疗的患者印证了此观点。如图2-2-10a术前照片所示，鼻翼沟非常明显，卷轴线形成角度是朝向上方并远离鼻翼缘的。手术过程中我们可以将卷轴韧带复合体完整地剥离，然后在更靠近鼻翼缘处将其重新附着，从而塑造出一个如术后图2-2-10b所示的、更加美观的鼻尖。

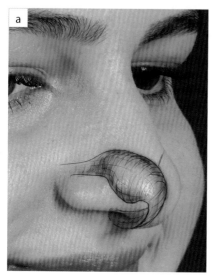 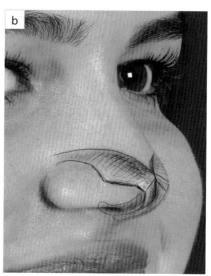

图 2-2-10

总之，图2-2-11显示了鼻部下1/3区域内所有重要韧带的之间的关系。

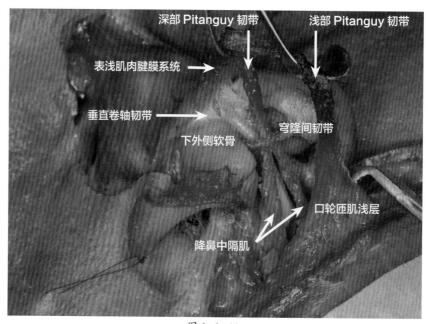

图 2-2-11

骨－软骨拱表面软组织的分离

整个软组织罩（STE）在连续的软骨膜下–骨膜下平面（SSP）进行分离是保留性鼻整形术（PR）的关键的第一步。正如在另一章（Valerio）中所讨论的，我们将阐述暴露骨–软骨穹隆的C3手术方法。

步骤 1　低位鼻中隔贯穿切口

第一个切口是低位鼻中隔贯穿切口（图2-2-12）。大多数整形外科医师都可以熟练地做经黏膜全层及半全层的贯穿切口，该切口可以是单侧的，也可以是双侧的。从本质上讲，经贯穿膜性鼻中隔的切口可将鼻小柱与尾侧鼻中隔分离。

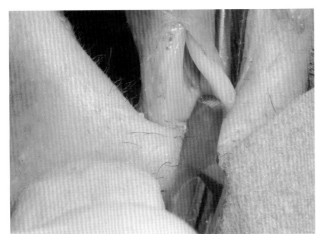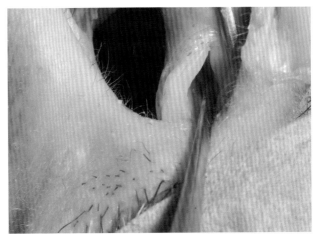

图 2-2-12

这些切口的缺点是，它们切断了包括Pitanguy韧带深层在内的许多鼻部韧带，并且还破坏了包括脚间韧带在内的许多鼻翼软骨的附着。相比之下，位于鼻中隔尾侧缘头侧2mm处做的低位单侧鼻中隔贯穿切口，在提供显露鼻中隔入路的同时，还保留了所有前文提到的韧带。保留在鼻小柱复合体中的软骨被Çakır称为后支撑，借此与用于鼻尖塑形的鼻小柱支撑相区分。

步骤 2　软骨间切口

软骨间切口位于上外侧软骨（ULC）和下外侧软骨（LLC）的交界处。局部浸润麻醉后，做一仅穿透黏膜层的、长度为10~15mm的切口。该切口从外侧向内侧延伸，直至两侧与鼻中隔贯穿切口相连接。

步骤 3　软骨拱上方的软骨膜下剥离

使用锋利的尖头剪刀，沿上外侧软骨的尾侧缘剪开，将之暴露。技术上讲，暴露软骨膜下平面并看到干净的白色软骨是很重要的。在此剥离操作中未保留Pitanguy韧带，主要是为了能够清晰地显示解剖平面。

按照从外侧到内侧，继而向上延伸到骨-软骨交界处的方向，可以很容易地剥离软骨拱鼻背侧的软骨膜。Daniel-Çakır剥离子特别适用于该项操作。当剥离子接近骨-软骨交界处时，会遇到一定的阻力。

在图2-2-13中，我们可以在软骨拱表面进行中央和外侧软骨膜下剥离。

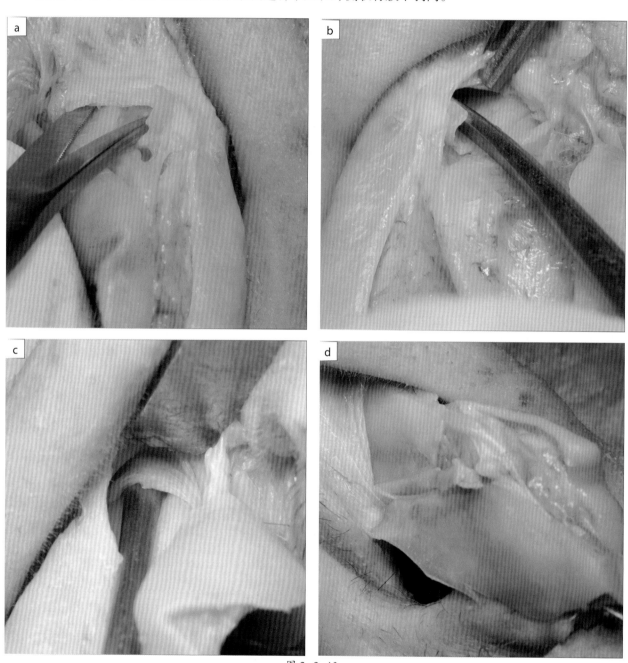

图 2-2-13

步骤 4　分离垂直梨状孔附着

　　当术者从软骨拱分离至骨拱时会遇到明显的阻力。该阻力主要是由于垂直梨状孔附着（VPA）（图2-2-14），即梨状孔和覆盖的软组织罩间存在的垂直附着所产生的，需要将其锐性剥离才能进入骨膜下平面。

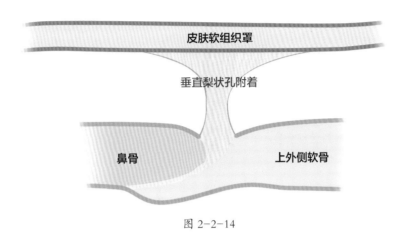

图 2-2-14

步骤 5　外侧分离进入骨膜下平面

　　一般情况下，需要使用15号手术刀片沿鼻骨尾侧边缘划开才可以进入骨膜下平面（图2-2-15）。通常最好是在鼻骨上方的外侧找到需要进入的骨膜下平面，然后剥离使之与鼻背上方的内侧连接。

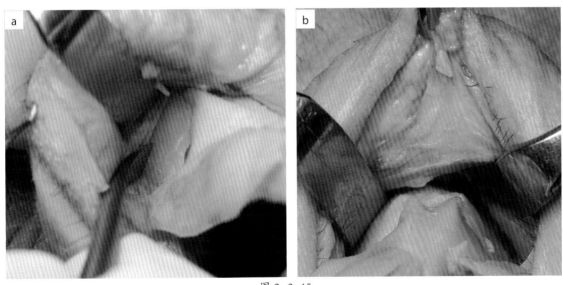

图 2-2-15

　　然而进入该平面后，仅用剥离子就可以轻松进行后续剥离。向头侧和外侧进行骨膜下剥离的范围，取决于医师倾向于用哪种方式进行截骨。使用传统的骨凿或手锯进行截骨时，可以将头侧剥离至鼻根区域，而两侧剥离至外侧骨壁的中部。使用动力辅助或压电器械的外科医师，倾向于对骨拱的覆盖组织进行完全的脱套。

步骤6　外侧分离和出血点的处理

　　当外侧的分离在骨膜下平面向头侧推进时，往往会在固定的位置遇到多个出血点。在鼻根区域，通常在鼻背最凹点（Sellion）偏尾侧处会发现一组穿支血管。出血主要是由于术中切断了这些小的交通血管。这些血管是鼻骨下方筛前血管的细小分支（直径＜0.5 mm），它们穿过骨孔与内眦血管交通。电凝通常足以止血，但遇到持续性出血时可用骨蜡进行处理（图2-2-16）。

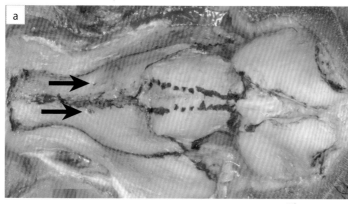
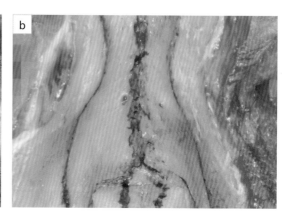

图 2-2-16

　　第二组容易出血的血管位于鼻面沟头侧端较外侧的位置（图2-2-17a）。黏膜间隙也有容易出血的血管（图2-2-17b）。这些血管的直径通常为0.5~1.0mm，由鼻外血管和鼻内血管之间的交通支组成。当施行外侧截骨术或在黏膜内切开时，通常会损伤血管。

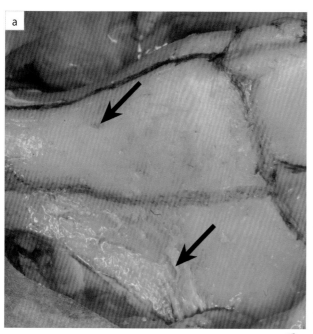
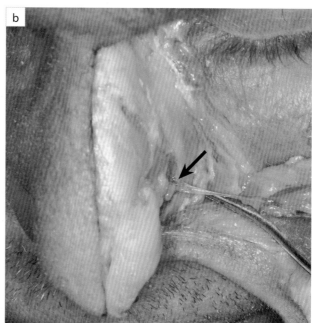

图 2-2-17

步骤 7　内侧剥离：中线软骨膜下 – 骨膜下融合区

在中线区进行的将上部骨膜下囊袋与下部软骨膜下囊袋打通的剥离是一项烦琐、复杂和费时的操作（图2-2-18）。

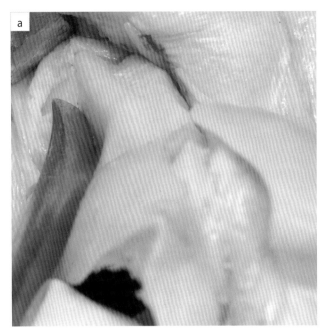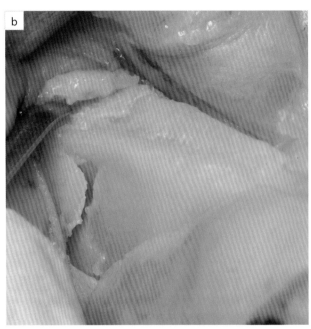

图 2-2-18

这种剥离具有挑战性，归因于胎儿发育过程中，鼻由软骨膜覆盖的软骨囊构成。接下来，鼻骨连同骨膜覆盖于其上，这就会导致软骨膜和骨膜的重叠融合。在某些方面，这种具有挑战性的剥离类似于将鼻中隔的前后囊之间结合的纤维进行剥离。另外，用15号刀片谨慎地刮，可能事半功倍。

鼻尖小叶上方软组织剥离

在软骨膜下–骨膜下平面（SSP）将鼻尖小叶上方的软组织掀起，这是必须掌握的一项操作技术。

步骤 1　自体切缘复合瓣，在转折点进入软骨膜下平面

正如Çakır所提倡的那样，使用自体切缘复合瓣技术是实现Toriumi所提倡的理想的鼻翼高光曲线，以及防止鼻翼缘退缩的重要方法。此外，它在该病例手术操作结束时，最大限度地减少了鼻翼缘轮廓线移植物的使用需求。图2-2-19显示的是闭合式入路。

对下外侧软骨的尾侧缘仔细触诊后，在距尾侧缘后2~3mm处做一个软骨下切口。该切口开始于鼻穹隆缺口的外侧膝或穹隆顶外侧2~3mm处，随后向外侧到达外侧脚转折点（TP），并终止于该处。这条狭长的软骨薄片则会被保留在皮肤罩中。

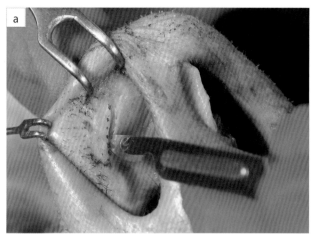
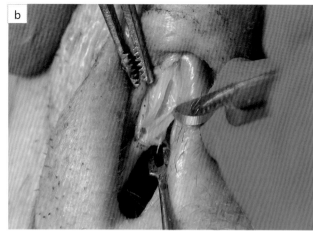

图 2-2-19

在所有的方法中，使用垂直持刀法手握15号刀片先进行外侧剥离，随后沿软骨进行劈削，是最容易的操作。用一个细小的拉钩将外侧脚拉紧，将之下拉的同时使用一个窄的双齿拉钩拉开皮肤，可以增加术野暴露程度。

步骤 2　在外侧脚上形成完整的软骨膜下平面

必须要特别强调的是，外侧脚的剥离必须绝对干净，不能有任何的肌肉或软组织碎片残留（图2-2-20）。

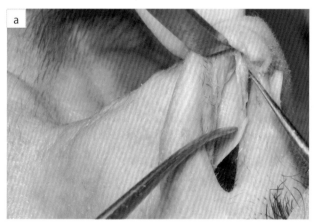
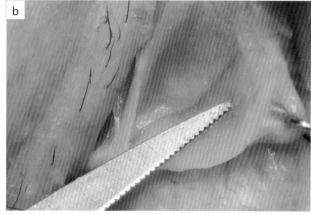

图 2-2-20

如图2-2-21的临床图片所示，在几乎所有认为自己是在软骨膜下进行剥离的整形外科医师中，绝大多数都是在错误的平面上进行操作的。如果在掀起的皮肤上可以看到任何的肌肉或出血点，那么不管软骨看起来多么"干净"，这种剥离操作其实都是在SMAS下平面进行的。成功进入这个平面是该操作中最乏味和技术上最具挑战性的部分。如图2-2-21a，可以看到软骨被剥离得非常干净，但这是在SMAS平面下，因为可以看到明显的肌肉和出血的软组织。在图2-2-21b中显示的是真正的软骨膜下剥离，可以看到掀起的软组织上有软骨膜纤维，而蓝色的点表示卷轴韧带复合体。

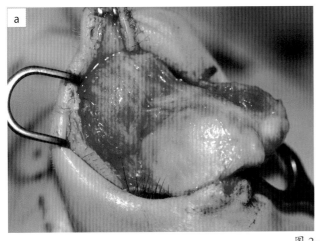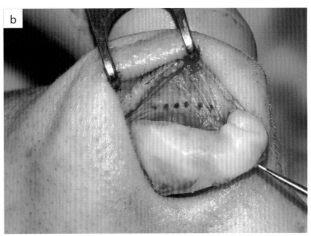

图 2-2-21

步骤 3　继续在穹隆上方、中间脚和内侧脚进行剥离

外侧脚暴露出来后，还要继续跨过穹隆顶进行剥离，然后向下延伸至中间脚，直至鼻小柱转折点下方的内侧脚。剥离的目的是让内侧脚能够充分活动，以便能从任一鼻孔释放出来。当通过单个鼻孔显露鼻翼软骨时，鼻翼软骨需要有充分的活动度甚至得达到接近无张力状态，这种状态是非常重要的，因为只有这样才可以对其进行精确的缝合操作。在图2-2-22中，我们可以看到a是闭合式入路术式，而b则是开放式入路术式。

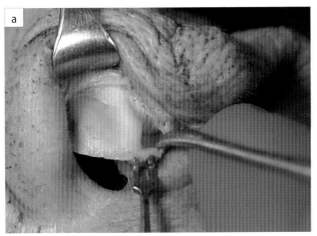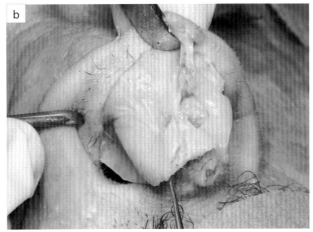

图 2-2-22

步骤 4　松解穹隆间韧带

此时，通过松解穹隆间韧带可以使其有更好的活动度。这里需要再次强调的是，剥离操作必须非常细致，并且韧带是从中间脚的后缘松解开来的。值得注意的是，通过使用穹隆间软组织与中间脚头侧缘之间的各种"环形缝合"方法，可以重建穹隆间韧带。

步骤 5　跨过卷轴区向头侧分离，上推籽骨与垂直卷轴韧带

虽然概念上看起来很简单，但这一步的最终目的是要将两个先前存在的软骨膜下囊袋连接起来。这里的两个囊袋，其中一个在外侧脚上，另一个在软骨拱上（图2-2-23）。从鼻背部开始连接这两个囊袋，并向两侧推进。

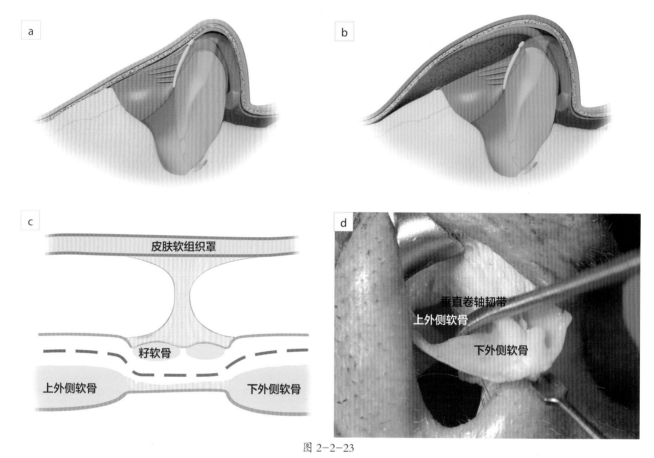

图 2-2-23

图2-2-24显示了Pitanguy中线韧带的保留情况。注：做经鼻小柱的切口以显示深部的Pitanguy中线韧带。

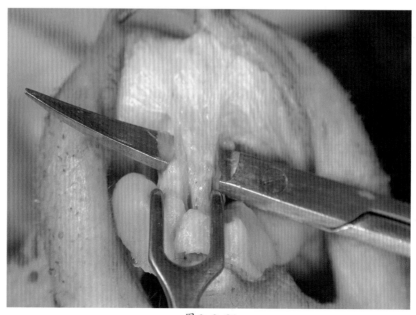

图 2-2-24

在上覆软组织罩中可见白色籽状软骨［图2-2-25；注：实施剥离操作以显示软骨膜/垂直卷轴（VLS）中的籽骨——Pitanguy中线韧带并未保留］。

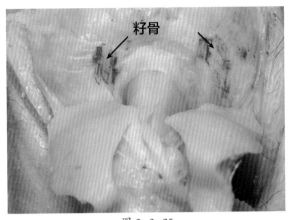

图 2-2-25

如果需要调整鼻背，这样做就可以进入鼻背进行相应的操作；此外，将会完整保留Pitanguy中线韧带。显而易见的问题是："为什么要费心保留韧带"，有如下3个原因：

（1）此韧带可以抬高鼻尖。

（2）可以压紧下小叶曲线。

（3）可以下拉软组织罩，从而让鼻尖上转折更明显。

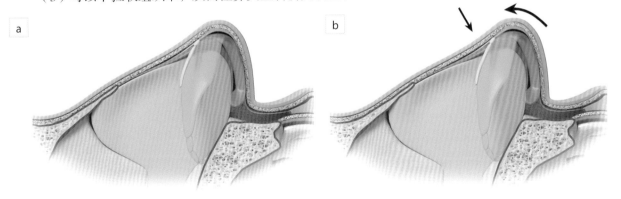

图 2-2-26

切断Pitanguy中线韧带，会出现3个负面结果：

（1）鼻尖下旋并丧失突出度。

（2）延长鼻尖下小叶并使其变圆钝。

（3）会导致鼻尖软组织呈鸟嘴状。保留韧带使之具有可预测性。

施行该操作意味着位于纵向和垂直解剖结构之间的卷轴韧带复合体得到了保留，并且既没有被破坏也没有瘢痕化，所以该步骤在功能保留方面非常重要。从许多方面考虑，它都相当于通过制作黏膜下隧道来保留内鼻阀角。从美学上讲，把籽状软骨区域通过缝合再附着于上外侧软骨，会将美学上的卷轴线在皮肤表面进行定位，并界定出外侧脚多边形的上边缘。

保留鼻背的解剖学概念

保留骨-软骨鼻背是鼻整形手术的一大进步。我们是通过去除鼻背下鼻中隔条带而不是切除鼻背来降低鼻背的，并且紧接着施行外侧截骨、横向截骨和鼻根部截骨。

步骤1　理解鼻背侧面的美学点（N-K-R）

很少有整形外科医师会认真分析鼻部驼峰的问题。相反，他们一般仅仅是将鼻根点（N）和理想的鼻尖突出度之间的点连接起来以设置理想的鼻背曲线，从而确定缩减的量。在保留鼻背手术中，对3个美学点（N，K，R）的理解是非常重要的（图2-2-27）。

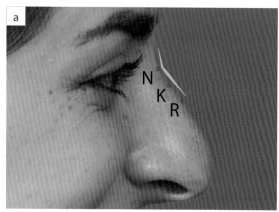
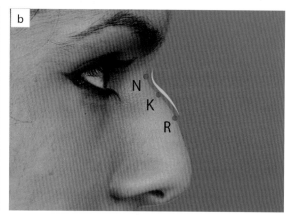

图 2-2-27

临床上的鼻根点（N）不是人体测量学的鼻根点，是侧面观上鼻根区的最深点，通常也是鼻骨上最深的点。驼峰点（K）是鼻背最突出的点。鼻缝点（R）是成对鼻骨的最尾端点，标志着骨拱和软骨拱之间在中线上的连接区。需要强调的是，鼻缝点表示键石交界区（注意不要混淆K点和R点）。

步骤2　驼峰和鼻骨的解剖

将这3个点标出后，我们可以将鼻背驼峰分为V形和S形（图2-2-28）。V形鼻背具有从N点到R点的直线构型，并有一个拐角点。S形鼻背，从N点到K点有一个明显的角度，然后从K点到R点是比较平坦的区域。在保留性鼻整形术（PR）中，S形鼻背后凸越严重，越难将其变平坦。

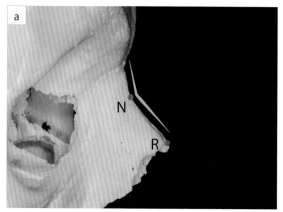
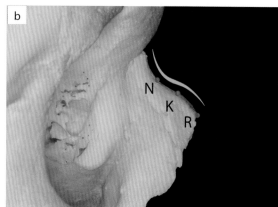

图 2-2-28

步骤 3　键石区

　　将键石区定义为鼻部骨拱与软骨拱的重叠区，包括鼻背键石区（DKA）和鼻侧键石区（LKA），这一点非常重要（图2-2-29）。鼻骨是一个"骨冠"一样的存在，其位置主要是由软骨鼻中隔的生长决定的。每个人鼻骨的大小和尺寸各不相同，但都形成一个覆盖在软骨结构上的、薄的"骨冠"轮廓（图2-2-30）。因此，鼻部驼峰反映的是深层的、覆盖着薄层骨冠的软骨拱，而不是软骨和骨成分各半的复合结构。

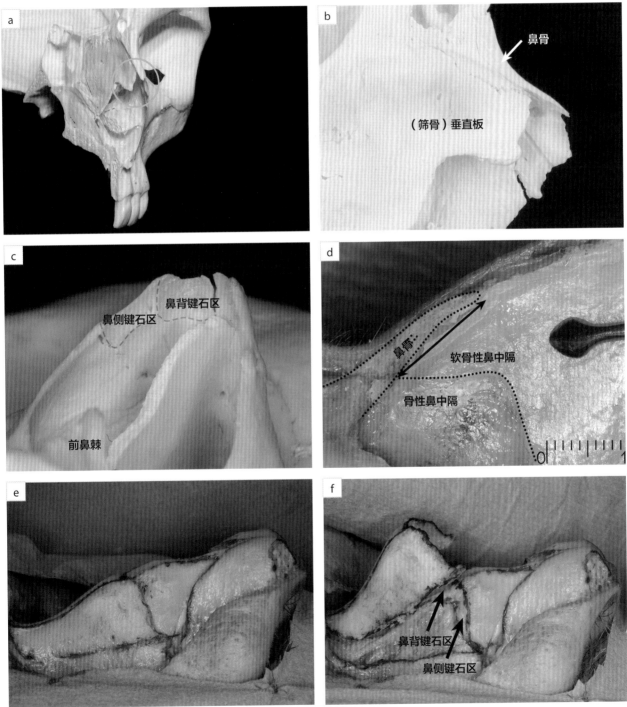

图 2-2-29

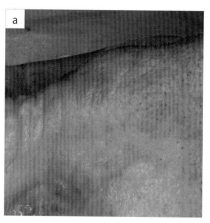
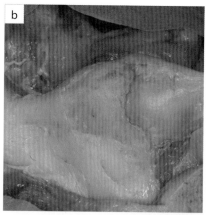
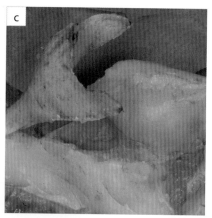

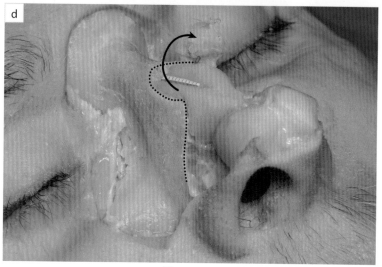

图 2-2-30

步骤 4 鼻中隔软骨 / 筛骨垂直板连接处的解剖以及与 N 点、R 点之间的关系

最重要的解剖发现之一是键石点（R）、软骨性鼻中隔和筛骨垂直板的鼻背交界点位置的解剖差异。在大多数情况下，鼻背软骨鼻中隔在鼻骨下要延伸8~10mm（图2-2-31）。

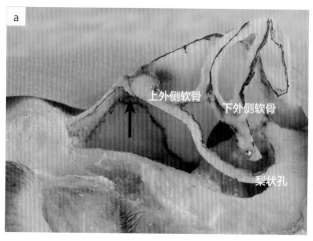
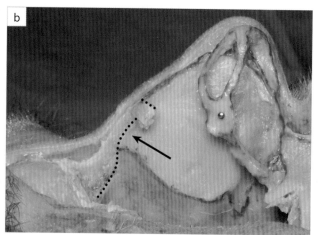

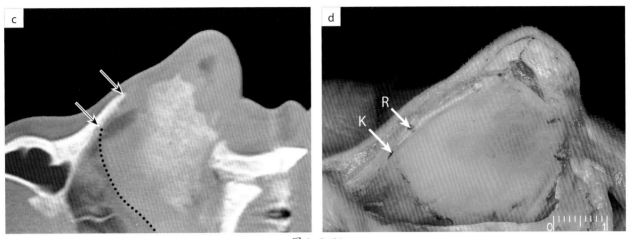

图 2-2-31

　　然而我们必须认识到，交界点的位置是存在明显解剖学变异的。鼻整形术前确认鼻背下软骨鼻中隔与筛骨垂直板之间的交界点，也是术前进行锥形束CT扫描的另一个指征。

步骤 5　"骨 – 软骨" 关节的概念

　　骨冠深层的骨膜与软骨拱表面的软骨膜是融合在一起的。其结果是会产生一个较为柔韧的鼻背，从而使得我们可以通过降低下方的软骨鼻中隔支撑而消除鼻背凸度。因此，可以在不破坏连续性的前提下对鼻拱进行由凸向凹的塑形（图2-2-32）。

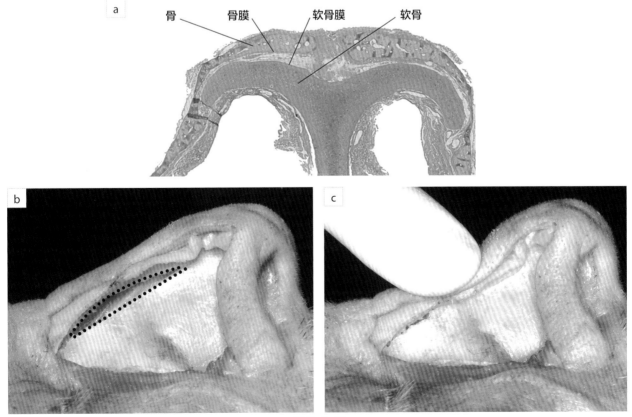

图 2-2-32

如图2-2-33 Kosins博士提供的超声图像显示，在PR术前（图2-2-33a）和术后1周（图2-2-33b）之间，骨-软骨关节显著变平。

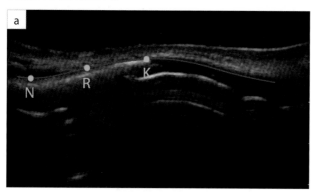 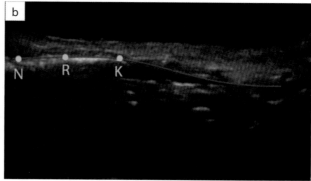

图 2-2-33

保留鼻背的手术步骤

保留鼻背（DP）是通过以下3个步骤完成的：① 切除鼻中隔条带；② 通过截骨术完全松动骨性鼻锥；③ 向下嵌塞骨软骨拱。这几个步骤的顺序取决于整形外科医师的偏好，认识到这一点是非常关键的。此外，整形外科医师也会对于松动的方法［下推技术（PDO）和下放技术（LDO）］有所偏好，这就决定了外侧截骨术的类型。

步骤1 下推技术和下放技术的概念

经典的下推技术（PDO）需要施行低到低的截骨术，随后将完全松动的骨-软骨拱捏紧，并将之向下推向梨状孔。相比之下，下放技术（LDO）包括切除上颌骨额突的一个楔形三角，这样松动的鼻拱就有一定的空间可以下放（图2-2-34）。

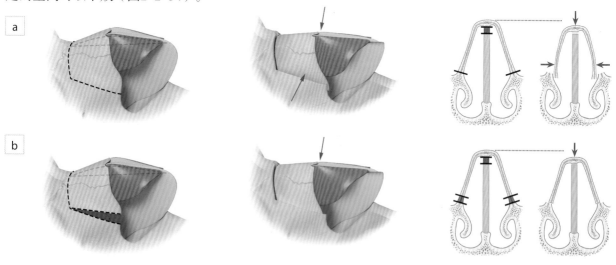

图 2-2-34

大多数经验丰富的整形外科医师都会对某一种技术有明显的偏好（Çakır偏好LDO，Kosins偏好PDO），而其他人也是如此。Saban喜欢将PDO用在鼻背降低小于4mm的手术中，而LDO则用在鼻背降低量在5~18mm范围内的手术中。

步骤 2　鼻中隔条带切除的解剖

从以往的发展来看，鼻中隔条带切除在数量、形状和位置上都有很大的差异（图2-2-35）。目前，大多数整形外科医师倾向于如下操作：①位置（高位：直接在鼻背下）；②形状（锥形）；③量（随所需的鼻背降低量而变化）。

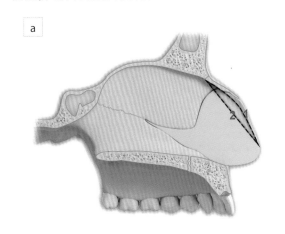

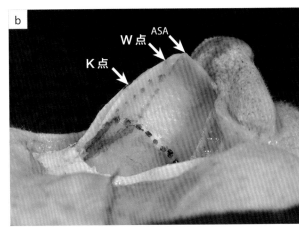

图 2-2-35

一些经验丰富的医师可以直接将期望的鼻背缩减量（例如4mm）与实际的鼻中隔条带切除量对应起来。然而，大多数整形外科医师应该采取逐渐降低的方法来达到预期的降低量。切除本身可分为软骨性切除和骨性切除。

步骤 3　鼻中隔条带切除：软骨性成分的切除

软骨条带切除时，先做一个弧形的鼻背下切口，然后做穿透鼻中隔的直线切口，以去除中间的软骨条带。认识到软骨切除不是从ASA点开始，而是从W点开始，这一点非常重要（图2-2-36）。W点表示上外侧软骨与鼻中隔分开处。从整形外科医师的角度来看，从尾侧到头侧，它很像字母W。在解剖学上，W点距ASA为4.4 mm（范围：1~8mm）。然而，我们在临床上建议直接在W点上做切口，该点应至少位于ASA头侧6~8mm处。

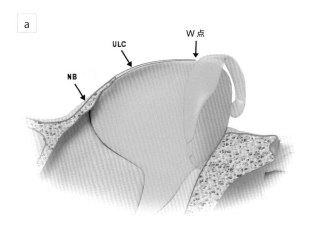

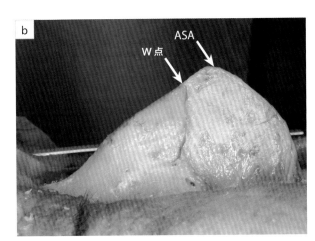

图 2-2-36

继续在鼻背下切开，在此过程中剪刀尖与鼻背下表面始终保持紧密接触。随后继续向头侧切开，一直到软骨鼻中隔和筛骨垂直板（PPE）交界处接触到骨才停止（图2-2-37）。

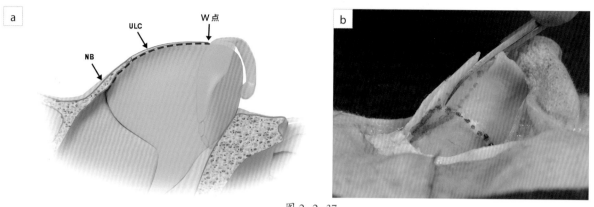

图 2-2-37

从W点以下2~4mm处开始，使用直剪做直形切除切口，并持续前行，一直接触到骨性鼻中隔才停止（图2-2-38）。我们应该把该操作看作是逐渐进行的条带切除术，而不是一步切除就能塑造最终的侧面轮廓。最开始首先切除预计量的一半，然后逐渐增加。

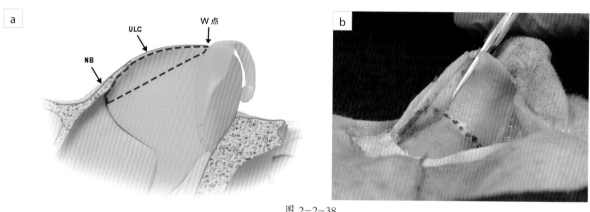

图 2-2-38

步骤4　鼻中隔条带切除术：骨性成分（筛骨垂直板）的切除

将最初的软骨条带切除后，还必须在鼻中隔的骨性成分（筛骨垂直板）处获得活动度并为鼻背下降提供空间（图2-2-39）。如前所述，术前锥形束CT扫描对评估骨切除量和切除方式非常有帮助。

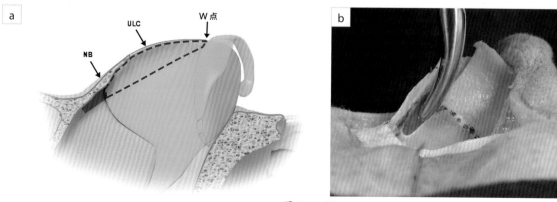

图 2-2-39

根据要切除的骨量，Saban采取渐进的、不同的方法松解骨性鼻中隔：是要造成单纯骨折，还是三角形切除，抑或是四边形切除。Çakır 倾向于使用尖端精细的咬骨钳（麦迪康医疗器械）进行操作。去除骨性筛骨垂直板时注意少量多次、避免扭转，这是非常重要的。然后，我们就可以通过施行截骨术来松动整个骨–软骨拱了。请注意，上述尸体解剖病例只是用作示范。此外，需要再次强调的是，所使用的咬骨钳通常必须是较小的型号。

关于截骨术方法和顺序的讨论

整形外科医师截骨的方法和顺序存在很大差异。他们在暴露范围（有限暴露与完全暴露）、器械类型（骨凿、手锯、压电器械）和顺序上均有所不同。简单地说，没有对错之分，只要按照你最顺手的方法来做即可。请注意Çakır、Saban和Goksel喜欢的截骨顺序及内固定方法的真正差异。

步骤 5 横向截骨术的解剖

根据定义，横向截骨术是从外侧截骨的水平层面延伸至上颌骨额突以及鼻根区的鼻骨处，并止于同侧鼻背美学线的横向截骨操作。这通常是一条直线。它的位置可能因新鼻根点（N）的位置不同而有所差别，而反过来新鼻根点（N）又与截骨的位置是相对应的。横向截骨术和外侧截骨术都会对内眦韧带产生影响。因为内眦韧带（MCL）的分支有3条，此操作影响的只是内眦韧带的前部分支，所以在临床上并不会导致睑板的不稳定。而真正能够影响睑板稳定性的是上部和后部两个分支。前部分支主要起源于眼轮匝肌。当施行完全的骨膜下剥离时，内眦韧带前部分支也会跟着被剥离，截骨术后其会重新附着。此外，此操作过程中出血量极小，因为内眦动脉和内眦静脉是位于内眦韧带浅面的，如图2-2-40所示。

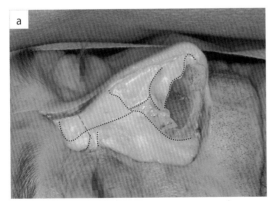
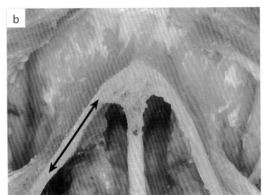
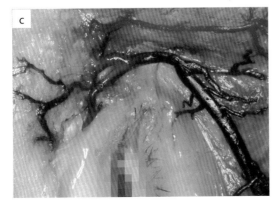

图 2-2-40

骨结构比较稳定时，先进行横向截骨；无论是用手锯或压电刀片，都可以成功制作出一个整齐的切口。此外，也可使用2~3mm的骨凿进行经皮截骨（图2-2-41）。

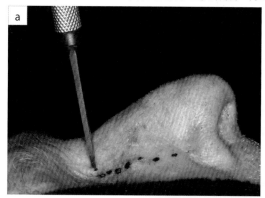
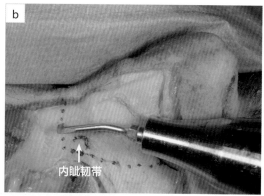

内眦韧带

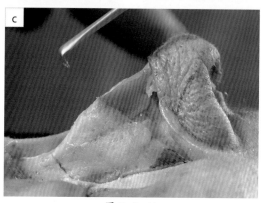

图 2-2-41

步骤6　鼻根截骨术的解剖（图2-2-42）

鼻根截骨术也可以称为鼻额截骨术。其目的非常简单：①将两个横向截骨操作联合起来；②向下劈裂穿过融合的鼻骨，然后再穿过额骨的鼻棘以进入之前切除的骨性鼻中隔区域。该截骨术必须谨慎而稳妥地进行，只有这样才可以切断鼻骨上融合在一起的韧带连接。当使用经皮截骨术时，站在手术台的头侧操作并使骨凿呈45°角向下倾斜，远离筛板，这是非常重要的。

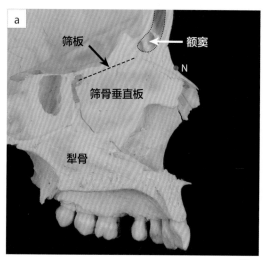
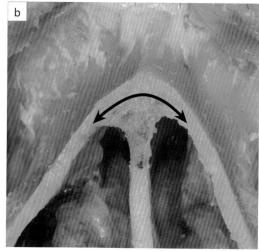

图 2-2-42

截骨的位置至关重要，应该在鼻根区域内的理想鼻根点（N）处。虽然大多数患者不想改变鼻根点N，但最终他们确实会选择该位置。需要注意的是，鼻根或软组织最低点通常位于内眦韧带上方4~5mm。当整形外科医师施行鼻根截骨术时如果向尾侧移动位置，往往会造成鼻根区变深，新鼻根点向尾侧移位，从而导致鼻子形状的幼态化（Kosins）（图2-2-43）。

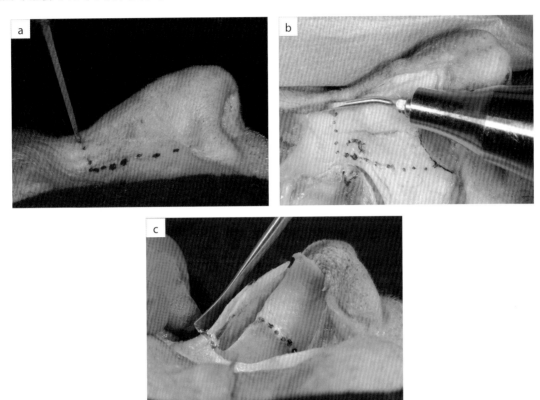

图 2-2-43

步骤 7　外侧截骨术和韦氏（Webster）三角

传统的低到低截骨术是从梨状孔的尾侧边缘开始，随后直接穿过上颌骨的升支，最后于横向截骨水平之前结束。双侧截骨术完成后，整个骨-软骨拱应该能够松动（图2-2-44）。

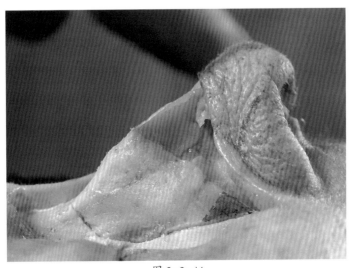

图 2-2-44

大家可以从图2-2-45中看到骨膜上部有静脉，如果医师的操作不是在骨膜下水平进行的，就可能会导致外侧截骨术中出血。这些静脉也通过黏膜腔隙与鼻内血管相交通。当沿着梨状孔切开黏膜分离外侧截骨隧道时，这种血管吻合通常被破坏而导致出血。

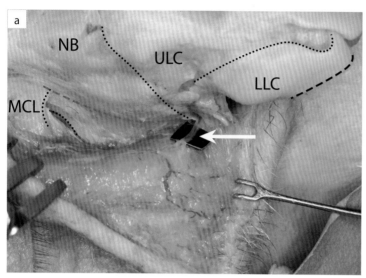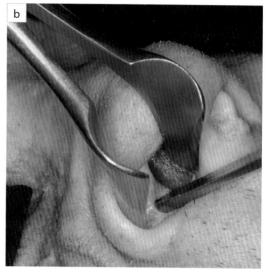

图 2-2-45

现在，许多整形外科医师喜欢用一个小的鼻咬骨钳（用于切除筛骨垂直板的那种鼻钳）切除韦氏三角形。该操作是在外侧截骨之前实施的，在许多方面只是简单地切除了下放技术中的相同区域。此外，它还可以防止潜在的内侧骨块向下鼻甲头部方向的移位。

步骤8　松动和下推

当截骨术完成后，一定要检查是否所有的骨性切口都相互连接并在骨内有足够的深度，只有这样才可以使其有充分的活动度。我们可以用拇指和食指捏住骨拱，从一侧完全移动到另一侧（图2-2-46）。另一种选择是将90°的骨凿置入截骨切口，以确认鼻骨有足够的活动度。在大多数情况下，需要在鼻根切口处（通常有轻微的移动度即可，或用90°骨凿劈裂）和沿着外侧截骨线处获得额外的移动度。后者可通过切除韦氏三角区而基本解决，但可能还需要将该切除操作向头侧延伸。

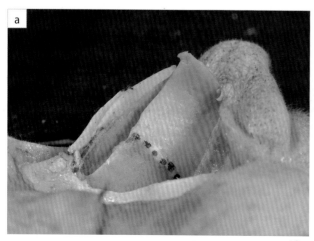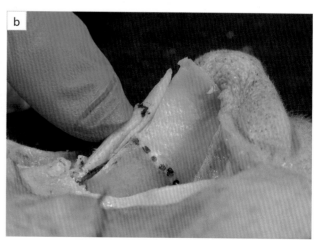

图 2-2-46

步骤 9　调整包括 W-ASA 段在内的部分

当骨-软骨鼻锥被降低到所需位置时，应该对侧面轮廓线的高度和整齐性进行评估。必须检查W-ASA段（W和ASA点之间的区域）（图2-2-47），初期要有意识地保留高度以避免鼻尖上区凹陷的可能。通常，从ASA点到W点制作直线切口就足够了。额外的调整可能包括：①切除小的鼻中隔条带；②通过部分垂直切口释放鼻背的下表面；③左右移动鼻背。

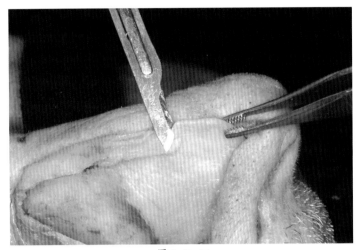

图 2-2-47

步骤 10　三点缝合固定 / 稳定性

当整形外科医师对鼻侧面轮廓比较满意时，他们就会将鼻背固定在下面的结构上。Kosins发明了一种三点缝合固定技术，可以进行微小调整、坚强固定和减少术后并发症（图2-2-48）。

第一个缝合位置是原始的驼峰点K点。在骨两侧钻出穿过骨的小孔（大多数情况下，这些小孔是手术开始时做出的）。将4-0 PDS缝线穿过其中的一个孔，然后穿过鼻中隔，再从对侧的骨孔穿出，最后以环扎的方式扎紧。我们的目的是保持鼻背平坦且靠在鼻中隔上，从而减少驼峰复发的机会。

第二个缝合位置是W点，需要使用5-0 PDS缝线。由于远端软骨拱存在活动度，所以可以对其进行一定的调整。步骤如下：①将软骨拱左右移动，直至理想位置；②用25号针将软骨拱固定于下面的鼻中隔上；③缝合使结构稳定在正确位置。

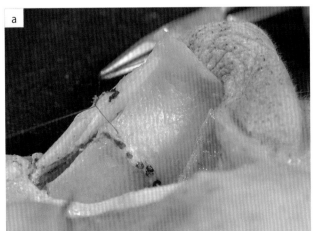
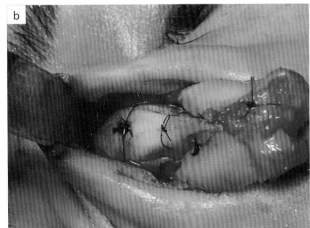

图 2-2-48

第三个缝合位置位于上述两个位置中间，用4-0 PDS缝合线以环扎方式进行。该操作的本质是通过三点固定锁定鼻背位置。

结论

解剖是鼻整形手术美学–解剖学–外科技术三者之间的核心。解剖结构决定了表面美学，我们也是在这些结构上进行操作的。然而，对于想要掌握保留性鼻整形术（PR）的医师来说，学习基于新解剖结构的新技术，以及在大多数临床病例中遇到的有限的术野，是他们将直接面临的问题。因此，整形外科医师必须了解本章已详细阐述的解剖学和相关手术技术。在软骨膜下–骨膜下平面进行完整的软组织罩剥离，将使术后并发症和修复手术的可能性都降到最低。了解键石区的解剖结构，可以在保留自然鼻背的情况下降低鼻背，而不需要进行中鼻拱重建或二次肋软骨移植手术。因此，基于对解剖学知识最新进展的认知，我们可以看到鼻整形手术已经进入一个新的时代。

参考文献

[1]　Çakır B. Aesthetic Septorhinoplasty. Springer, 2016.
[2]　Çakır B, Oreroglu AR, Dogan T, Akan M. A complete subperichondrial dissection technique for rhinoplasty with management of the nasal ligaments. Aesthet Surg J, 2012;32:564-574.
[3]　Daniel RK. The preservation rhinoplasty: A new rhinoplasty revolution. Aesth Surg J 2018;38:228-229.
[4]　Daniel RK, Palhazi P. Rhinoplasty: An anatomical and clinical atlas. Springer, 2018.
[5]　Daniel RK, Palhazi P. The nasal ligaments and tip in rhinoplasty: An anatomical study. Aesth Surg J, 2018;38(4):357-368.
[6]　Gerbault O, Daniel RK, Kosins AM. The role of piezoelectric instrumentation in rhinoplasty surgery. Aesthet Surg J, 2016;36:21-34.

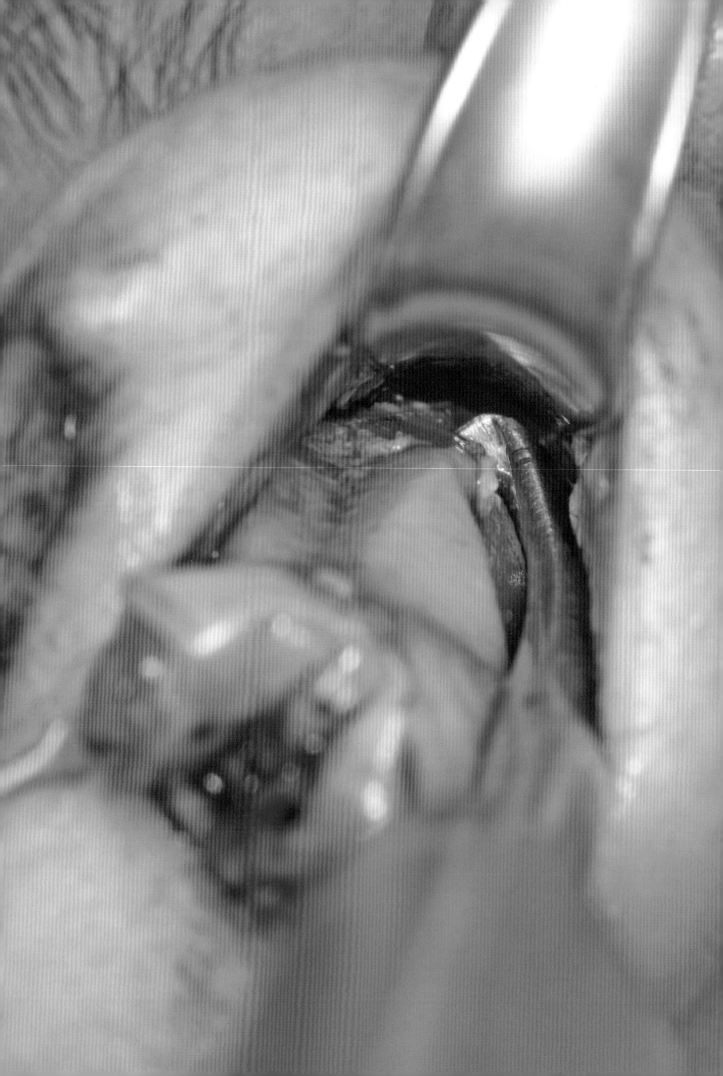

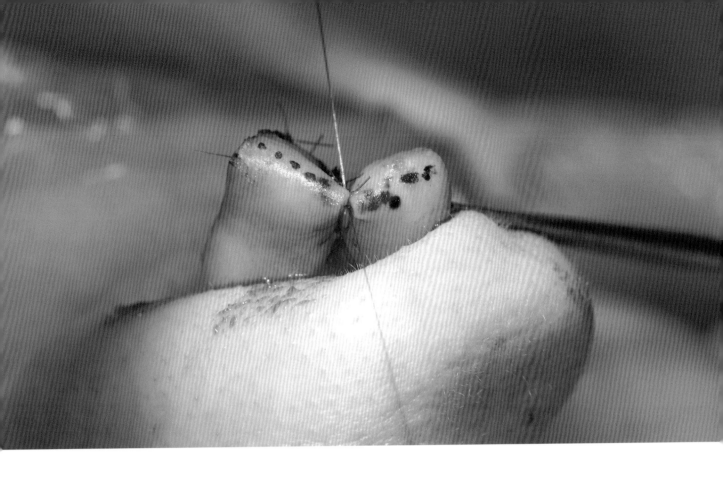

第3节　保留性鼻整形术入门

Barış Çakır, Eren Tastan

　　2016年Versailles会议的最后一个专题讨论的是"鼻整形术的未来会如何？"。Rollin Daniel医师谈到了通过有限切口进行保留鼻背的技术，并提到了我和Yves Saban所做的工作。Daniel于2018年2月在ASJ上就该主题发表了一篇论文，题目是《保留性鼻整形术：一次新的鼻整形术变革》。既往我使用的混合鼻整形术，已不足以用来定义这一技术了。我一读到Danniel博士的论文，就立即给他发了一封电子邮件，请求他允许把我们的鼻整形会议命名为"保留性鼻整形术"。他接受了我的建议，并在10天后让我写一本名为《保留性鼻整形术》的书。Yves Saban医师是教授我"保留鼻背鼻整形术"的老师。我对保留鼻背技术的贡献，是在术中使用手锯。另外值得一提的是，我长期以来一直提倡在软骨膜下–骨膜下平面进行剥离操作，并对鼻翼进行最少量的切除。

　　在前几章中，作者们分别对保留性鼻整形术的各个方面进行了探讨。本章我们将对几位患者从始至终的手术过程进行详细的说明。

原则

尊重组织和解剖是整形外科的主要原则，这推动我们不断改变手术技术。下面，我一一列举了我们新的手术技术：

保护鼻尖和鼻背软骨膜，这样鼻部皮肤就不会有光泽，组织损伤最小，并可避免软组织变薄。

保护鼻部肌肉，因为它们对鼻部功能非常重要。正如Seyhan Cenetoglu博士所说："避免鼻子瘫痪。"

保留维持鼻尖柔软度的Pitanguy韧带。

保留卷轴韧带，因为它将鼻肌连接至内鼻阀，对呼吸和控制皮肤重新贴服非常重要。

保留沿鼻小柱走行的血管和神经，将鼻尖麻木程度降到最低，并避免鼻部感觉冷（在俄罗斯等寒冷的国家，鼻部皮肤薄的患者在接受开放性鼻整形术后，鼻子皮肤可能会变蓝）。

保留鼻背软骨。鼻拱一旦打开，鼻部的自然结构很难复原。

保留鼻中隔软骨。鼻中隔软骨经常被切除并作为移植物使用。在保留性鼻整形术中，很少使用移植物，所以尽量不要去除鼻中隔软骨。鼻中隔软骨仍然保留，以备可能需要的修复手术。如果从鼻中隔上取出过多软骨，患者的鼻子可能在晨起时偏向睡觉侧。

病例1

正位观可见该病例鼻子略向右偏。侧面观可见驼峰明显。鼻子偏长，上唇显得较短。还可以观察到上颌骨鼻棘肥大。鼻尖小叶较短，鼻尖突出度正常，但鼻孔顶点突出度较高。拟将本例患者的鼻孔顶点突出度降低3~4mm，同时将鼻尖小叶延长3~4mm（图2-3-1）。鼻尖过长且旋转不足，所以驼峰看起来比实际要大。由于患者没有严重的驼峰，所以适合施行保留鼻背整形术。鼻尖过度下垂表明降肌处于过度紧张的状态。将鼻尖突出度降低3~4mm会缓解这种紧张状态。在保留性鼻整形术中，很少有必要对降肌进行干预。鼻孔顶点突出度较高的患者通常会有降肌功能过度活跃。降低突出度通常会消除微笑时的问题。

在斜视图中可以对"软三角"多边形和卷轴线做出评估。可以看到卷轴线不是很高，且"软三角"多边形非常小。患者应被评估为外侧脚尾侧发育过度，应采用尾侧端入路进行手术矫正。尾侧端入路的安全途径之一是自体切缘复合瓣技术。本例患者计划行2mm宽的自体切缘复合瓣技术，并额外切除1mm宽的外侧脚尾侧缘。该患者的外侧脚头侧端发育过度程度很小。头侧端切除不应超过2mm。尾侧端过度切除可导致鼻翼缘退缩。

该患者需要大幅缩短鼻长度并上旋鼻尖。而头侧端切除2mm不足以使其上旋。因此，需要施行上外侧软骨尾侧端切除，以缩短外侧软骨长度。

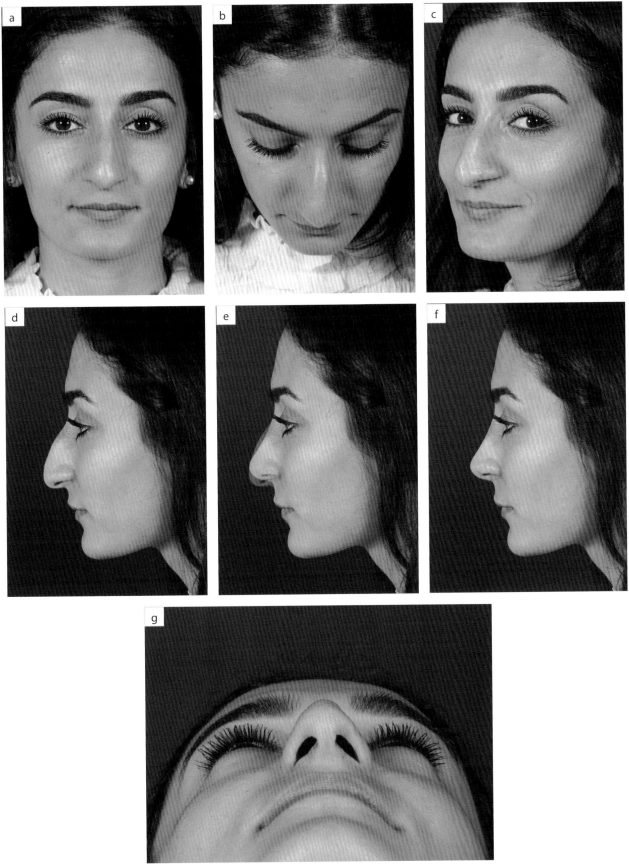

图 2-3-1

术前30min给予鼻喷雾剂Otrivine（图2-3-2）。术前20min进行盐酸右美托咪定静脉滴注。麻醉方式为全身麻醉。将收缩压降至90mmHg，然后局部注射4.5mL麻醉药物，浸润超过10min。

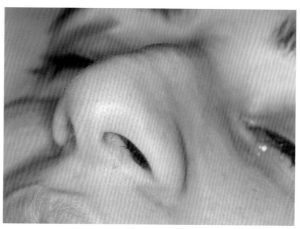

图2-3-2

经低位鼻中隔切口暴露鼻中隔软骨（图2-3-3）。保留1mm宽鼻中隔尾部条带并保持与Pitanguy韧带的连接，剥离鼻中隔。从鼻中隔前角处开始，在软骨膜下平面剥离鼻背软骨和上外侧软骨。

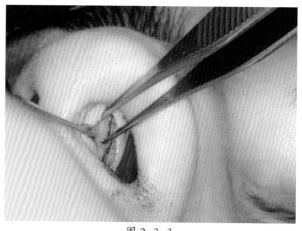

图2-3-3

通过在皮肤上留一个2mm的自体切缘复合瓣暴露外侧脚，并在软骨膜下平面剥离外侧脚（图2-3-4）。

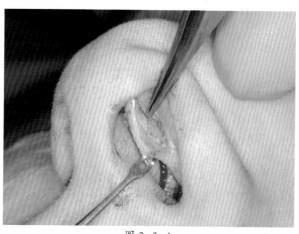

图2-3-4

外侧脚的剥离平面和上外侧软骨的剥离平面是通过钝性剥离连接在一起的。所以，垂直和部分纵向卷轴韧带仍然附着在SMAS上。需要注意覆盖在SMAS上的卷轴籽骨（图2-3-5）。

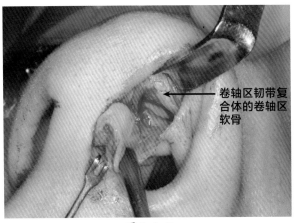

卷轴区韧带复合体的卷轴区软骨

图 2-3-5

继续进行鼻背软骨和上外侧软骨的软骨膜下剥离，直至鼻骨。从外侧开始进行骨拱的骨膜下剥离。

需要注意的是，在K点处鼻中隔上沟填充有软骨膜，会异位至骨冠上方，从而形成一个软组织驼峰。我试着通过在中线处进行有限的SMAS下剥离，让软骨膜附着于软骨上（图2-3-6）。

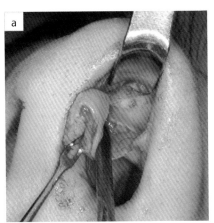
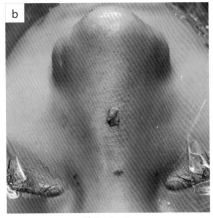
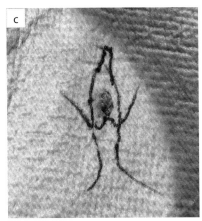

图 2-3-6

使用骨膜剥离子在骨拱尾侧缘划开骨膜（图2-3-7）。

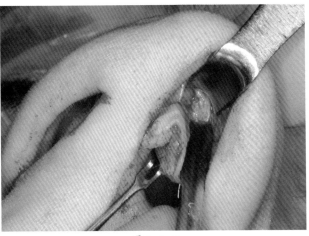

图 2-3-7

外侧剥离完成后,再于中线处进行剥离,从而将整个平面贯通。使用这种技术,较少发生骨膜撕裂。通过软骨膜下分离,组织损伤最轻。剥离整个鼻骨(图2-3-8a),超过截骨线2~3mm。图2-3-8b中可以看到完整的剥离。

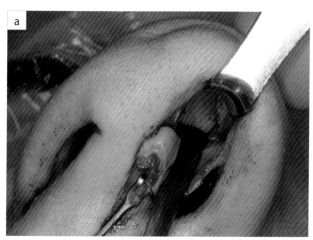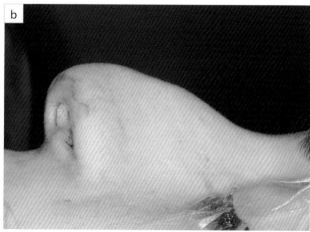

图 2-3-8

鼻背剥离完成后,进行鼻中隔成形术。只需将鼻中隔基底部的偏曲部分切除即可。然后将鼻中隔用5-0 PDS缝线固定在上颌骨鼻棘上,并放置鼻孔内Doyle夹板。需要强调的是:在保留L形支撑的鼻中隔成形术中,下放技术(LDO)可能非常危险!

首先,将软骨条带去除以施行下放技术操作。在双侧对鼻中隔进行剥离,以实现从鼻背下去除骨和软骨的目的。软骨条带应从鼻背正下方取出。Yves Saban的这一改进增加了下放技术的适应证。驼峰被矫直降低。

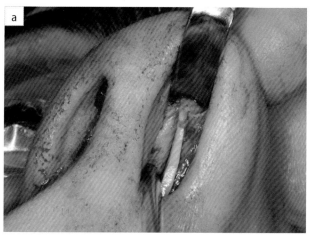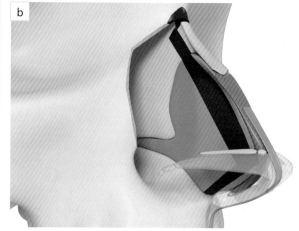

图 2-3-9

我使用尖头的弯剪去除紧挨着鼻背软骨的一个条带。切除软骨条带的第一个切口是顺着鼻背弧度的——如图2-3-9所示,它起始处是W点。第二切口在第一切口下方2~3mm处,是用鼻中隔剪做的直线切口。如果不需要做鼻中隔成形术,那么这些软骨条可以用作鼻小柱支撑移植物(图2-3-10)。

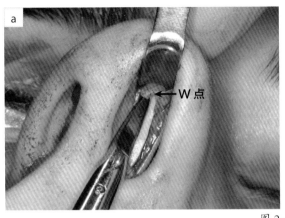
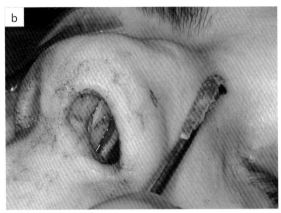

图 2-3-10

去除软骨条带后，紧接着进行鼻尖成形。首先，在浅层SMASs和深层SMASs之间开窗（图2-3-11）。这样，Pitanguy韧带，即连接内侧脚和鼻尖上SMAS的韧带，就会被保留下来。该技术在解剖一章中有详细的阐述。

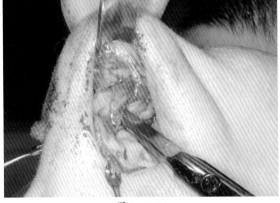

图 2-3-11

标记当前显露的穹隆，然后决定外侧脚的窃取量（图2-3-12）。决定鼻尖旋转度最重要的因素是外侧脚的长度。在保留性鼻整形术的概念中，并不使用一些侵入性的技术包括将鼻尖软骨与鼻中隔之间永久缝合、使用鼻中隔延伸移植物或榫槽技术等。因此，有必要正确调整各软骨的长度和宽度。外侧脚窃取技术也可用于延长较短的鼻尖下小叶。由于Pitanguy韧带保留完好，所以基本不需要使用鼻尖移植物。

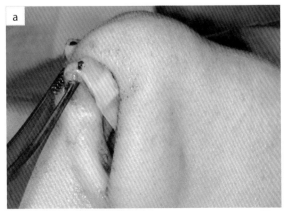
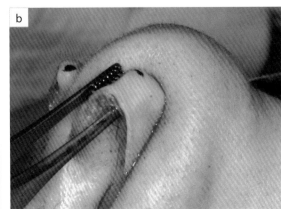

图 2-3-12

　　计划将外侧脚窃取6mm。6mm的窃取量将会使鼻尖下小叶的长度增加6mm。相应的，将鼻尖下小叶延长6mm会使小叶突出度增加4~5mm。新的鼻穹隆是由外侧脚上标记的点所在位置进行头侧穹隆间缝合形成的。图2-3-13可见左侧穹隆已成形。

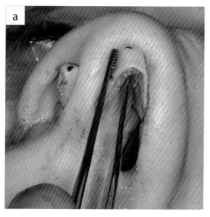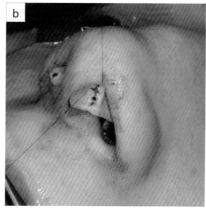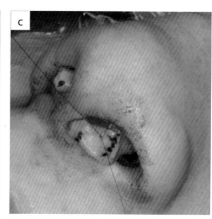

图 2-3-13

　　右侧穹隆已成形（图2-3-14）。

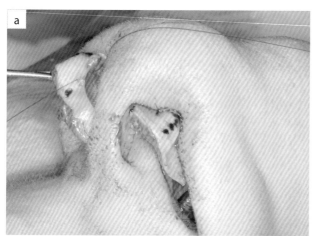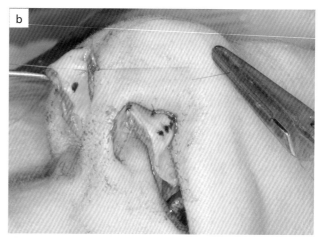

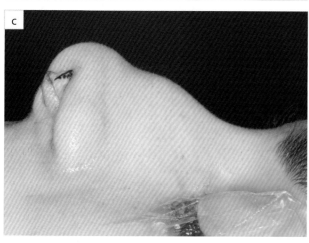

图 2-3-14

　　通过施行跨穹隆间软组织的缝合操作，可以平衡双侧穹隆。该缝合可以防止鼻穹隆超过正常界限，并起到相当于穹隆间韧带的作用。两侧穹隆头侧缘通过"8"字缝合缝在一起（图2-3-15）。该缝合类似于第二次头侧穹隆缝合。

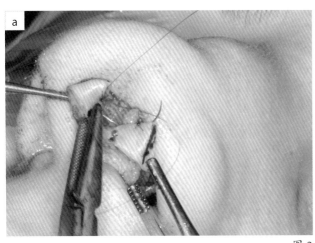
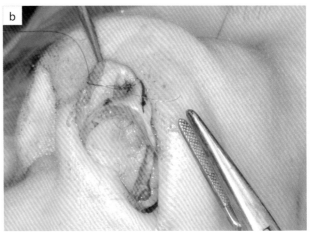

图 2-3-15

植入鼻小柱支撑移植物。通过环形缝合方法将其埋于穹隆间隙（图2-3-16），我将其称为"领结"缝合。该缝合方法不穿过支撑移植物颈部而只是将其勒紧。通过这种方法，可以将支撑移植物固定于穹隆间多边形的最深处。

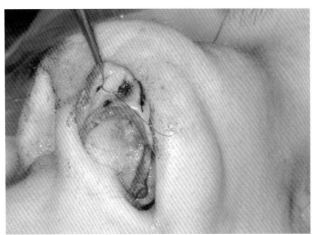

图 2-3-16

C形缝合决定了鼻小柱多边形和小叶多边形的过渡。该缝合形成了鼻小柱转折点（图2-3-17）。

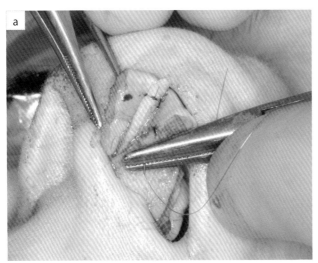
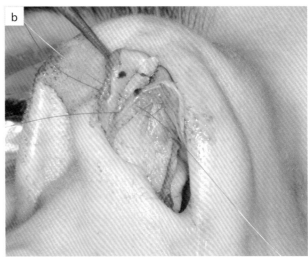

图 2-3-17

稳定鼻小柱多边形，获得预期的鼻尖形态（图2-3-18）。避免鼻尖过于尖锐的最简单方法，是避免在缝合时将穹隆间隙（穹隆间多边形）完全闭合。

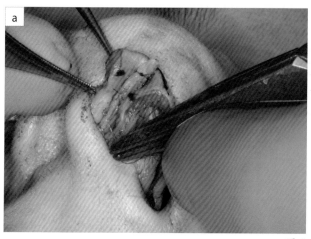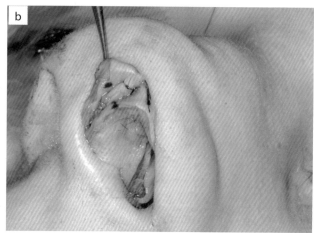

图 2-3-18

将鼻尖软骨放置回原来的位置，仍可注意到鼻子偏长。通过低位鼻中隔切口暴露鼻中隔软骨，确定尾端多余部分（图2-3-19）。这是我喜欢闭合式入路最重要的原因。我们可直接观察鼻部形态，不足之处可进行相应调整。手术过程中更容易确定切除量。本例患者去除了10mm宽的鼻中隔软骨。

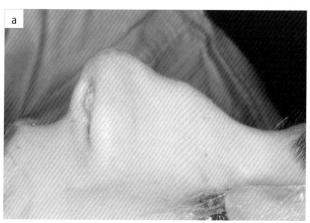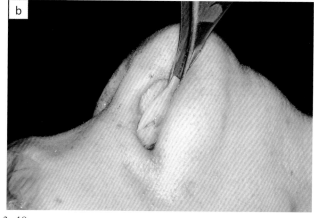

图 2-3-19

成比例抬升鼻翼与鼻小柱。通过两种方法可以做到这一点：①切除外侧脚头侧；②切除上外侧软骨尾侧。在本病例中，对外侧脚头端进行了2~3mm的切除，并从黏膜开始对上外侧软骨施行软骨膜下剥离。将鼻子推到理想位置时，上外侧软骨尾端的多余部分就会显露出来（图2-3-20）。

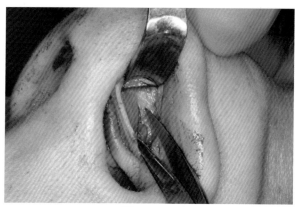

图 2-3-20

用剪刀去除与外侧脚重叠的上外侧软骨（图2-3-21）。

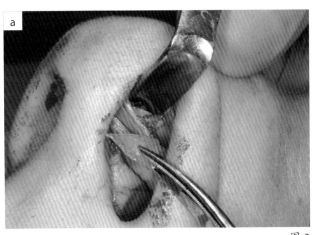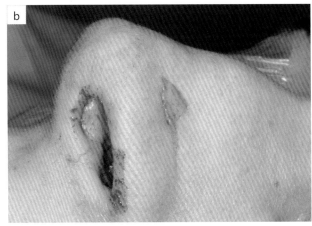

图 2-3-21

在下放技术的操作中，有时上外侧软骨的外侧会出现隆起。将上外侧软骨的侧面剥离后，软骨隆起就会消失。如果剥离不充分，则需要从外侧切除一部分。

在降低驼峰之前，骨拱外观如图2-3-22所示。这无须担忧。

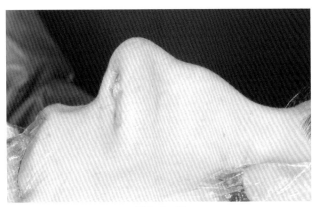

图 2-3-22

需要这样较大程度缩短鼻背的患者，黏膜切除可能是必需的。我认为黏膜是会收缩的（图2-3-23），且通过逐渐增厚而收缩，所以有一段时间我减少了黏膜的切除量。因此，现在我更倾向于去除较为明显的多余黏膜。多余的黏膜是可以观察到的（图2-3-24）。

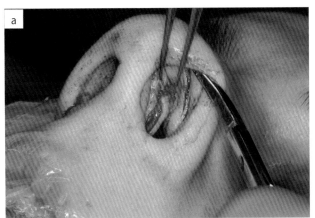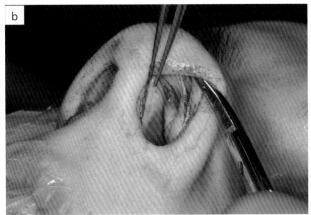

图 2-3-23

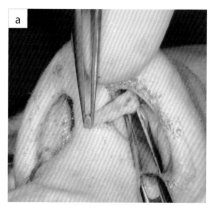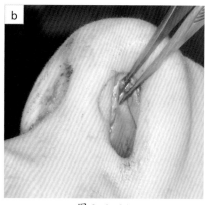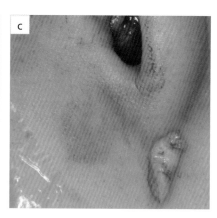

图 2-3-24

从鼻根区下方的筛板上切除骨性条带。最方便的器械可能是精细的咬骨钳。咬除1~2mm骨质更为合适，与剪指甲的工作方式相似（图2-3-25）。试图去除一较大块骨需要很大的力量。咬除骨质时千万不要旋转。我对一个患者进行手术时，过多移动了筛骨；虽然没有发生脑脊液漏，但我还是终止了手术。这件事我永远铭记于心。

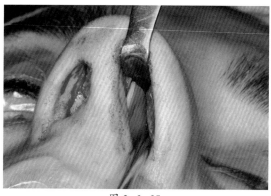

图 2-3-25

现在从梨状孔进行骨的切除。切除为Webster三角区域。去除（5~8）mm×4mm的骨块就已足够（图2-3-26）。下鼻甲的头部可能因为骨拱下降后骨的重叠而变得偏向中线。因为不希望该区域的骨发生重叠，所以我主张将部分骨（不是一直到内眦的整个骨）去除。截骨后将骨的其余部分下推，此过程中骨拱下降进入鼻腔，就像一块冰山断裂而下沉一样。

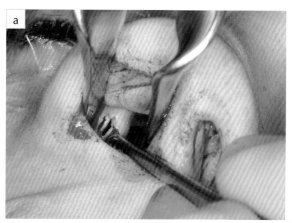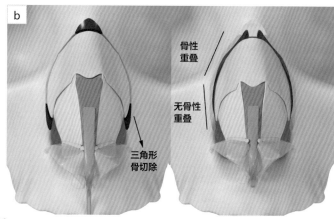

图 2-3-26

从梨状孔对骨进行切除（图2-3-27）。

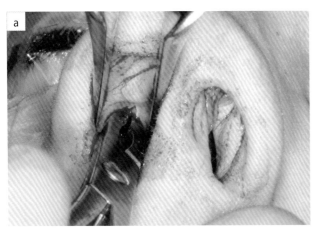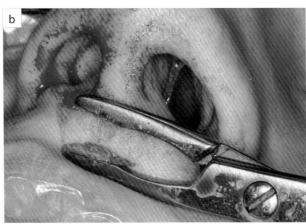

图 2-3-27

用Tastan-Çakır手锯进行横向截骨术（图2-3-28）。

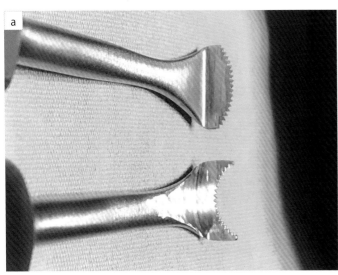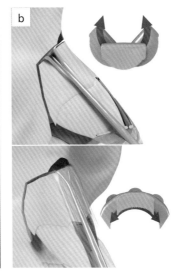

图 2-3-28

使用这把锯子切割的切口，就像使用超声骨刀或微动力器械切割的切口一样干净。我使用这两种工具都有一定困难，因此更喜欢使用手锯。骨松动后可看到截骨线（图2-3-29）。

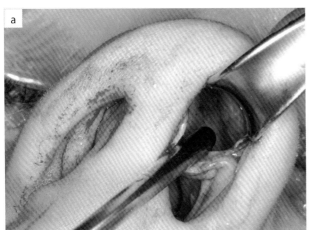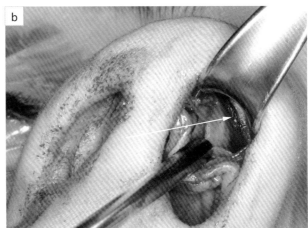

图 2-3-29

施行下放技术后，在鼻根处可能会形成一个台阶。这很常见，用5mm的骨凿可以将其凿除（图2-3-30）。

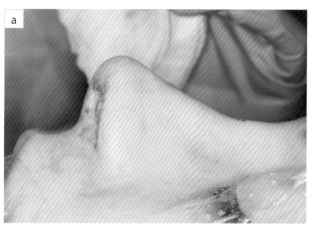
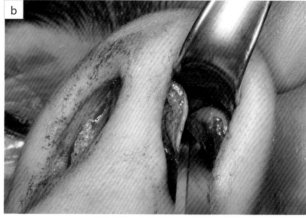

图 2-3-30

由于上外侧软骨尾侧切除不充分，所以进行了额外的切除（图2-3-31），最终上外侧软骨共缩短了8mm。

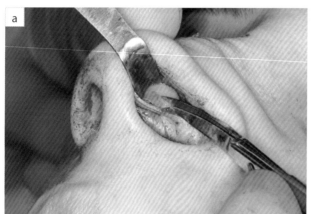
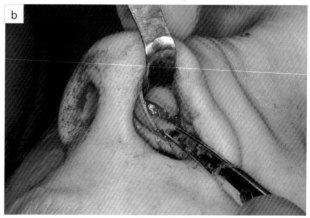

图 2-3-31

因为当骨处于稳定状态时，用手锯切割效果会更好，所以我将横向截骨操作留到最后施行。这时，可以看到骨拱如何在外侧截骨线处下降（图2-3-32）。该手术操作后骨仍然保持连接的状态。为了防止驼峰复发，在大的鼻背缩减操作后，我和Saban医师一样用4-0 PDS缝线进行固定。我先将缝针穿过键石区下的鼻中隔，然后通过旁正中沟到达鼻背剥离处，再通过另一侧的旁正中沟回到鼻中隔。此外，这种缝合可以"抓住"骨冠，为鼻背提供了良好的稳定性。

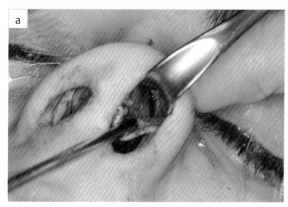
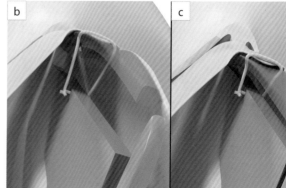

图 2-3-32

　　耗费2h的手术结果如图2-3-33所示。由于剥离的范围较大，所以很少有瘀斑产生。虽然骨拱已被广泛剥离甚至已超过截骨线，但是由于剥离平面的原因，肿胀还是比较轻的。

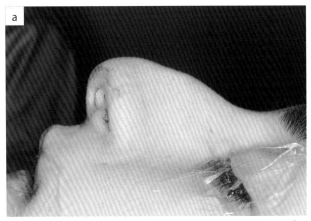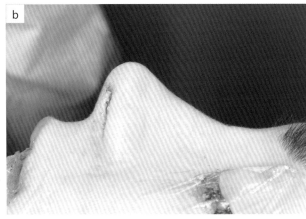

图 2-3-33

　　使用胶带和热塑板进行固定（图2-3-34）。

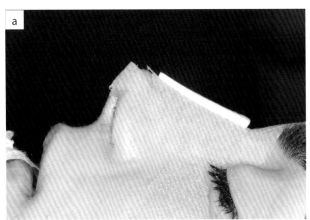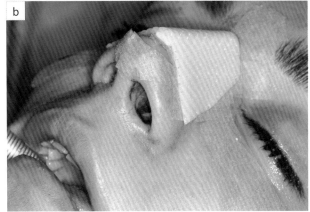

图 2-3-34

　　我对截骨切口进行缝合，并通过软骨间区置入灰色的静脉输液导管（图2-3-35）。我还从截骨切口置入引流管。然而，这样做我还是遇到过2例出血。因此，我现在从软骨间置入引流管。另一种选择是只用单针缝合来闭合截骨切口，并在缝线上方放置引流管。

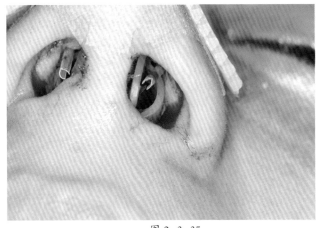

图 2-3-35

患者术前和术后对比照片如图2-3-36所示。

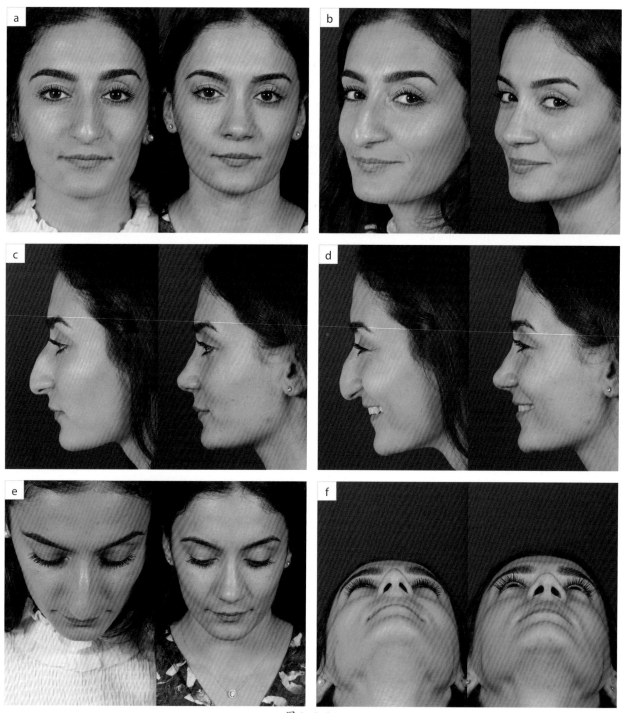

图 2-3-36

病例 2（图 2-3-37）

　　该患者的皮肤厚度中等，软骨发育良好，鼻尖呈球形，穹隆间距较宽，鼻背形态良好，所以比较适合进行下放手术。鼻小叶突出度也较为充分。因此，有必要施行内侧脚重叠操作，重叠量至少与外侧脚窃取量相同。基底位观，患者的大鼻孔非常引人注目。该患者同时存在鼻翼肥大和鼻孔较大，所以需要进行鼻翼的椭圆形切除并施行鼻槛皮瓣操作。右内侧脚似乎较长一些。鼻长度较长且存在上颌骨鼻棘肥大。外侧脚的尾侧发育过度非常明显。计划施行一个2mm宽的自体切缘复合瓣和尾侧端切除。左侧鼻孔顶点突出度较高。左内侧脚重叠可能多1~2mm。患者的鼻尖突出度偏高2~3mm。鼻孔顶点突出度应降低5~6mm。患者微笑时鼻尖会下垂。要解决这个问题，需要降低鼻尖的突出度。

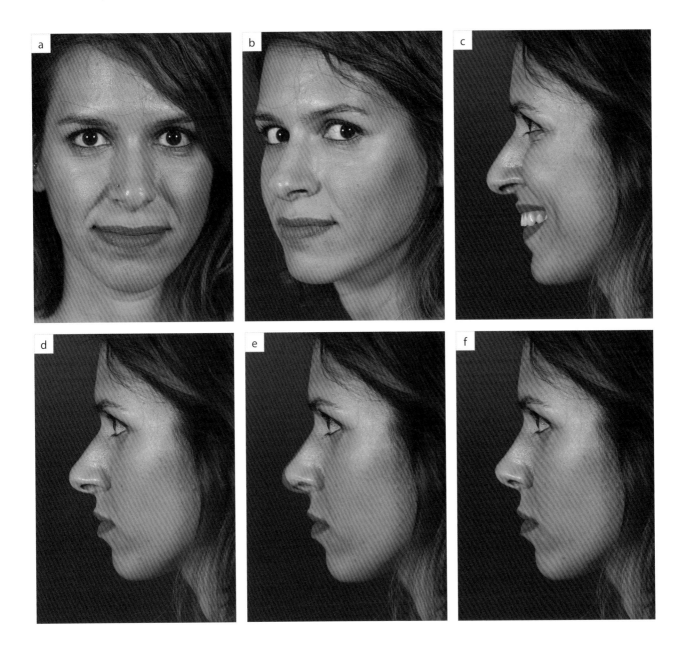

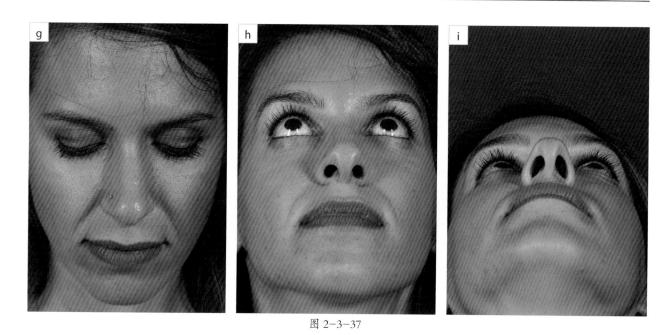

图 2-3-37

通过左侧低位鼻中隔切口暴露鼻中隔。保留附着于Pitanguy韧带的尾侧1mm鼻中隔。鼻中隔双侧都进行了剥离（图2-3-38）。

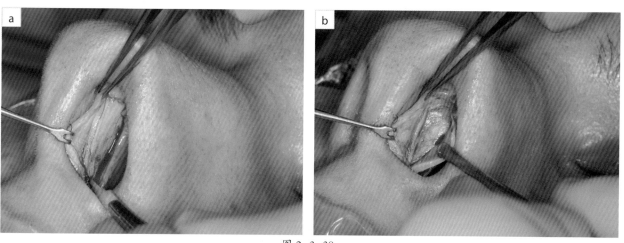

图 2-3-38

经鼻中隔前角进入软骨膜。通过剥离子的左右推挤完成上外侧软骨的剥离（图2-3-39）。

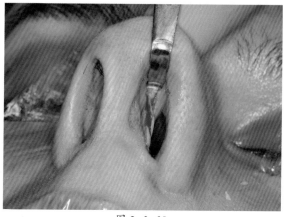

图 2-3-39

对自体切缘复合瓣进行标记。每次做切口之前都要先做标记（图2-3-40a）。切口必须是对称的。切缘复合瓣的起止点更应该严格对称。可以通过向上挤压鼻尖检查其对称性（图2-3-40b）。

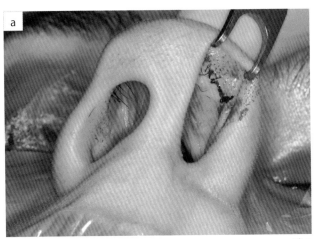
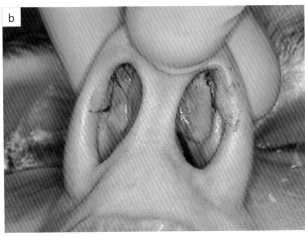

图 2-3-40

通过反向推刮手术刀以到达软骨膜平面（图2-3-41）。

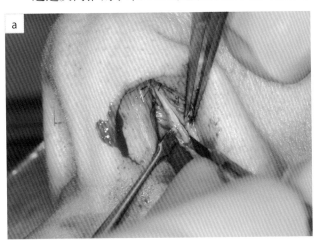
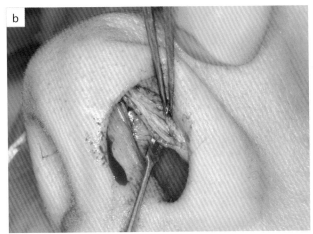

图 2-3-41

到达相应的平面后，在20~30s时间内就可以完成对外侧脚的剥离（图2-3-42a）。使用Medicon软骨膜剥离子会使剥离变得更加容易（图2-3-42b）。剥离从外侧脚开始，直至穹隆部。然后，应该用拉钩将穹隆向上拉起（图2-3-42c）。

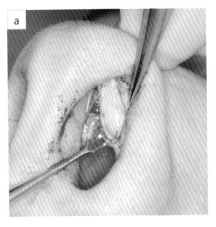
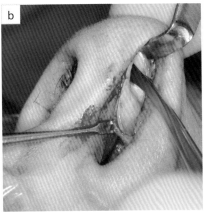
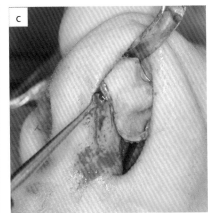

图 2-3-42

剪断穹隆尾侧软骨膜，暴露中间脚（图2-3-43）。

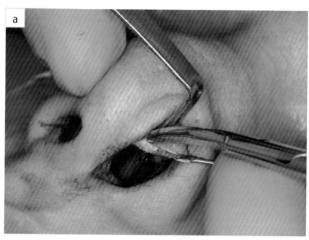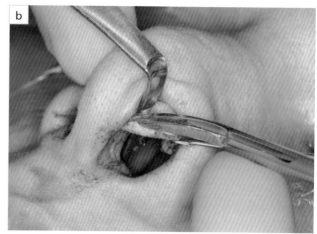

图 2-3-43

从这里开始，换用一把精细的软骨膜剥离子进行剥离。将拉钩向下牵拉，通过钝性剥离直达上外侧平面（图2-3-44）。

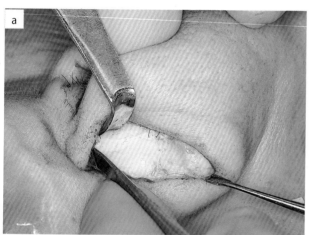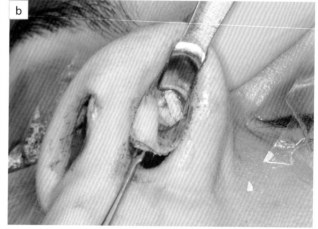

图 2-3-44

暴露骨拱并对其进行剥离（图2-3-45）。

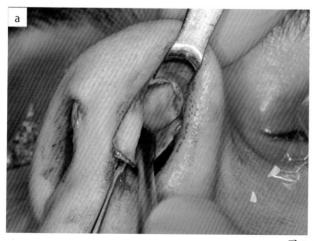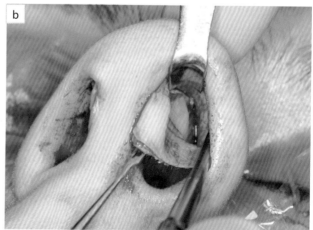

图 2-3-45

完成对侧的剥离（图2-3-46）。

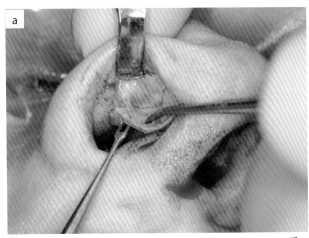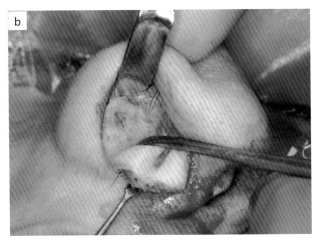

图 2-3-46

完成鼻部剥离后施行鼻中隔成形术。通常，将鼻中隔基底的过度发育部分切除就已足够。该手术中唯一需要的移植物是一个薄的鼻小柱支撑移植物（图2-3-47）。

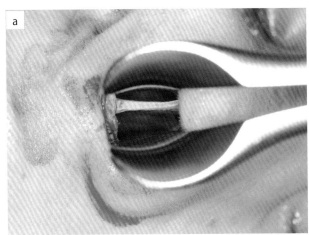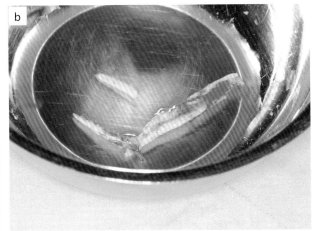

图 2-3-47

可以观察到鼻中隔尾端发育过度。对其进行了3mm的切除（图2-3-48）。

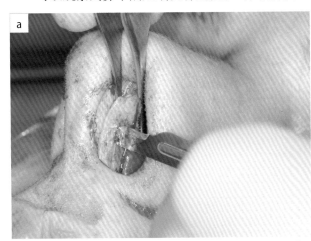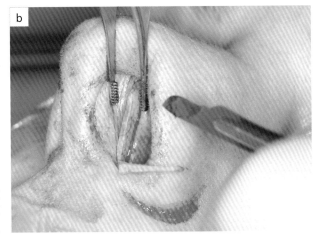

图 2-3-48

上颌骨鼻棘剥离后，鼻孔顶点的突出度会降低。切除软骨条带，以便于施行下放手术（图2-3-49）。

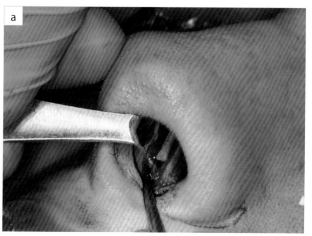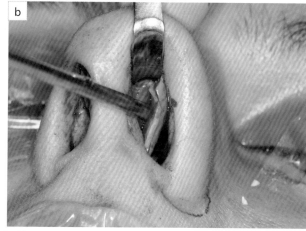

图 2-3-49

从上外侧软骨开始进行切除，切除过程中应尽可能靠近鼻背。这样，鼻背就可以得到矫直。软骨条带去除后会形成这种不规则的状态，不用担心这个问题。鼻尖突出度仍然很高（图2-3-50）。

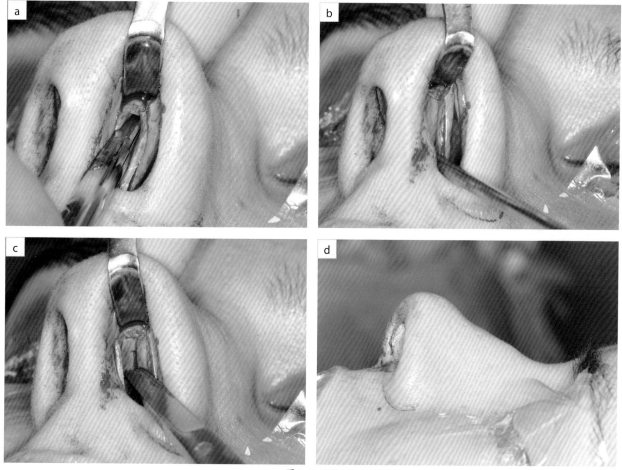

图 2-3-50

这时，开始施行鼻尖手术。在深层SMAS和浅层SMAS之间开窗（图2-3-51）。

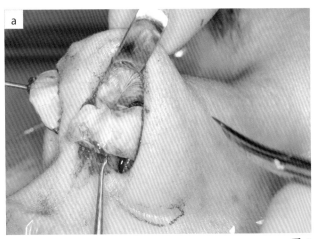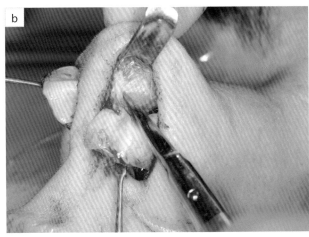

图 2-3-51

软骨并没有通过剥离操作向下释放出来，是皮肤罩被向上拉起了。鼻尖手术是从标记对称的点开始的。用镊子将软骨双侧穹隆拉紧，在其中间插入一支记号笔做标记（图2-3-52）。

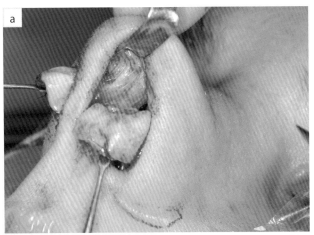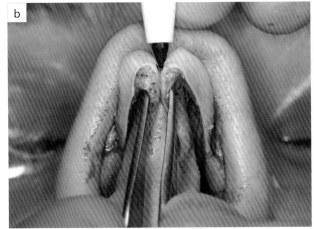

图 2-3-52

施行尾侧切除（图2-3-53）。

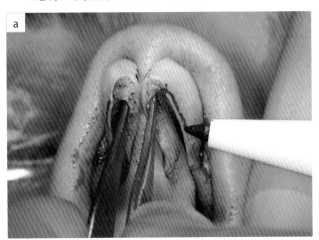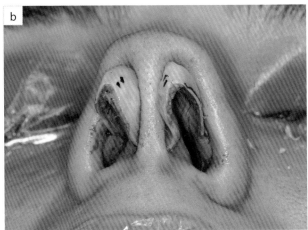

图 2-3-53

　　新的鼻穹隆点大致标记完成后，进行下外侧软骨的头侧切除。然后尝试用镊子矫正外侧脚静息角。手术刀去除影响矫正3mm的外侧脚头侧端条带。我以前是用剪刀剪除的，但现在我尝试换用手术刀将软组织加以保留（图2-3-54）。

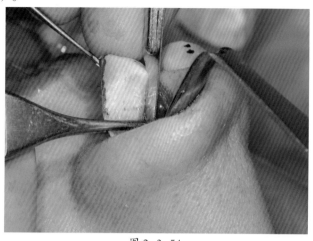

图 2-3-54

　　手术刀切开软骨然后在其深面剥离，尝试只对软骨进行切除（图2-3-55）。

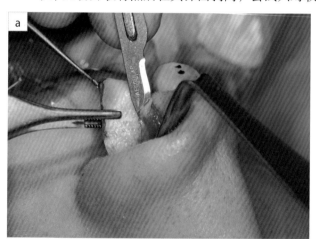
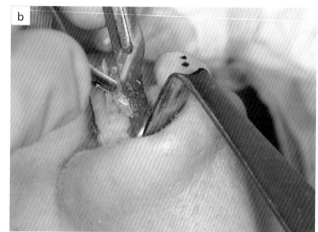

图 2-3-55

　　穹隆间距较大，所以施行了穹隆和中间脚的头侧切除（图2-3-56）。

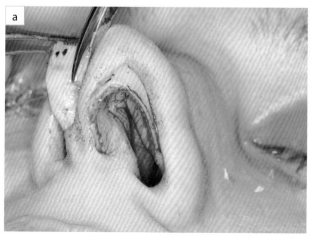
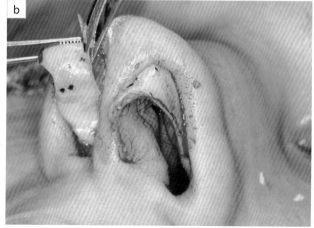

图 2-3-56

用镊子牵拉软骨检查鼻尖对称性（图2-3-57）。

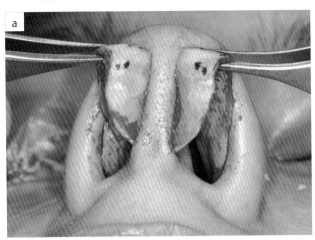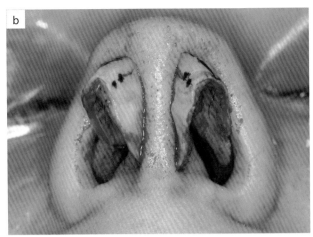

图 2-3-57

外侧脚窃取5mm。头侧穹隆缝合，形成新的穹隆（图2-3-58）。

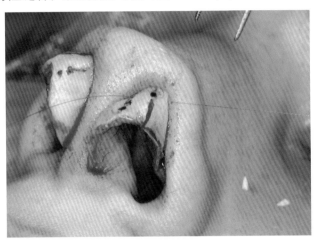

图 2-3-58

在我看来，这是最简单、有效的穹隆缝合方法（图2-3-59）。

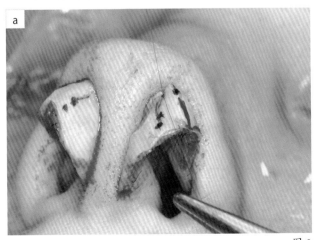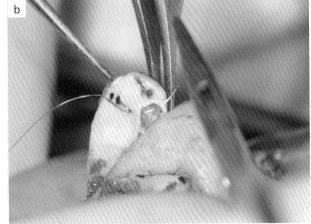

图 2-3-59

检查穹隆的对称性（图2-3-60）。

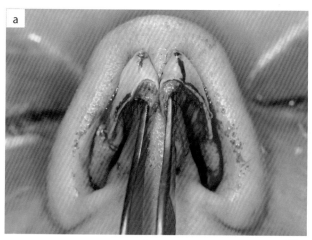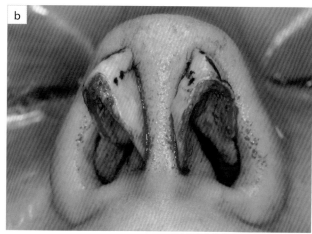

图 2-3-60

计划进行内侧脚重叠操作。最终施行的是斜向内侧脚重叠（图2-3-61）。

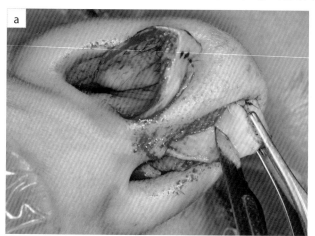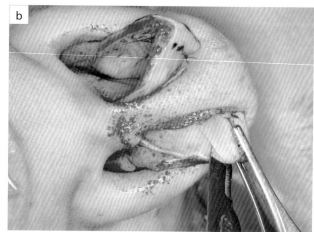

图 2-3-61

在切口两侧进行黏膜剥离以避免黏膜折叠（图2-3-62）。

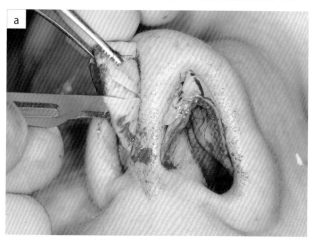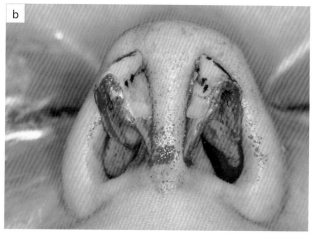

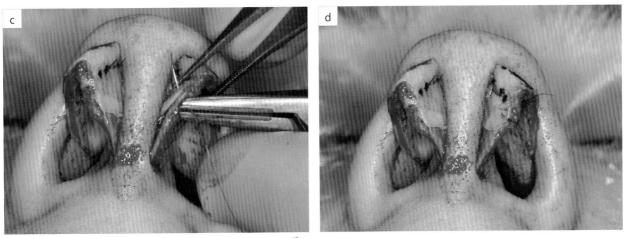

图 2-3-62

通过术者一侧的鼻孔释放穹隆。为了能够达到较好的对称性，标记不可或缺。进行穹隆间缝合（图 2-3-63）。

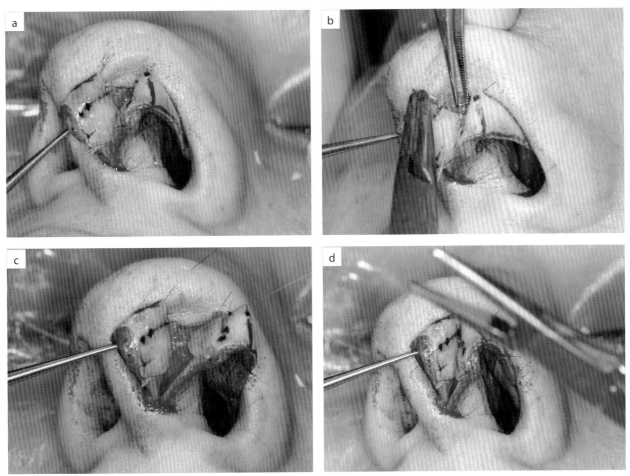

图 2-3-63

进行 "8" 字穹隆缝合。很长一段时间以来，我一直在离穹隆 3~4mm 远的位置缝合 1 针。在距穹隆 2mm 处进行 "8" 字缝合，相当于进行了二次穹隆缝合（图 2-3-64）。

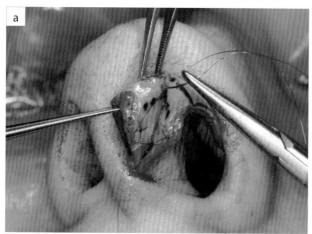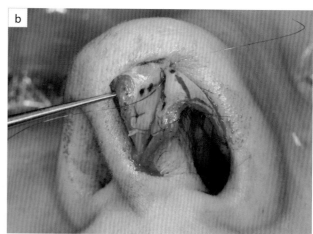

图 2-3-64

　　将从鼻中隔基底部获取的软骨移植物修薄，可作为鼻小柱支撑移植物（图2-3-65a）。背侧鼻中隔软骨条带也可用作支撑移植物（图2-3-65b）。而保留Pitanguy韧带的保留性鼻整形术，不需要使用强有力的鼻小柱支撑移植物。

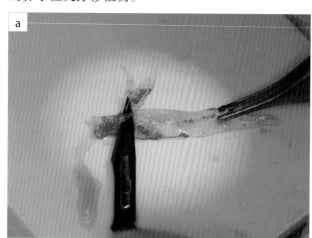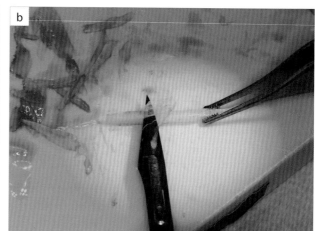

图 2-3-65

　　"领结"缝合，缝线并不穿过支撑移植物。软骨被埋入穹隆间多边形的顶点处（图2-3-66）。

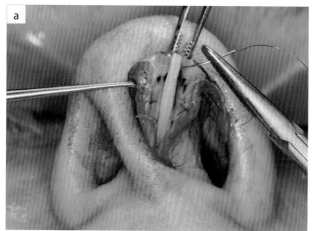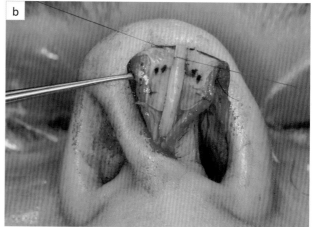

图 2-3-66

"C"形缝合（图2-3-67）。

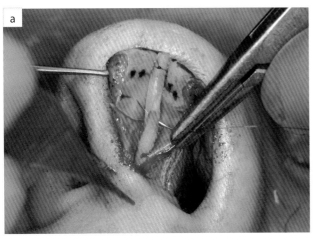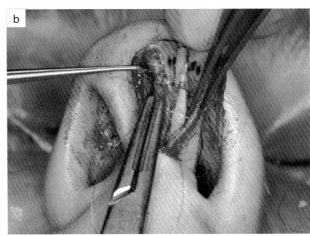

图 2-3-67

鼻小柱稳定缝合（图2-3-68）。

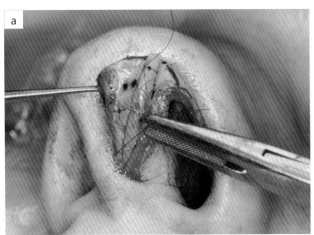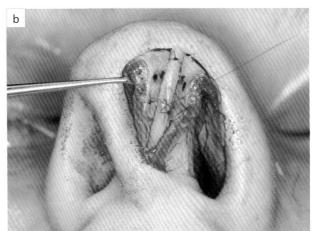

图 2-3-68

施行水平"8"字缝合以稳定鼻小叶并掩盖小柱支撑移植物（图2-3-69）。

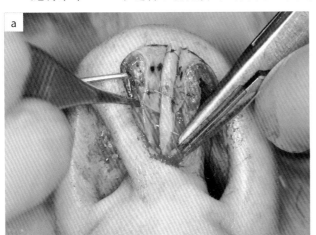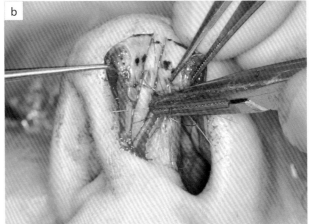

图 2-3-69

切除部分鼻棘以降低鼻孔顶点突出度（图2-3-70a）。再次取坐位，在侧面确定并切除尾侧多余的中隔（图2-3-70b）。

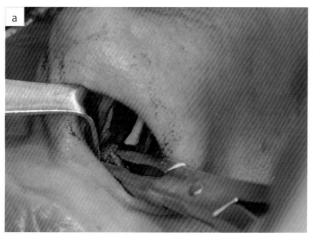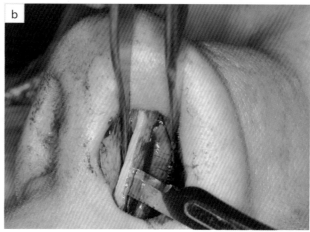

图 2-3-70

鼻背软骨瓣在鼻中隔两侧容易下垂。为了防止发生这种情况，我们将软骨膜相互缝合，以关闭软骨瓣可能掉入的空间。这种缝合方法非常有用。而且，它只是将软骨微微抬起而已。有时在线结下可能需要施行更多的切除（图2-3-71）。

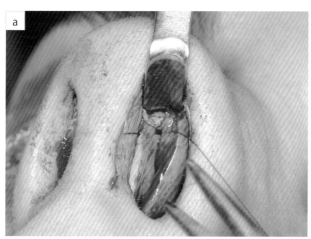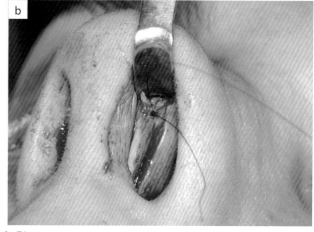

图 2-3-71

鼻尖已经处于正确的位置，但鼻尖下小叶还是过长。我不希望制作出的重叠部分超过3mm。如果超过的话，患者会感觉到此区域的隆起。因此，我将通过软骨切除来降低鼻小叶的突出度（图2-3-72）。

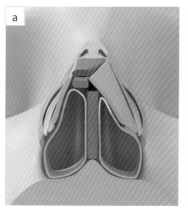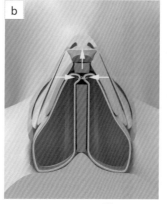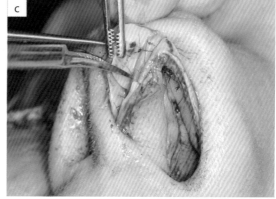

图 2-3-72

当鼻尖突出度仍然很高，鼻尖上转折点也比较明显时，我决定将Pitanguy韧带切断（图2-3-73）。也就是说，我可能会造成医源性鼻尖上区畸形和突出度降低。

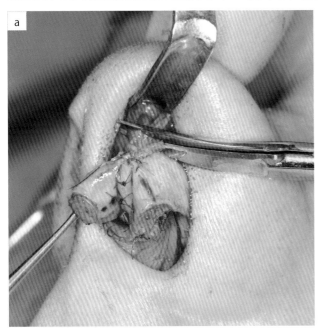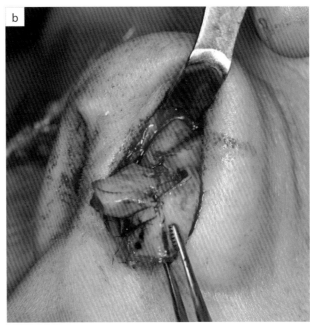

图 2-3-73

鼻尖突出度明显下降（图2-3-74）。10%的患者需要切断Pitanguy韧带。

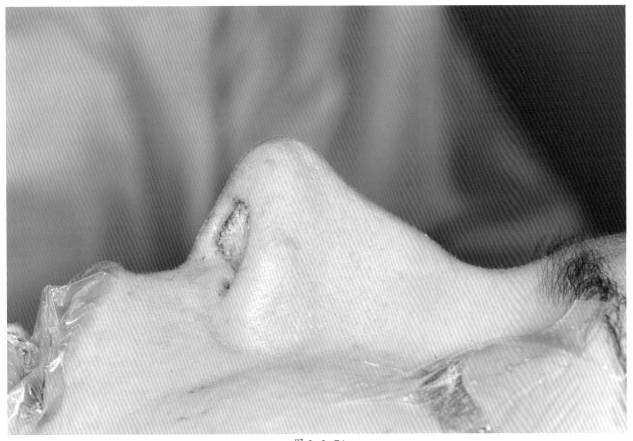

图 2-3-74

横向截骨术

我不太习惯用骨凿，一般用手锯施行横向截骨术。手锯可能是我唯一添加到Yves Saban技术中的器械。我会将想要降低的鼻背部位标记出来。第一个点是鼻根截骨点（图2-3-75a）。其他的点是我想要施行外侧和横向截骨术连接的部位。这把锯子能在30~40s内将骨头锯断。应以中等力度下推手锯（图2-3-75b），同时在手腕处旋前旋后。需要40~50次旋转才可以完成切断。与电锯相比，手锯操作的速度并不慢。

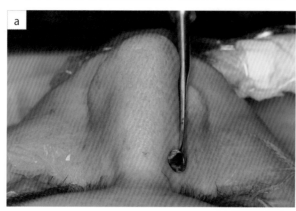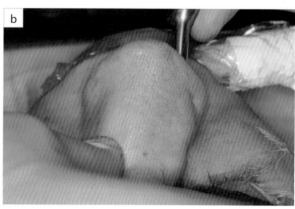

图 2-3-75

Konstantin医师送给我一个环形闪光灯作为礼物，来匹配我的100mm相机镜头。此处展示的照片就是他所拍摄的。横向截骨术见图2-3-76a。图中可以看到窄而清晰的切口。双侧已完成横向截骨术（2-3-76b）。用凹面手锯切割鼻根，并将切口连接起来。

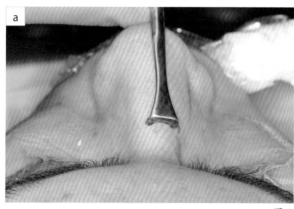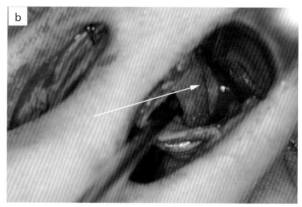

图 2-3-76

图2-3-77展示的是鼻根截骨。

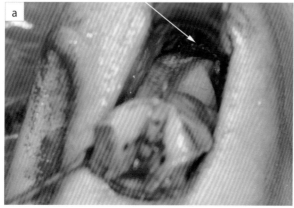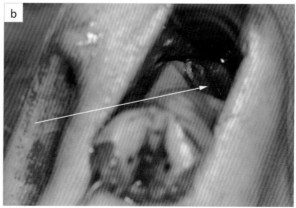

图 2-3-77

外侧截骨术

　　因为使用手锯在稳定的骨上能更好地进行截骨，所以我最后施行外侧截骨术。我把截骨术和骨切除术结合起来。骨切除向上达到横向截骨处时，会过度降低其稳定性。上面的骨已经变得很薄，它的下降不会对气道造成损害。因为骨面接触良好，所以它将在10天内愈合。

　　外侧截骨术施行的位置可以在高位也可以在低位，与面部的关系可以是平行的也可以是倾斜的。如果希望骨性鼻基底变窄，则应平行于面部施行截骨术（图2-3-78）。因此，内骨折和滑动都是在骨性鼻基底底部发生的。如果不希望骨性鼻基底变窄，则施行斜向的外侧截骨术。如果骨性鼻基底已经较窄，则施行高位斜向截骨术。对于鼻轴向偏斜的患者，需要从偏曲对侧去除更多的骨质。至此外侧截骨术完成。

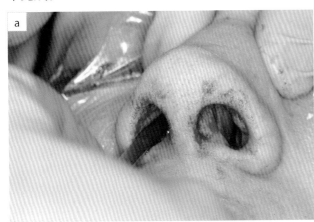
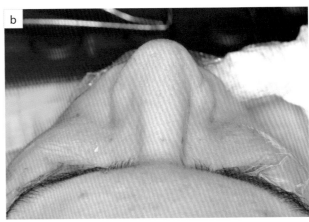

图 2-3-78

　　骨性鼻锥仍然不能活动。因为如果早期发生了骨折，鼻骨可能会与上颌骨分离。这就是我在截骨切口内置入Carkir 90骨凿的原因，通过旋转活动骨性鼻锥（图2-3-79）。

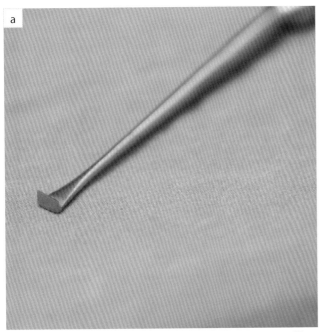
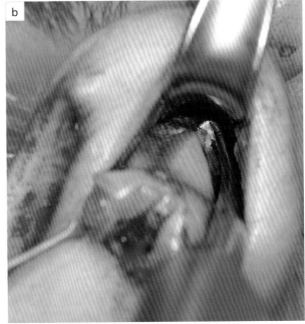

图 2-3-79

　　对大多数需要进行鼻尖旋转的患者，我在上外侧软骨施行尾侧切除术。在切除前，先用一把精细的剥离子进行软骨膜下剥离（图2-3-80）。

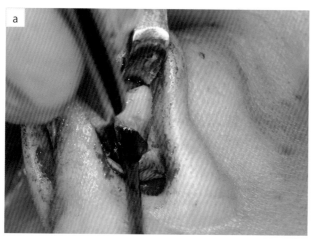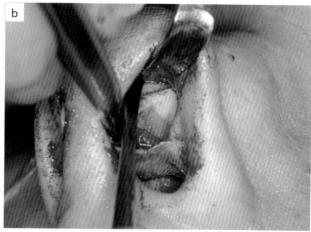

图 2-3-80

　　在K点下方软骨进行划痕操作以矫直鼻背（图2-3-81）。这是一个非常方便有用的操作。

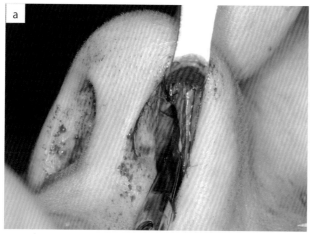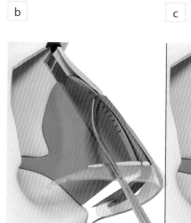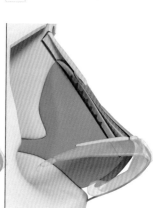

图 2-3-81

　　如果鼻背矫直还不够充分，则从鼻骨上将上外侧软骨剥离下来（图2-3-82）。

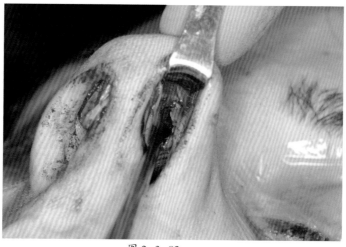

图 2-3-82

我们再次在坐位状态下，从侧面对患者进行观察。观察此状态下鼻尖是否处于正确位置（图2-3-83）。

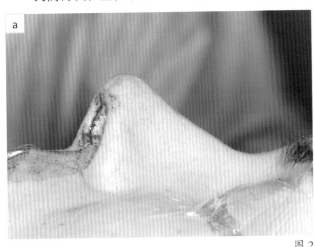
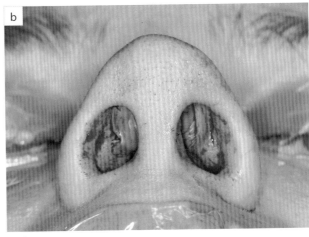

图 2-3-83

将已分离好的、与外侧脚重叠的上外侧软骨部分予以切除（图2-3-84）。当外侧脚非常薄弱或过度凹陷时，则予以保留。该操作确保了外侧脚静息角的完好。

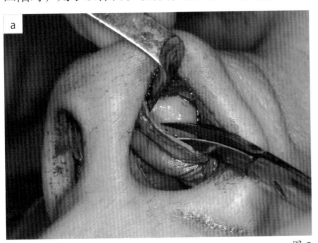
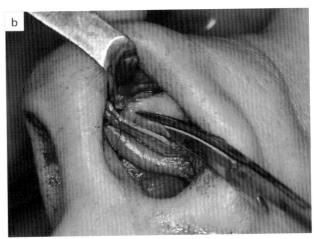

图 2-3-84

我决定实施鼻翼基底切除术，术后鼻翼体积会缩小，鼻孔也会变得更小。施行椭圆形切除后，形成鼻槛皮瓣（图2-3-85）。

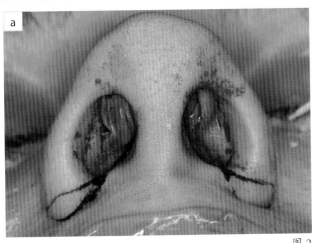
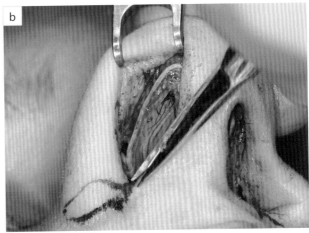

图 2-3-85

　　将鼻尖置于正确的位置后，我发现鼻尖过宽，所以又实施了1~2mm的尾侧切除（图2-3-86）。在整个手术过程中时刻都会进行这种微小的调整。保留鼻背技术保留了鼻背的形状。

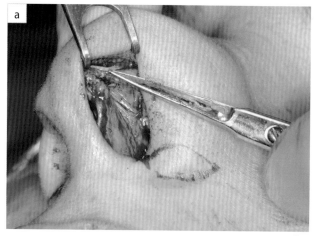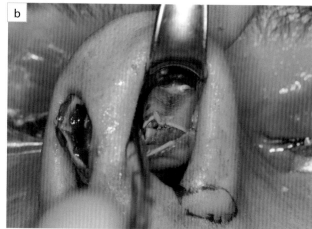

图 2-3-86

　　在鼻翼两侧注射局部麻醉，继续进行手术。修复卷轴韧带（图2-3-87）。

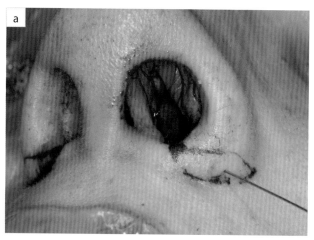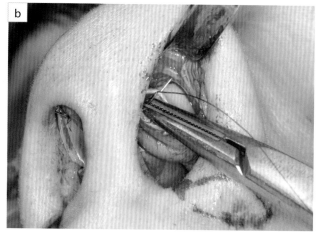

图 2-3-87

　　将上外侧软骨的尾侧与卷轴韧带缝合在一起后，再次对鼻尖进行检查。通过对手术区域进行冲洗，以确保无软骨或骨碎片残留（图2-3-88）。

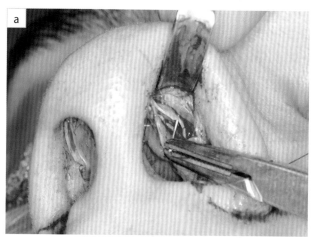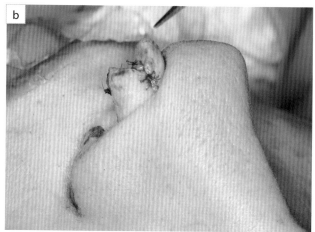

图 2-3-88

我再次切除1mm的下外侧软骨外侧脚尾侧端（图2-3-89）。

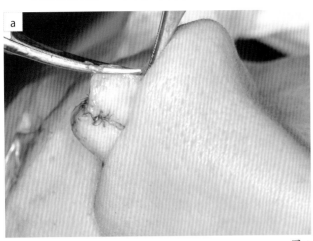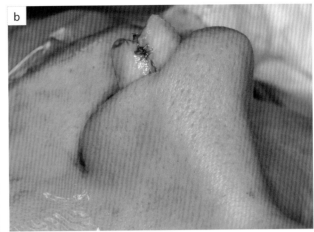

图 2-3-89

我在卷轴面切除了4mm以改善鼻尖的球形状态（图2-3-90）。

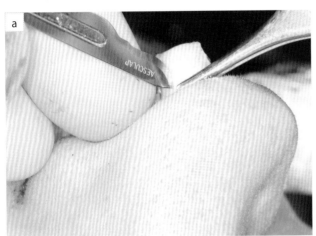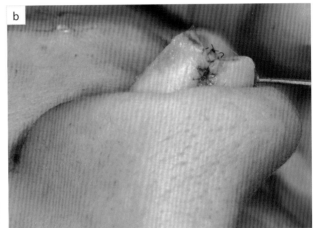

图 2-3-90

现在我开始缝合黏膜（图2-3-91）。

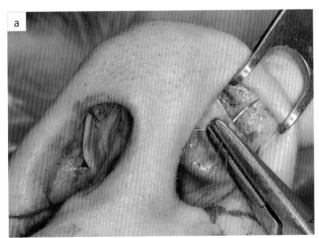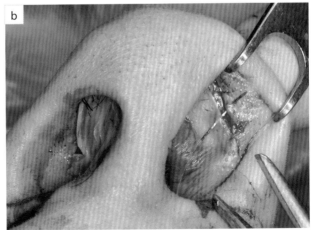

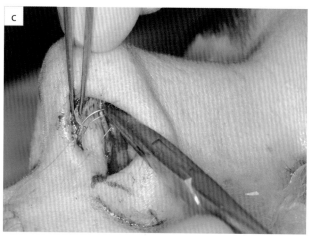
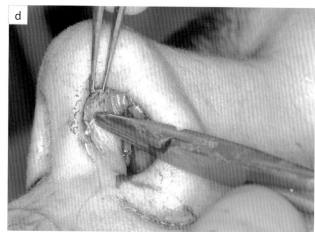

图 2-3-91

我决定要缩小鼻孔并减小鼻翼基底的体积（图2-3-92）。

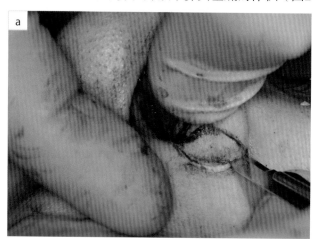
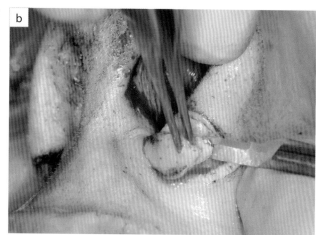

图 2-3-92

对称性切除后，再附加一个斜向切口以形成鼻槛皮瓣（图2-3-93）。

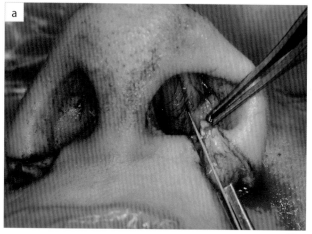
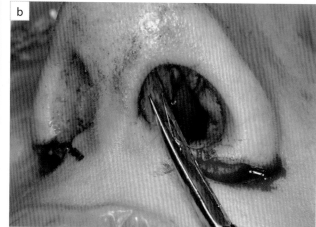

图 2-3-93

暂时缝合观察即刻的鼻孔尺寸（图2-3-94）。

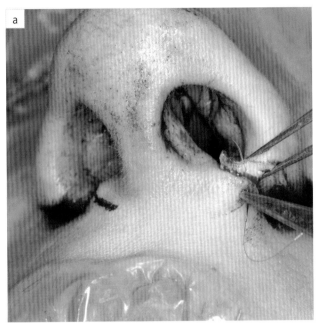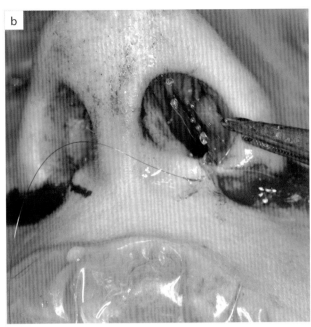

图 2-3-94

在施行关键的临时缝合之后，再用6-0的PDS缝线进行皮下缝合。接着将皮瓣尖端多余的部分切除。再用角针6-0聚丙烯缝线进行连续缝合以闭合皮肤。不得不提的是，虽然针很锋利，但是仍然会留下瘢痕（图2-3-95）。

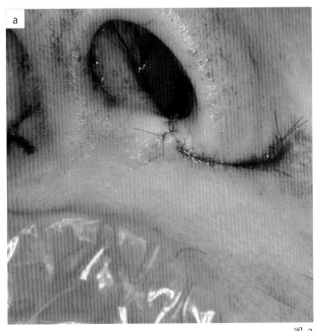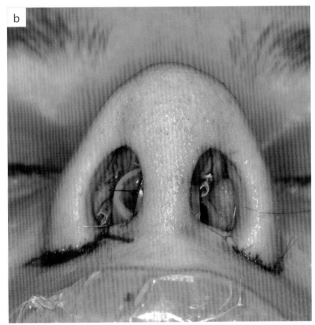

图 2-3-95

　　我期望进行鼻整形术时，在术中就能完成鼻部塑形，而不是期望随着时间的推移才改变形态。韧带修复操作可以控制皮肤使其重新贴服（图2-3-96）。

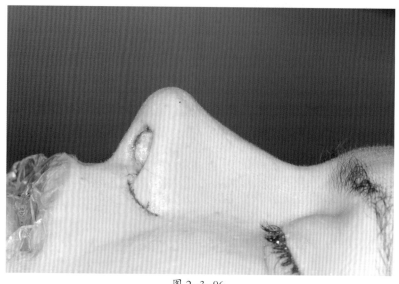

图 2-3-96

　　以下是该患者术后20天的照片（图2-3-97）。

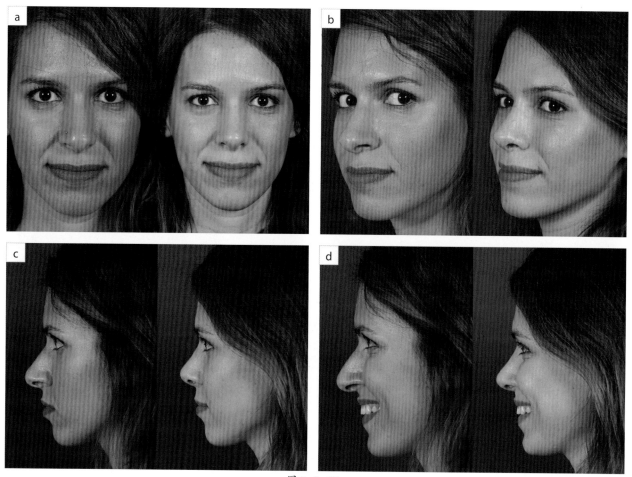

图 2-3-97

病例 3

　　轴向偏斜的病例：施行的是不对称的下放技术，术后10个月的照片（图2-3-98）。

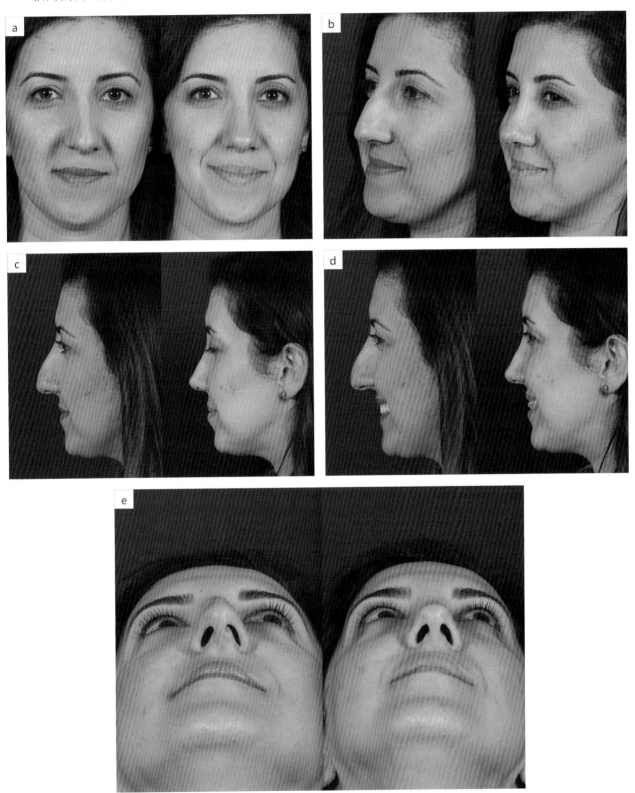

图 2-3-98

病例 4

病例分析：一位适合进行下放手术的患者，术后10个月的照片（图2-3-99）。

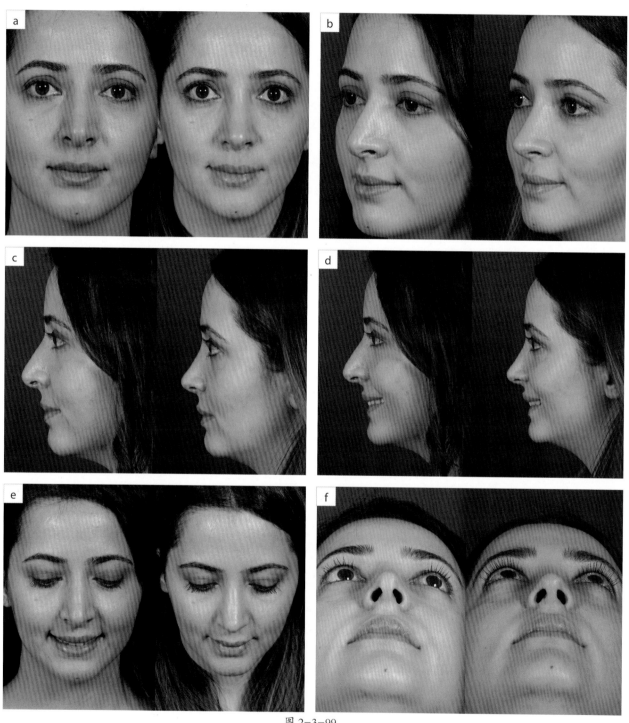

图 2-3-99

病例 5

　　一位施行保留鼻背手术后1年的患者（图2-3-100）。可以观察到应用保留鼻背手术后，患者鼻背较凸。虽然有一些患者特别喜欢这种效果，但也有一些患者对此是较为反感的。我们应该意识到的是，如果一个人喜欢保留鼻背技术，他需要有面对鼻背可能变凸的心理准备。在面诊期间，我经常和我的患者沟通这种可能。大多数患者告诉我，他们觉得这样更加自然。

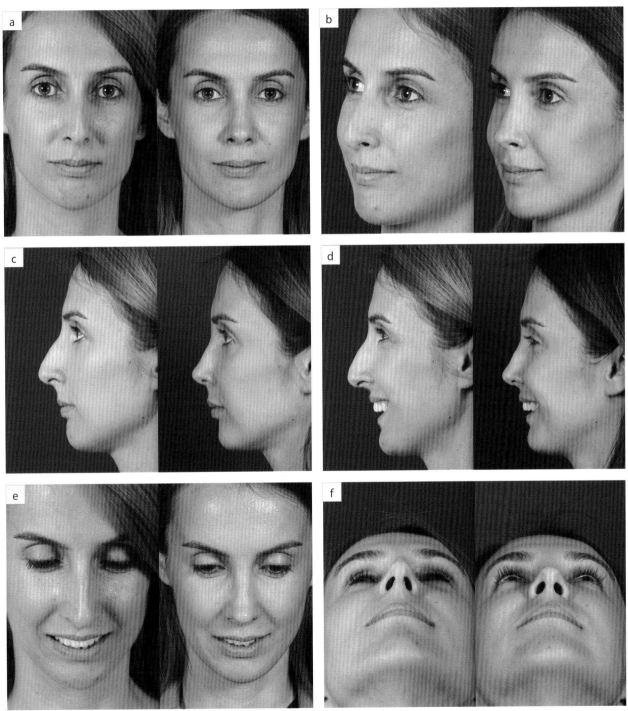

图 2-3-100

病例 6

保留鼻背手术病例，术后1年的照片（图2-3-101）。

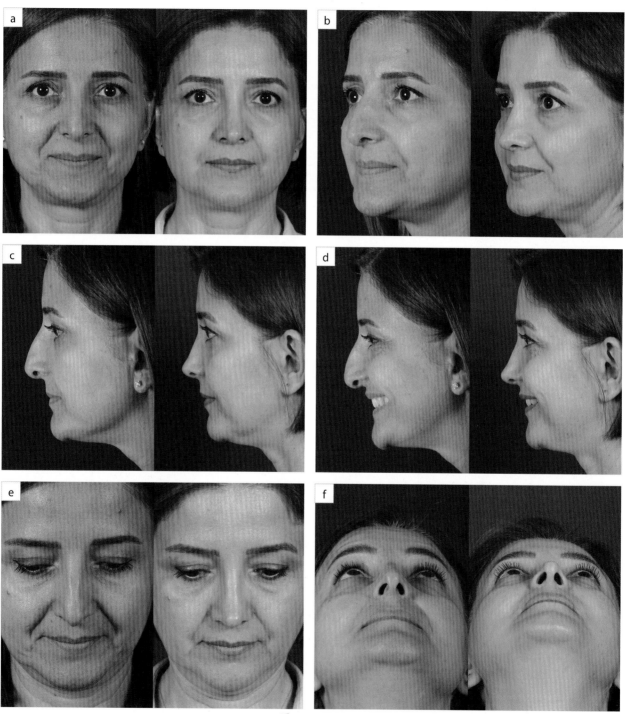

图 2-3-101

病例 7

图2-3-102是一位施行保留鼻背和鼻尖手术后1年的患者。鼻尖呈球形，而鼻背形态良好。患者的皮肤厚度中等。

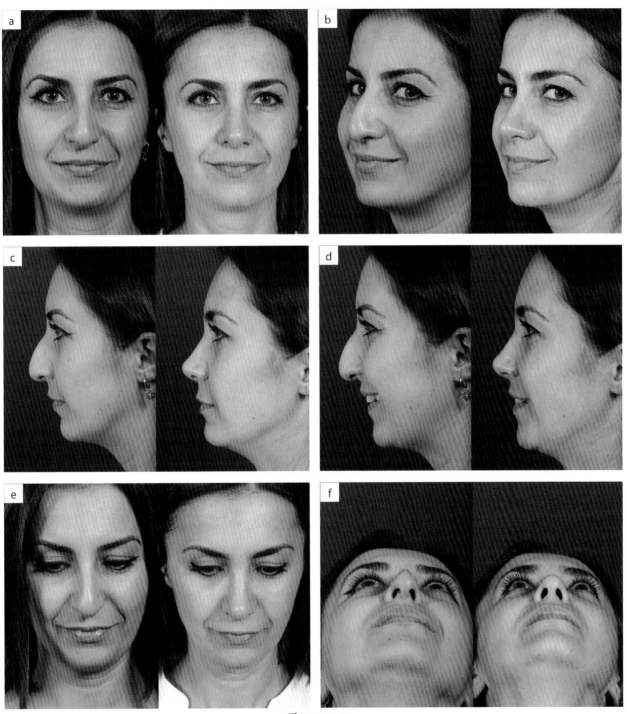

图 2-3-102

病例 8

　　图2-3-103是一位施行保留鼻背和鼻尖手术后1年的患者。鼻尖呈球形，而鼻背形态良好。患者的皮肤厚度中等。

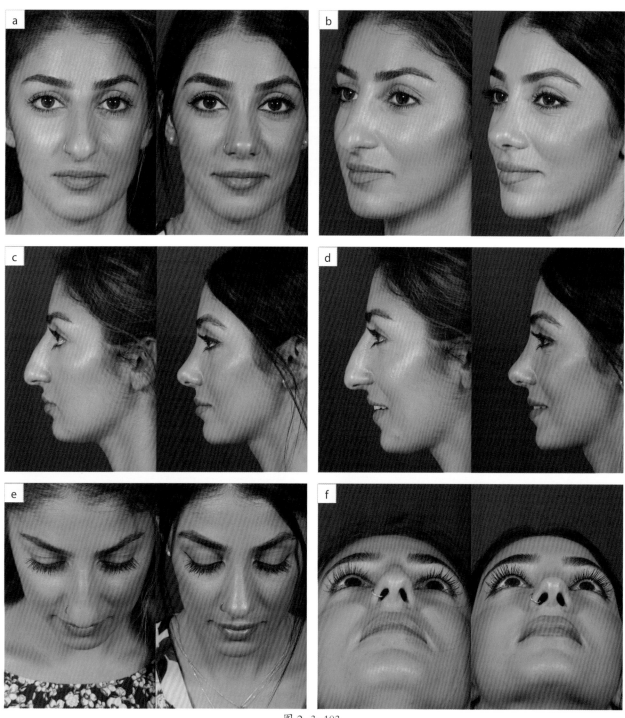

图 2-3-103

病例 9

图2-3-104为一位施行过保留鼻背和鼻尖手术后1.5年的患者。我们使用了非对称性下放技术来矫正该患者鼻部的严重右偏。

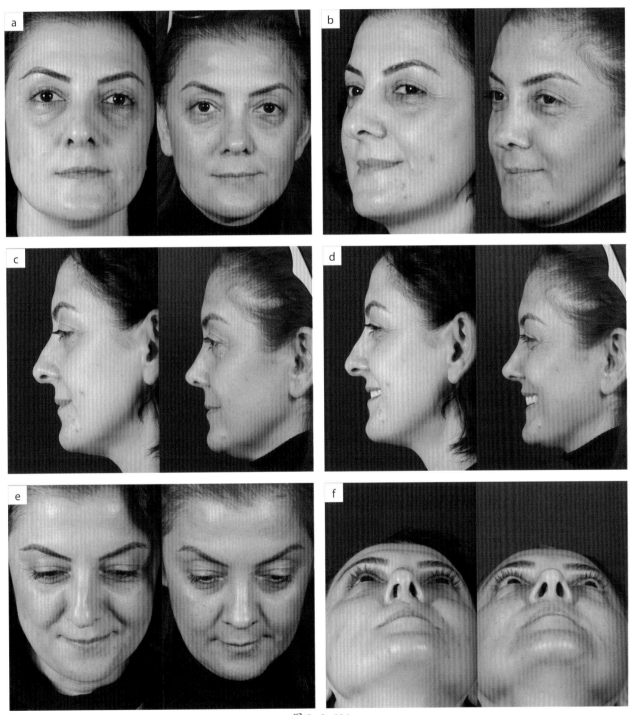

图 2-3-104

并发症：病例 1

鼻背保留技术有残留驼峰的风险。在学习初期，使用此技术矫正鼻背并不容易，所以初期并发症的发生率较高。患者一般认为较小的驼峰是自然的，但超过1~2mm的驼峰是不能接受的。然而该问题很容易解决。图2-3-105显示了这位患者在术后14个月的情况。

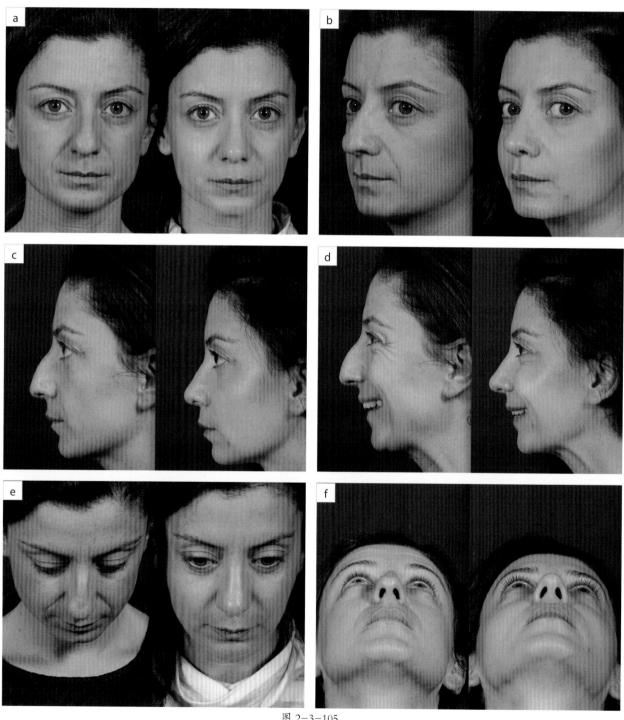

图 2-3-105

并发症：病例 2

我对这位患者实施了保留性鼻整形术。该患者术前鼻背居中，术后鼻轴向右偏斜、侧面可见驼峰（图2-3-106）。此外，该患者要求鼻尖上旋一些。这是我第三次修复既往我进行过下放技术操作的患者。在前两例患者，我磨掉了复发的驼峰。该患者我重新松动了鼻背，并将其重置于中线上。我没有将软骨条带置于靠近鼻背的位置，也没有广泛地剥离鼻中隔。通过有限的剥离，我从鼻背正下方去除了1条1mm宽的软骨。我切断Pitanguy韧带，获得鼻尖上区的丰满度，将上外侧软骨从鼻骨上剥离下，进一步矫直鼻背。我矫正了严重凸出的软骨，还从黏膜上将外侧脚分离。我还稍微增加了一点鼻尖旋转度。

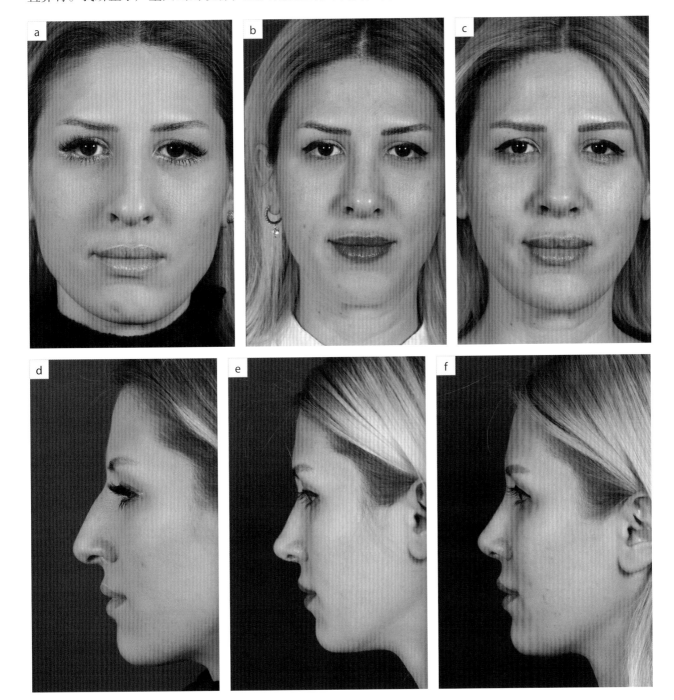

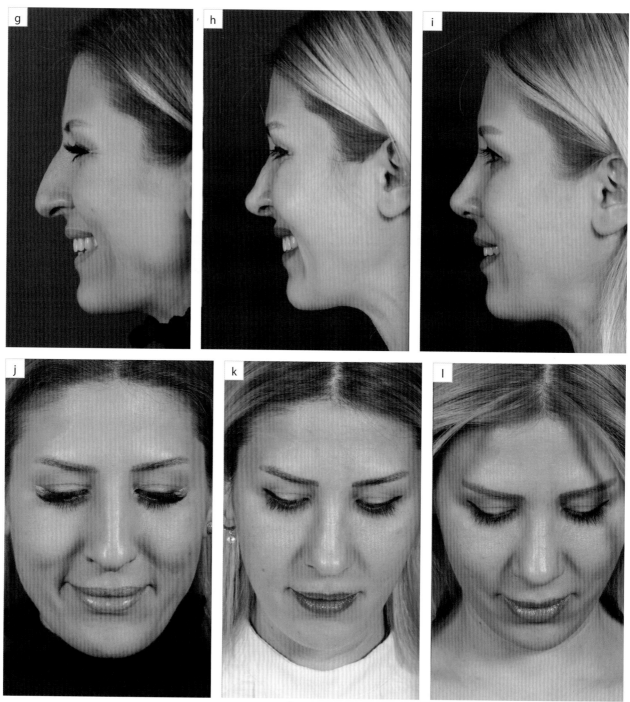

图 2-3-106

总结

保留鼻背手术包括3个部分：软骨膜下－骨膜下平面掀起软组织罩，通过缝合和切除对鼻尖进行塑形，保留鼻背。软骨膜下平面是一个可以保证几乎不出血的手术区域，而且还可以保留鼻部韧带，将远期并发症降至最低。鼻尖缝合顺序的设计，是为了切除最少的软骨来获得理想的美学鼻尖多边形。保留鼻背步骤的增加可以确保不通过移植物重建中鼻拱即可塑造出一个自然的鼻背。最终，手术的结果是鼻部保留了正常的解剖结构，外观是自然和极具吸引力的，而且达到了更好的美学效果，并将任何可能出现的修复复杂性降到最低。

参考文献

[1] C:akir B. Aesthetic septorhinoplasty. Heidelberg: Springer; 2016.

[2] C:akir B, Oreroglu AR, Dogan T, Akan M. A complete subperichondrial dissection technique for rhinoplasty with management of the nasal ligaments. Aesthet Surg J. 2012;32:564-574.

[3] Cak r B, Kucuker I, Aksakal IA, Sag r HO. Auto-Rim Flap Technique for Lateral Crura Caudal Excess Treatment. Aesthet Surg J. 2017;37(1):24-32.

[4] Daniel RK, Palhazi P. The Nasal Ligaments and Tip in Rhinoplasty: An Anatomical Study. 2018;38(4):357-368. Daniel RK. The Preservation Rhinoplasty: A New Rhinoplasty Revolution. Aesth Surg J 2018; 38: 228-229.

[5] Daniel RK, Palhazi P. Rhinoplasty: An Anatomical and Clinical Atlas. Heidelberg. Springer: 2018.

[6] Palhazi P, Daniel RK, Kosins, A. The osseocartilaginous vault of the nose; anatomy and surgical observations. Aesth Surg J 2015;35: 242.

[7] Saban Y, Daniel RK, Polselli R, Trapasso M, Palhazi P. Dorsal Preservation: The Push-down technique reassessed. Aesthet Surg J. 2018;38(2):117-131.

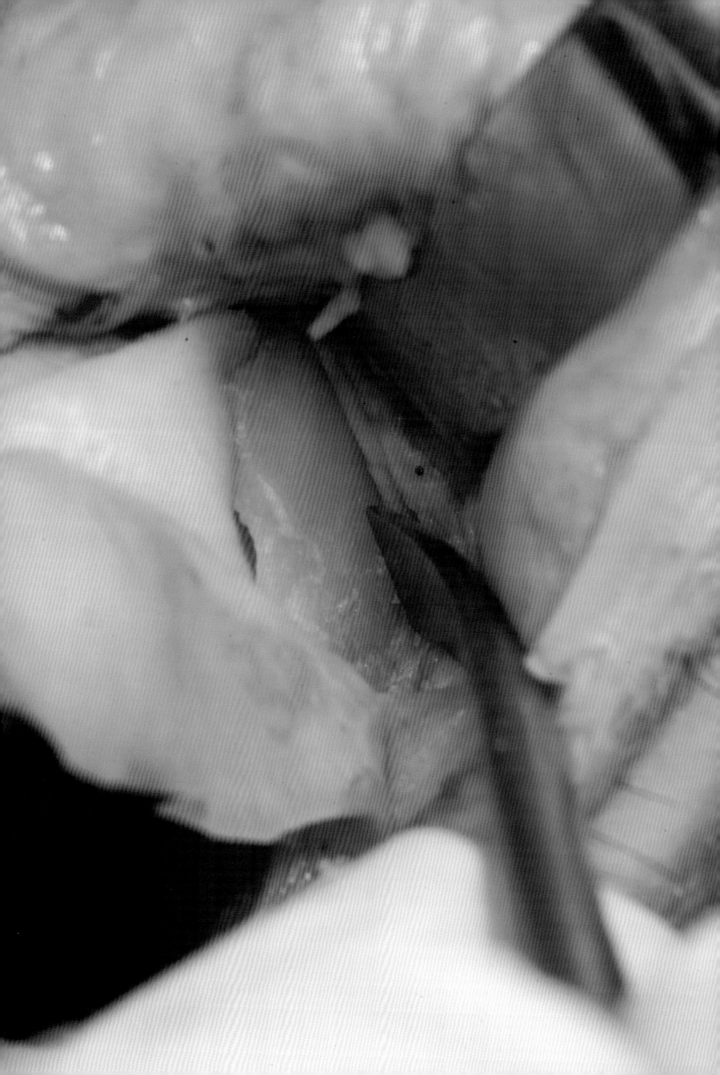

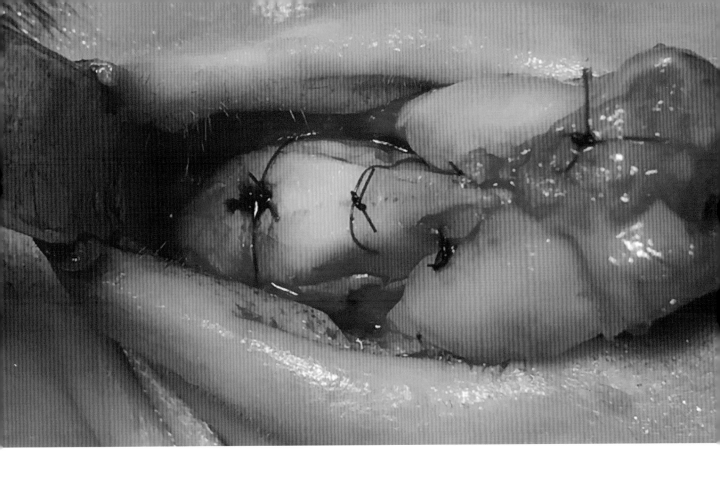

第4节　我施行保留鼻背鼻整形术的最初50个患者

Aaron Kosins

　　鼻整形手术的最终目标是获得可预测的、手术修复率较低的长期结果。因此，近5年来，从软骨膜下、软骨下剥离技术和鼻翼软骨最小切除开始的保留性鼻整形术（PR），已经成为我在鼻整形实践方面的重要组成部分。我是在2016年底接触保留鼻背（DPO）手术的。DPO的概念很简单：主要是通过将骨软骨拱放入梨状孔来保留鼻背。由于键石区结构保持完整，且中鼻拱没有被打开，因此可以避免不规则、不对称及术后挛缩的发生。此外，我对能够制作一个狭窄但稳定的中鼻拱的预期是极其兴奋的。此前，我认为确保手术效果稳定性的唯一方法是重建，但这往往会使中鼻拱变宽。虽然概念似乎很简单，但技术细节还是较为复杂的。困难还在于，Yves Saban博士（我在这方面最初的导师）采用的是闭合式入路的手术方式，而我主要采取的是开放式入路鼻整形手术。经过与 Saban 和Daniel博士几十个小时的讨论后，我在2017年3月第一次施行了保留鼻背的手术操作。从那时起，包括Ciakir、Kovacevic、Gerbault、East、Palhazi和Goksel在内的多位医师也同时开始施行保留鼻背的技术。通过数百小时的交谈、电子邮件、圆桌讨论及手术演示，我们了解了该技术的细节以及如何实现稳定且可预测的手术效果。到目前为止，我已经进行了大约100次的保留鼻背手术，下面我将对我的经验加以总结。

骨软骨鼻背

　　一旦实施了下推技术或下放技术，鼻背和鼻骨将会发生怎样的变化？Saban等在其具有里程碑意义的文章中，对鼻背软骨—骨性关节进行了描述。基本上，骨软骨拱在键石区变平，驼峰就会消失。但这就是所有发生的变化吗？超声对鼻背的评估帮助我们回答了这个问题。

　　在选择需要进行保留鼻背手术的患者时，了解骨软骨驼峰的类型以及手术中驼峰的情况是至关重要的。基于我们之前的工作，我们业已阐明存在两种类型的鼻骨（驼峰）、V形和S形。在鼻背上标记3个位点：鼻骨最凹处鼻凹点（Sellion）、鼻骨最突出处的驼峰点（Kyphion）和鼻骨最尾侧端的鼻缝点（Rhinion）。V形鼻骨从鼻凹点到驼峰点再到鼻缝点都是呈直线排列的，整个部分只有一个成角的点。S形鼻骨有一个弯曲的结构，开始于鼻凹点，随后突然上升到驼峰点并在鼻缝点保持平直，整个部分有两个成角的点（图2-4-1）。

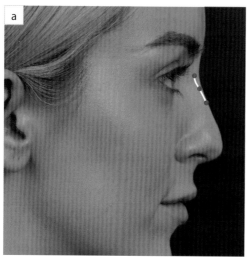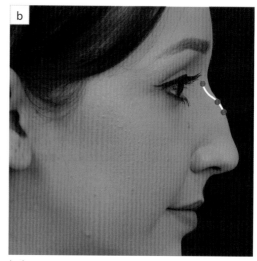

图 2-4-1

　　当施行保留鼻背操作时，有两个并列的因素可以使驼峰"变平"。我们必须通过观察较直鼻背的超声图像，来了解皮肤下面具体发生了什么变化（图2-4-2）。虽然表面外观表现为鼻背挺直，但我们可以看到骨软骨拱是弯曲的，皮肤厚度有助于确定表面美学形态。在下放技术（LDO）或下推技术（PDO）操作中，驼峰会降低并可能消失，仅仅是因为在鼻缝点处软组织罩厚度最薄，而在鼻尖上区和鼻根处却较厚。

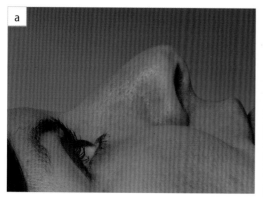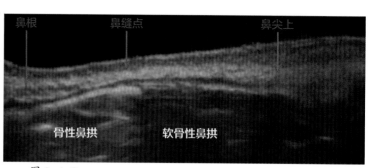

图 2-4-2

第二个因素是"衣架效应"，正如 Saban 所描述的，键石区域张力的释放使骨软骨关节能够伸直（图 2-4-3）。因此，驼峰的消失是鼻背整体降低，以及关节变平的结果。

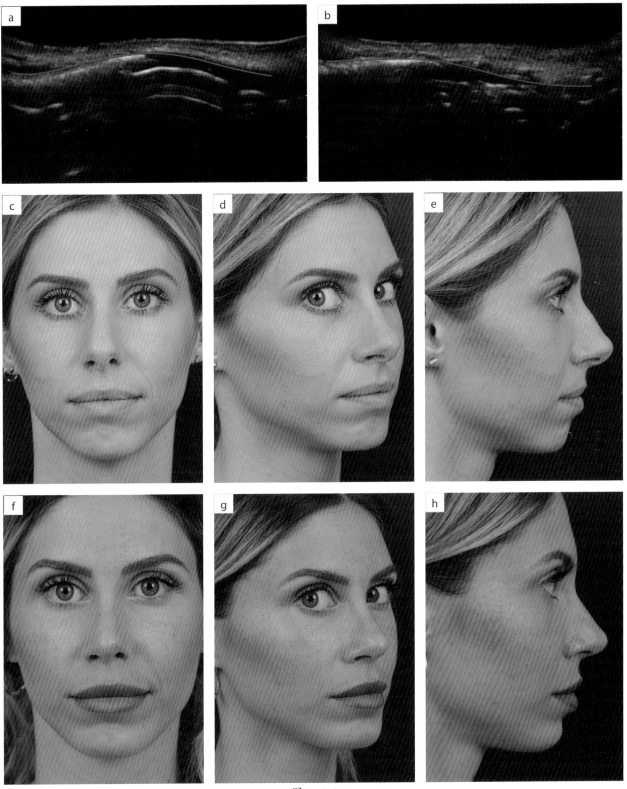

图 2-4-3

鼻外侧壁

鼻外侧壁由外侧键石区、外侧骨壁和骨性基底组成。在保留鼻背的手术过程中，必须将整个骨性鼻锥整体变窄，才可以使其下降到梨状孔内。即使对鼻基底骨性部分已经去除的患者采用下放技术操作时，也需要将头侧变窄才可以使其下降。这时，外侧键石区会有轻微缩窄。然而，骨性基底在X-X点明显变窄，有时可达5~6mm。其结果往往是使外侧骨壁变得垂直。整形外科医师在选择患者进行保留鼻背手术时，必须牢记这一点。

中鼻拱

随着保留鼻背和骨软骨关节的变平，中鼻拱会外扩，内鼻阀会变宽，且鼻背美学曲线也会增宽。事实上，切除的鼻中隔条带越大和/或驼峰越后凸，骨拱变窄和中鼻拱变宽的程度就越大。在进行保留鼻背手术时，必须牢记这些鼻背美学曲线的变化规律。

鼻根

保留鼻背术后最有趣的变化也许发生在鼻根处。通过进行横向截骨和鼻背下降操作，截骨部位会出现"台阶"。大多数整形外科医师都是在内眦韧带水平进行截骨的，其位于鼻凹点（Sellion）和软组织鼻根的尾侧。术后，鼻根变长，也就是说，眉间和真正鼻背起始处之间的距离变长。此外，鼻根点（N）向尾侧发生移位。有趣的是，尽管施行横向截骨处的鼻背和鼻根是向后移动的，但是鼻根点（N）本身相对于其向尾侧的移动而言，向后的移动量很少。随着鼻根的延长，并向尾侧移位，特别是鼻尖的旋转，鼻子会变短，会变得像青春期鼻中隔发育之前孩子的鼻子一样。这就导致了我所说的鼻部"幼稚化"。虽然在某些种族和十几岁、二十几岁的女性中，这看起来很"可爱"，但我认为这与患者的年龄是不匹配的。正如我们将讨论的那样，这一观察结果促使我在决策和手术施行顺序方面发生了较为重大的变化。

决策

我认为没有一种手术方式适合所有患者。当我看到或读到一项新技术时，我首先要了解的是哪些患者可以通过这项技术受益，以及如何受益。因为我在加利福尼亚南部执业，所以我的临床实践是"种族鼻整形"，患者群体中有很大比例是中东人、西班牙人和亚洲人。因此，我对15%~20%的初次鼻整形患者实施了保留鼻背手术。在我看来，再次施行鼻整形术的患者不适合采用保留鼻背手术，除非没有做过鼻背手术，且鼻中隔是完整的，但是这种情况非常少见。

根据患者的正面观做出最初的决定。在查体过程中，医师必须根据鼻背美学曲线的宽度和形状来判断自然鼻背是否理想。根据医师对不对称、偏曲和宽度的容忍度，每个外科医师的判断将会有所不同。同时，整形外科医师也必须了解保留鼻背手术后鼻背的形态变化。一旦整形医师学会了这项技术，保留鼻背就变得非常具有吸引力，因为它比截骨和中鼻拱重建后的的鼻背缩窄简单得多。我相信最敏锐的整形外科医师终将会发现，只有20%的患者有真正理想的鼻背。然而，医师们已经开始通过做不对称保留鼻背、添加移植物、切除鼻骨等来突破这一限制。通过采用这些方法，70%~80%的患者可以成为该手术的候选患者。下面这些病例，仅通过正面观判断，我就可将适合和不适合施行保留鼻背手术的候选者加以区分（图2-4-4）。

整形外科医师根据正面观决定在手术中要保留背部后，下一步还需要对患者侧面轮廓进行检查。根据我在超声方面的研究以及对患者术后效果的分析，我认为需要对以下关键点进行评估。

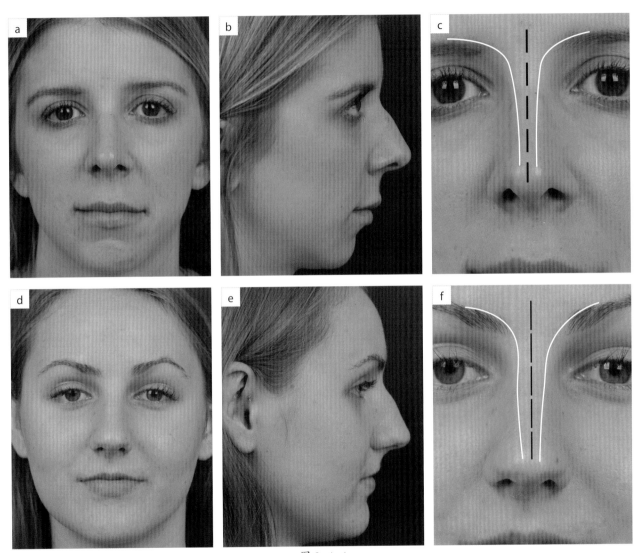

图 2-4-4

鼻根的位置

如上所述，施行保留鼻背手术后，患者的鼻根在垂直面上会变长，鼻子的起始点（鼻根点N）会向尾侧移位。理想的候选患者，其鼻根的位置一般是正常的，或相对于眉间和角膜是略高的。在这种情况下，鼻根位置向后移位不会影响最终结果。另一方面，对于鼻根较低、鼻根发育不全、眉间高和/或上颌前突的患者，实施保留鼻背时必须更加谨慎，还必须将鼻根移植物考虑在内。如果对这些患者施行保留鼻背的操作，可能会导致鼻部看起来较短，甚至像精灵一样有些搞笑。

经验表明，横向截骨术施行的位置决定了鼻根的活动度。截骨位置越靠近头侧，骨质就越厚。采用保留鼻背技术，将鼻背"向下推"，但它仍然有一个组成部分是旋转运动。截骨的位置越高，鼻背越是向下旋转，而不是下降。因此，在较高位置施行截骨术可能减少手术的步骤。转动越多，下降越少，鼻根的变化就越小。

驼峰的类型

最容易保留鼻背的患者，其鼻背是笔直高挺或过度突出的。在这些病例中，我们只要施行一个笔直的鼻中隔条带切除术而不需要去掉任何驼峰，就足以使鼻背整体下降。然而，大多数患者都是有驼峰的。了解V形和S形驼峰的分类与区别，对于最开始选择施行保留鼻背手术的患者至关重要。对于有V形驼峰的患者，将骨软骨拱"变平坦"要容易得多，因为他们只有一个拐角点。而对于S形驼峰则要困难很多。这些患者的鼻背往往在鼻凹点开始有一个高耸的驼峰，导致一个高驼峰点和第二个的拐角点。根据我的经验，即使用更加进阶的操作技术，也很难将这些鼻背变平。在这些病例中，我不得不切除大量的鼻中隔和筛骨垂直板。这样我们就可以下推鼻背使之更加靠近头侧。而本质上是厚厚的鼻根软组织罩将驼峰掩盖住了，所以患者会告诉医师他们的鼻子看起来是直的，但他们仍然能"感觉到"驼峰的存在。实际上这是真实的，因为驼峰实际上并没有被压平。在此过程中医师主要是利用了这样一个事实，即鼻根软组织罩通常比键石区软组织罩厚4倍。综上所述，初次施行保留鼻背手术的患者应该具有突出度过高且笔直的鼻背、小的驼峰和V形鼻骨（驼峰）。

骨性鼻拱的长度

骨性鼻拱的长度是决定驼峰变平难易程度的关键因素。较长的鼻骨较难变平，因为软骨比硬骨更容易展平。初次施行保留鼻背选择的患者应该具有较为突出的鼻软骨。

鼻中隔前角（ASA）的位置

术前必须仔细检查ASA的位置。在早期，外科医师会取出一段鼻中隔条带，结果却发现这样造成了类似鞍鼻的状况。通过超声图像对直鼻进行观察，再次表明键石区域比鼻凹点（Sellion）或ASA突出得多，如前文所述，是软组织罩的厚度使鼻子看起来很直。下面我将讨论如何避免这个问题的发生。

鼻根相对于上颌骨的位置

理想状态下，鼻根与上颌骨几乎处于同一垂直平面上（图2-4-5）。有突出的上颌骨和/或前颌骨的患者常常抱怨其鼻尖突出度过高。然而，这其实是突出的前颌骨给人一种鼻尖过突的视觉外观，因为鼻部是位于过度突出的上颌骨平台上。降低这些患者的鼻背，会使他们的鼻子显得过高、过长，很像匹诺曹鼻。出现这种现象的主要原因是鼻根变长并向尾侧移动，使得鼻根与鼻尖表现点之间的距离增大。可添加鼻根移植物和/或鼻背降低尾侧多于头侧的操作，使这些患者得到较好的矫正。鼻根移植物可塑造更为

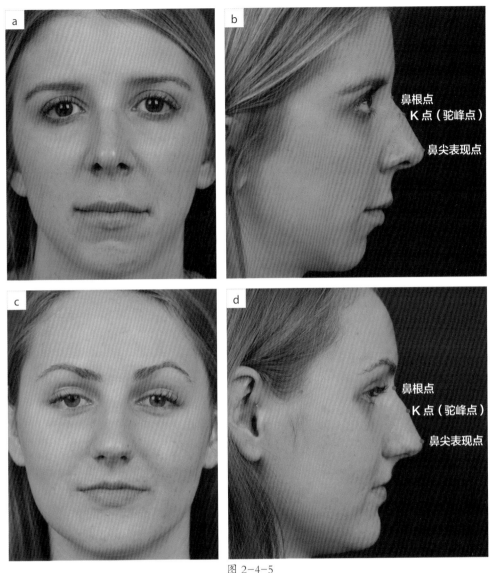

图 2-4-5

锐利的鼻额角，在美学上更让人愉悦。

技术细节和经验教训

对任何技术而言，患者的选择都是手术成功的最重要决定因素，包括保留鼻背手术。如前所述，患者应具有理想的鼻背美学曲线，具有最小的偏曲、不对称和宽度差异。这些标准是至关重要的。同时也要记住，鼻背美学曲线可能于头侧稍窄，而尾侧稍宽。同时，鼻基底部骨宽度也会变窄，外侧壁会变垂直。这些改变使鼻部看起来更具特征性。大多数患者和整形外科医师都喜欢这样的变化（图2-4-6）。

从侧面看，理想的适合施行保留鼻背手术的患者，鼻根位置正常或较高，鼻背驼峰呈V形或没有驼峰（只是过度突出而已），且鼻骨较短。鼻中隔应无较大偏曲。总的来说，应排除眉间或前颌骨以及鼻根发育不良的患者。符合这些标准的患者，通常会在术后即刻就有良好的手术效果。由于术中没有将中鼻拱打开，截骨术是用超声骨刀完成的，所以患者的皮下出血很少、拍出的照片好看，即使在术后10天也是如此。

适合施行保留鼻背手术的理想候选患者

以下患者为适合施行保留鼻背手术的理想候选患者（术前及术后10个月结果，图2-4-6）。

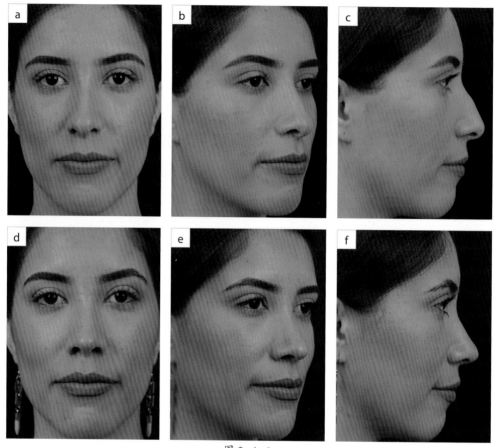

图 2-4-6

手术技巧——暴露

我倾向于采用开放式入路的术式分离鼻尖，暴露鼻中隔并去除鼻中隔软骨条带。该方法暴露较为充分，有利于去除已设计好形状的鼻中隔条带。首次施行保留鼻背（DPO）手术时充分暴露术野非常重要，便于术中观察鼻背和鼻背下的解剖情况。充分的暴露可以使学习者不至于那么伤脑筋。另外，我建议采用软骨膜下–骨膜下平面分离鼻背，原因有二：第一，此操作会降低软骨的力量，使其更柔韧。第二，在键石区更容易突破软骨膜–骨膜交界处。这是一个使骨–软骨关节能够活动的关键操作，我们将在下文进行详细讨论。

外科技巧——鼻中隔条带切除

术前，我会在鼻背上标出理想鼻背的位置。这使我能够对必须去除的一条或几条鼻中隔条带的形状做到心中有数。此外，还可以对需要缩减的量进行测量。在保留鼻背手术（DPO）的操作中，要切除的鼻背下鼻中隔的宽度应略大于预期的鼻背缩减量（因为鼻背的下降和变平）。最初，我是从尾侧鼻中隔开始，沿着鼻背的曲线向上直到筛骨垂直板来切除鼻中隔条带的。因为我不知道软组织罩的厚度也会影响手术的最终结果，所以常常导致鞍鼻畸形。随着时间的推移，我开始在W点（鼻中隔前角的头侧端）进行条带切除，并且在手术的最后阶段对W-ASA段进行调整。我建议整形外科医师在早期使用这一技术，直到熟悉软组织罩如何影响手术效果。最开始，我只切除鼻背正下方2~3mm的鼻中隔软骨条带。这样做的目的是为了检测鼻背将如何变化。前缘的鼻背下切口使用弯剪剪开，这样就可以顺着弧度进入鼻背下，而后缘切除切口使用的是直剪，这样可以保证制作出笔直的切口。在此处，我没有去除筛骨垂直板。我用剪刀在骨软骨拱的深面对所有残余的鼻中隔进行了划开操作，以破坏关节的张力。

外科技巧——施行截骨术以释放骨性鼻锥

先去除一条鼻中隔软骨，然后在患者的左侧鼻骨上用弧形超声骨刀从梨状孔边缘开始沿鼻的基底部施行低到低的截骨操作。我倾向于采用超声骨刀技术，因为：①广泛的开放式入路术式有最为充分的暴露，可以确切地看到截骨术是在哪个部位进行的；②超声骨刀的切割非常精准。这种外侧低到低的截骨术也可以在与上颌骨骨面成30°~45°角的位置进行。该角度可以使骨性鼻锥滑入梨状孔。最初，制作的切口是平行于上颌骨的，这种角度使向内侧的移动更加困难。一旦低到低的截骨完成后，我就将锯弯曲，然后开始施行朝向中线的横向截骨术。这时，我会检查筛骨垂直板以确定我所施行的横向截骨术会在哪个部位遇到筛骨。只有把这些都确定的时候，我才会切除垂直板以确保将鼻中隔切口和横向截骨切口连接在一起。有了这种连接，才可以进行下推鼻背操作。我是从Kovacevic博士那里学到这种改良方法的。连接完成后，再施行右侧横向截骨和低到低的截骨术。现在整个骨性鼻锥都释放了，所以鼻子可以左右移动并滑入梨状孔内。

通常情况下，还需要将一些骨接触区域进一步释放。这些可以通过使用完全开放式入路的方法进行检查。此外，我们需要在施行外侧截骨术的部位（尤其是头侧）使用超声骨刀磨锉出一个间隙，以使骨性鼻锥能够更加自由地向下活动进入梨状孔。使用这项技术，就没有必要切除外侧骨性条带了，即使下推量达7~8mm。一旦骨性鼻锥被释放，医师就会对鼻背的活动情况进行检查，查看是否需要进一步切除鼻中隔。这些切除操作是在观察鼻背活动的同时以1~2mm的增加量逐渐进行的。只有到那时，我才开始在尾侧更靠近鼻中隔前角的位置将条带去除。该过程中，医师的操作必须非常保守以确保不会造成鞍鼻畸形。只有将鼻背降低后，我才会开始进行鼻中隔相关的操作，比如获取鼻中隔软骨或对尾侧鼻中隔进行重置。

外科技巧——固定

在闭合式入路术式中固定操作是非常困难的。因为术后鼻背很有可能会"弹出"给人造成恐慌，所以固定是非常重要的。我个人通常会在3个位点固定鼻背。将鼻部开放后，我会在驼峰突出度最高处外侧的鼻骨钻孔。一旦完成保留鼻背操作，用带有4-0 PDS缝线的针头从左侧所钻的孔进入，再向下穿过剩余的鼻中隔，然后从右侧所钻的孔再向上穿回。检查鼻背的位置并打结，将鼻背最突出的部分固定在剩余的鼻中隔上。在鼻背最尾侧进行第二针缝合，将末端的上外侧软骨也连接到剩余的鼻中隔上。最后一根缝线在前两根缝线之间，以确保将整个鼻背固定牢靠。有了这3根缝线的固定，我的患者术后从来没有发生过鼻背"弹出"的情况。

经验教训

以上手术技巧，在我所选取的施行保留鼻背手术进行初次鼻整形术的患者中效果是良好的。诚然，一些技巧或改良方法应该进一步加以检验。

有些鼻背不能完全变平

一些患者的鼻背变平极其困难，尤其是那些S形后凸的鼻子。对于这些患者，除了继续降低其鼻背外，还可以使用多种其他技术手段。下面是我的一些手术步骤：第一，使用剪刀将鼻背下鼻中隔在多个区域进行切开或划痕。第二，可以小心地将部分骨冠去除，把鼻背变得更加软骨化，从而易于变平。第三，在外侧截骨位置分离出一个大的间隙，从而使骨性鼻锥更容易移动到位。第四，可以将键石区的软骨膜–骨膜连接破坏，特别是外侧，使驼峰变平较为容易。

鼻根移植物

我现在对大部分施行保留鼻背手术的患者使用鼻根移植物，用到的移植物主要是筋膜或者颗粒状软骨抑或是二者结合。我对保留鼻背手术最大的失望/抱怨之处在于术后患者的鼻子可能会发生"婴儿化"，不过只要确保鼻根处于理想位置，就完全能够避免该问题的发生。该患者的鼻根位置较为理想，我担心保留鼻背手术会降低鼻根的位置，造成她鼻子太小，这是患者不希望发生的。使用筋膜移植物以确保鼻根位置不动（图2-4-7）。

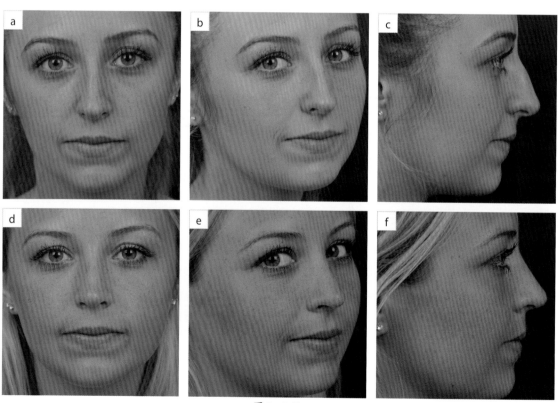

图 2-4-7

术前歪鼻的患者

事实上，一旦你熟悉了保留鼻背手术，就可以使用更为进阶的技术来解决这个问题，当然，这些技术会在本书中加以介绍。然而当刚开始施行这种技术时，你会想着最大化成功率。你需要做的是选择真正适合施行该手术的患者，然后对你的手术技术进行拓展。

如果患者存在鼻尖上凹陷，该如何处理

如果在鼻背尾侧施行激进的条带切除，就有可能导致鞍鼻的发生。简单地说，可以增加一个鼻尖上区移植物来解决这个问题。在开始施行这项技术时，我还建议将鼻尖手术放在最后操作。因为对鼻背的控制是需要学习曲线的，所以应该尽可能先对鼻背进行处理。下一步才是调正鼻尖，以适应鼻背。有了更多的经验后，才可以先做鼻尖的手术，然后再做鼻背手术以适应鼻尖，但这样做的前提是需要对手术有更精确的把控。

结论

所有新技术的掌握都有一个学习曲线。作为一名年轻的整形外科医师，我在巨人的肩膀上建立了自己的鼻整形实践，并有数百次机会与其他学者讨论和发展这项技术。我们努力工作，对这项技术进行了大量的思考，以确保它的安全性和可预测性。如果要想成功，就必须正确地选择适合该手术的患者。定期拜访施行这种手术的医师并向其虚心请教，这是掌握该技术非常理想的方法之一。对我而言，在真正的实践中，这项技术只适用于一小部分患者，然而对这些患者来说却是最好的技术。能够将患者自然的鼻背保留下来是最好的选择，且可避免中鼻拱与键石区术后的远期并发症。

参考文献

[1] Lazovic GD, Daniel RK, Janosevic LB, Kosanovic RM, Colic MM, Kosins AM. Rhinoplasty: The nasal bones: Anatomy and analysis. Aesthet Surg J 2015;35(3):255-263.
[2] Saban Y, Daniel RK,3, Polselli R, Trapasso M, Palhazi P. Dorsal preservation: The push down technique reassessed. Aesthet Surg J. 2018;38:117-131.
[3] Daniel RK. The preservation rhinoplasty: A new rhinoplasty revolution. Aesth Surg J 2018;38: 228-229. Daniel RK, Palhazi P. Rhinoplasty: An anatomical and clinical atlas. Heidelberg: Springer. 2018.
[4] Kosins AM, Obagi ZE. Managing the difficult soft tissue envelope in facial and rhinoplasty surgery. Aesthet Surg J. 2017;37(2):143-157.
[5] Kosins AM, Daniel RK, Nguyen DP. Rhinoplasty: The asymmetric crooked nose: An overview. Facial Plast Surg. 2016;32(4):361-373.

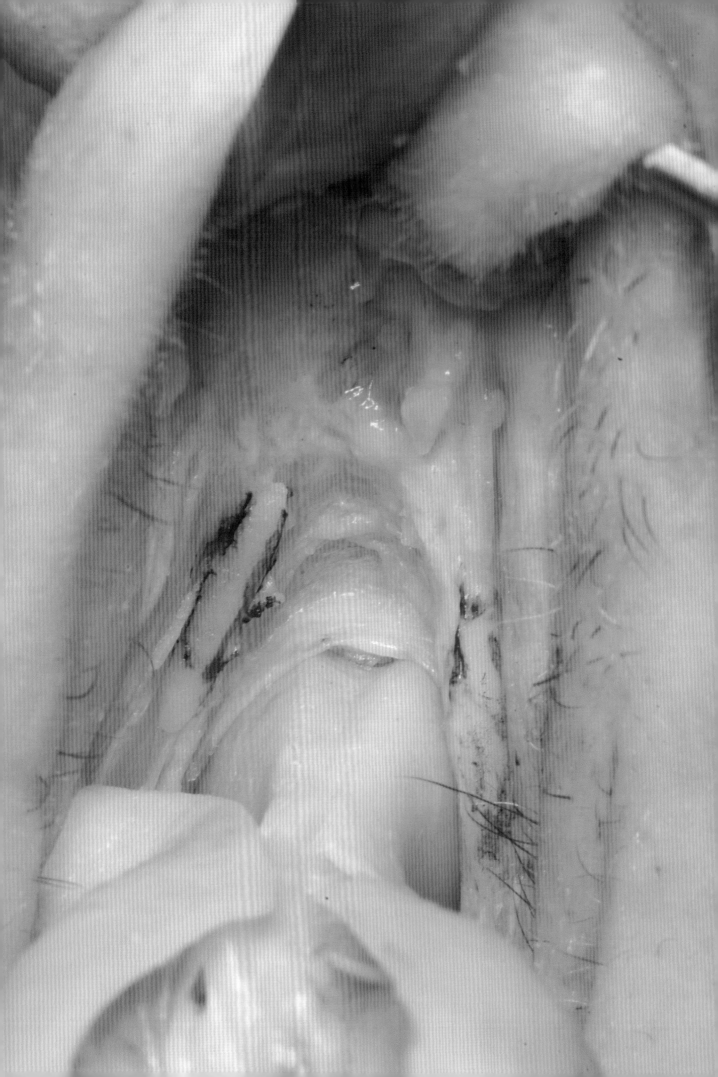

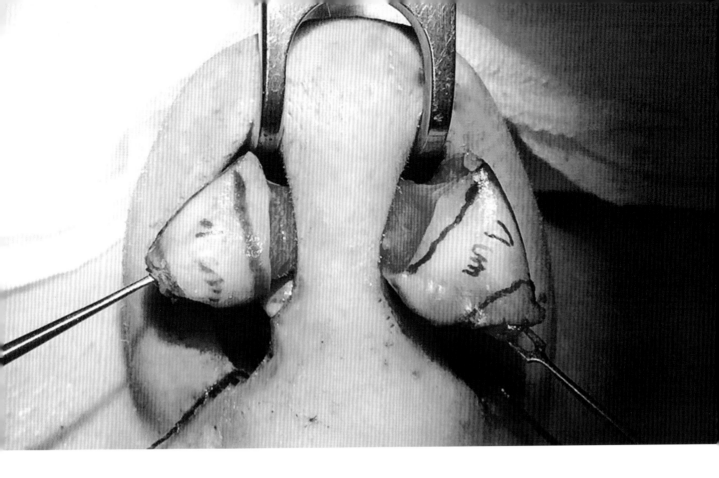

第 5 节 保留性鼻整形术的学习曲线

Valerio Finocchi

由于保留性鼻整形术（PR）与Joseph的传统手术完全不同，所以我们必须首先改变自身对整个鼻整形手术概念的解读。接受新的理念是至关重要的，有时候它们与过去的理念不尽相同，甚至也与现今的理念迥异。

将组织保留下来并复位，可以在矫正鼻骨和覆盖鼻部的软组织之间达到平衡，并且在改善外形的同时不牺牲功能。

手术原则

- 以保留取代切除。
- 以操作代替切开。
- 以最小的调整代替二期肋软骨重建。

了解切除、破坏和缩减的区别是非常重要的。破坏涉及重建解剖结构的需要，而缩减意味着在不破坏解剖的情况下调整结构。

鼻整形手术如同一个极其复杂的棋局，因为其中的干预因素纷繁复杂。我们对从解剖到三维结构、愈合过程，以及基于高水平手术技巧和对艺术/美学概念清晰理解基础上的解剖概念，都应该有较明晰的理解。

下面我们来对这个谜题的每一个模块进行逐步分析。本章的目的是为您提供在保留模式下进行操作的相关基础知识。这些在该领域获得的经验将会对您的技术进行完善，获得更好的结果。

保留性鼻整形理念的五大戒律：

（1）软骨膜下–骨膜下平面（SSP）分离。

（2）最大限度地保留软组织。

（3）广泛地分离。

（4）清晰无出血的术野。

（5）修复受损的部分，消灭无效腔。

大体和显微的三维解剖

深刻理解鼻的大体和显微解剖是非常重要的，如果不掌握这些知识，就不可能取得很好的手术效果。解剖可以指导你避开干扰陷阱。鼻部具有非常复杂的结构，它的每一个组成成分包括骨、软骨、肌肉、脂肪组织、皮肤、韧带、腱膜、黏膜等，都有许多解剖上的变异。就鼻的组织特征和形状而言，可能性是无限的，所以每个鼻子都是独一无二的。

理解这些结构和它们如何以静态和动态的方式相互连接在一起的关系是至关重要的。同样的道理，在刚开始学习鼻解剖结构时，因为鼻子是一个有着外部与内部结构的三维结构，所以在手术过程中你的大脑会出现定位困难的问题。在本章中，我们将对鼻整形外科技术的进展加以介绍，以指导读者最大限度地保留鼻部组织。

同样，细节决定成败的道理也适用于此。例如，如果对软骨拱进行认真分析，我们会注意到它有一个通常是由SMAS填充的鼻中隔上沟。在经典的鼻背重建技术如撑开移植物或撑开瓣操作中，没有考虑到这个鼻中隔上沟的细节。不同的是，使用Lybra移植物进行的鼻背重建考虑到了鼻背沟的形成，因而重建了该解剖结构，从而获得了良好的鼻背美学曲线。而下推技术（PDO）或下放技术（LDO）是更好的技术，手术过程中我们可以直接跳过鼻背重建步骤，因为鼻背是完整的，所有为获得良好的手术效果所需的解剖细节本身就存在。

鼻尖

如果能够将一个漂亮鼻子的解剖完全复制，我们就可以得到一个漂亮而自然的鼻子。根据将要进行手术的患者的具体情况，你需要能够"透皮识骨"知晓其鼻部深层的具体解剖结构，并决定是使用保留结构技术还是使用重建技术。然而，我们的目标永远是一致的，即尽量对一个漂亮鼻子的解剖结构进行完全复制。我们建议鼻整形界做真正推动鼻部解剖学的研究，并建议进行尸体解剖。

愈合过程

要想获得稳定持久的手术效果，术中解剖结构的良好重建与无效腔的闭合是非常重要的。留下的无效腔越多，就越能刺激成纤维细胞的活跃，从而增加纤维化和术后畸形的风险。事实上，如果没有考虑到这两个方面，随着时间的推移，瘢痕愈合过程将会改变鼻子的形状。

那些使用破坏性技术的整形外科医师，不得不使用移植物对鼻部的解剖结构进行重建，以避免可能会产生的典型鼻整形手术并发症（偏斜、倒V畸形、骨痂、鼻尖上畸形、鼻尖塌陷等）。这种方法虽然获得了良好的美学效果，但是牺牲了鼻子的活动度。而保留性鼻整形术的理念是尽量减少对解剖结构的破坏，因此瘢痕愈合也降至最低。这种理念意味着我们将为患者提供一个更具有预测性的良好结果，并且发生并发症的概率更低。

分离和手术技巧

保留性鼻整形术的理念，除了尽量保留原有的骨软骨组织之外，还包括最大限度地"尊重"鼻部原有的软组织。这就要求我们成为在软骨膜下–骨膜下平面（SSP）进行分离解剖的专家。

有两个必须具备的要素来正确地施行这项手术操作：拥有良好的手术技巧和显微外科器械。

艺术 / 美学概念

人体解剖存在很多变异，鼻子也不例外，但在同一种族背景下，我们肯定会寻找到必须"尊重"的审美观念与相对和谐的元素，当然这些元素也会因为患者性别的不同而不同。

在学习如何进行保留性鼻整形术操作之前，了解美的要素是什么（鼻基底与鼻尖在正面和侧面的比例、鼻尖上转折点的位置、鼻背美学曲线、鼻表面的光影等）是非常重要的。在鼻部皮肤表面绘图和应用鼻多边形的理念对于掌握该技术非常有用。一旦你理解了这些细节，你就会明白我们为什么必须理解它们深面的具体解剖结构。为了达到这个目的，除了掌握相关的解剖学知识，最有用的练习之一就是泥塑出一个协调的鼻子。塑造完成后，人们必须去除表层的黏土，才能看到下面的软骨骨骼结构。这项看似琐碎的练习是非常有用的，因为它确切地显示了在手术中发生了什么。在闭合式技术中，只有能"透皮识骨"，才能得到令人惊叹的手术结果。

技术

如果你问一个整形外科医师什么手术最复杂，答案肯定是鼻整形术。很多的整形外科医师因为鼻整形手术太过复杂而决定将其放弃。鼻整形手术的学习曲线相当长，但我们在总结过去经验的基础上，设定了一个学习的进程，可以告诉初学者什么时间需要将该技术掌握到什么地步，这样就可以帮助他们继续学习，使其摆脱不必要的恐惧心理。在熟练掌握解剖学知识和手术技巧之前，新手们必须继续以开放式入路的手术方式进行手术，直到产生自信为止，或者在上级医师的指导下继续进行该手术。

该技术的学习曲线不能太快，学习过程中需要掌握很多技能，并且每一位整形外科医师都需要不断地学习。这条曲线如图2-5-1所示。它有两条轴线：一个是解剖学知识和三维定向；另一个是手术技能。这些属性可以从0~10分为10个档。第一个区域是不能开始进行手术的区域，如果我们掌握的解剖学知识少于5个，对3D定位和手术技巧的掌握也似是而非，那么就不能给患者施行手术。如果一个人还没有足够自信进行手术，那么有机会的话，多向上级医师求教，做更多的尸体解剖。当获得自信时，从开放式入路着手，但一定要尽可能多地遵循保留性鼻整形术的五大戒律。

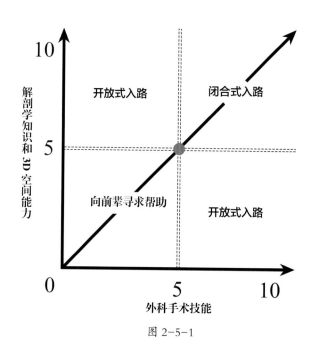

图 2-5-1

随着对技能的掌握，新手们将不得不面对最困难的一步：手术入路从开放变为闭合式。这种术式的转换通常是从闭合式到开放式，但我们强烈倾向于使用闭合式入路。我们认为开放式入路术式的方法不太令人满意，因为它牺牲了重要的组织。

随着一名整形医师掌握的技术逐渐向破坏性更小的方向发展，他施行手术的患者便逐渐会有更低的并发症发生率、更快的恢复期，而且最重要的是会有更美丽和更稳定的手术效果。

开放式入路与闭合式入路术式的对比

为什么从开放式术式到闭合式术式的转换很重要？所有的手术方法都有优缺点（表2-5-1），但是如果能够掌控闭合式入路，那么你就永远不会放弃它。

表 2-5-1

开放式术式	闭合式术式
将软组织罩从骨软骨拱掀起	软组织罩完整，可见表面的细节、光影等
神经、淋巴管、动脉和静脉均受损	所有结构都可以保留
中线 Pitanguy 韧带需要切断	中线 Pitanguy 韧带得以保留
恢复时间缓慢	恢复时间较快
直视下操作、视野更佳	需要有很好的手术技巧
鼻小柱瘢痕	没有外部瘢痕
可在二次手术中进行更复杂的重建	在大多数初次鼻整形的病例中，通常使用开放式术式进行的操作都可以在闭合的环境中完成（比如撑开瓣、撑开移植物）

学习过程

我们认为，对于初学者而言，直接从破坏性较小的手术技术开始学习是不明智的，因为这样更容易犯错误，并且简单病例如果处理不好会给初学者造成很大的心理负担，以至于成为挥之不去的"噩梦"。如果缓慢而稳定地进步，那么一切都会变得容易且不会对患者造成伤害。这种建议的学习模式，可使医师逐步掌握不同创伤程度的闭合式入路技术（图2-5-2）。

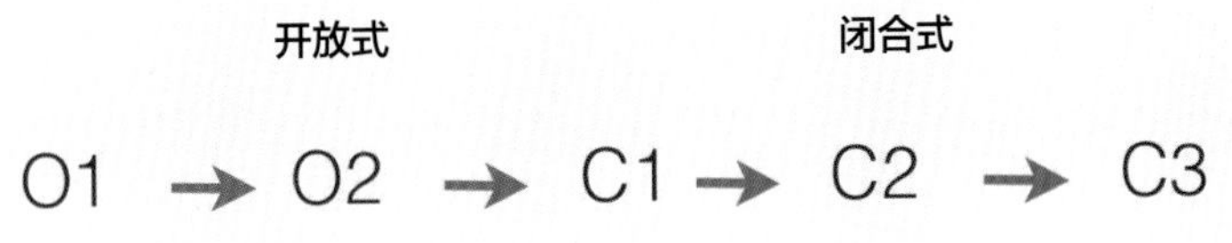

开放式　　　　　闭合式

O1 → O2 → C1 → C2 → C3

图 2-5-2

开放式入路与闭合式入路所提出技术的不同之处，主要是手术过程中使用的切口类型的差异，但切除/重建或缩减的原则和技术一般都是相同的。

整形外科医师总是会不断改进技术，以使自己的手术操作更加容易。例如，如果医师从闭合式入路开始手术，然后忽然意识到可能哪里不对，紧接着就转为开放式入路术式，并确保在患者手术结束时关闭所有内部切口。

O1（open 1）技术

在O1（open 1）技术中，我们会通过边缘和经鼻小柱切口进行操作。如有必要，我们将经鼻背对鼻中隔进行处理，而不剥离穹隆间韧带，深部SMAS也将保留并保持与后支撑的连接（Çakır，2016）。操作步骤建议如下：

- 做双侧软骨边缘切口（形成自体切翼缘复合瓣）（图2-5-3）。
- 在软骨膜下从外侧向内侧分离下外侧软骨（图2-5-3）。
- 做鼻小柱切口（图2-5-3）。
- 分离浅层和深层Pitanguy中线韧带。
- 标记深层Pitanguy韧带并将其切断。
- 掀起卷轴韧带和籽软骨并保持与软组织罩的附着（STE）。
- 在鼻背的软骨膜下-骨膜下平面（SSP）进行解剖。
- 保留1mm宽的尾侧鼻中隔并保持其与膜性鼻中隔的附着。
- 如有必要，施行鼻中隔成形术。
- 鼻背缩减/切除 —— 后支撑固定。
- 施行鼻尖成形术。
- 如果采用切除技术，那就进行鼻背重建。
- 修复深部Pitanguy韧带并将卷轴韧带固定到正确的位置。
- 闭合切口。

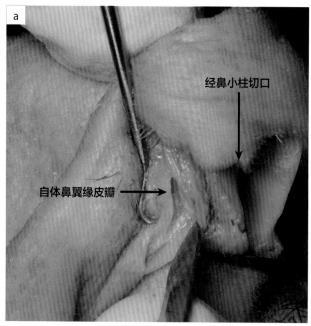
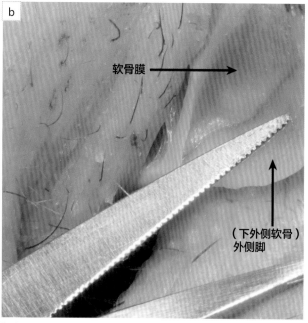

图 2-5-3

O2（open 2）技术

- 做完全的低位鼻中隔贯穿切口，形成1mm的后支撑。

- 如有必要，施行鼻中隔成形术。

- 做双侧软骨边缘切口（形成自体切缘复合瓣）。

- 在软骨膜下从外侧向内侧分离下外侧软骨。

- 做鼻小柱切口。

- 切开浅层SMAS。

- 在浅层SMAS和深层SMAS之间继续分离，直至深层Pitanguy韧带。

- 保留深部Pitanguy韧带。

- 掀起卷轴韧带和籽软骨并保持其与软组织罩（STE）的附着。

- 在鼻背的软骨膜下–骨膜下平面（SSP）进行解剖–鼻背缩减/切除。

- 施行鼻尖成形术。

- 如果采用切除技术，那就进行鼻背重建。

- 固定后支撑（通过鼻中隔贯穿切口形成的1~2mm宽的尾侧鼻中隔）。

- 闭合无效腔（修复深部Pitanguy韧带并将卷轴韧带固定到正确的位置）。

- 闭合切口。

在该病例中，我们将会额外做一个位于尾侧鼻中隔后1~2mm处的完全鼻中隔切口（图2-5-4）。可以用闭合式入路术式对鼻中隔进行操作，然后逐渐就会适应这种新的操作感觉。必须不切断并保留Pitanguy韧带。所有的操作都将在这个重要结构的外侧进行。

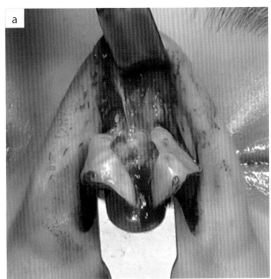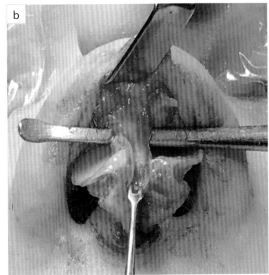

图 2-5-4

深层的Pitanguy韧带在手术中得以保留。当整形外科医师积累一定的O2技术经验并逐渐变得自信时，她/他就可以进行闭合式入路术式的手术操作。

C1（close 1）技术

- 做双侧软骨间切口（此切口将纵向卷轴韧带分开）。
- 做完全的低位鼻中隔贯穿切口，形成1mm后支撑。
- 将软骨间切口与同侧的鼻中隔切口连接在一起。
- 如有必要，施行鼻中隔成形术。
- 在鼻背的软骨膜下–骨膜下平面（SSP）进行解剖（图2-5-5）。
- 鼻背缩减/切除。
- 做双侧软骨边缘切口（形成自体切缘复合瓣）。
- 在外侧软骨膜下从外侧向内侧分离下外侧软骨。
- 不经鼻小柱制作切口并相应地保留浅层Pitanguy韧带（表浅SMAS）。
- 分离浅层SMAS和深层SMAS。
- 释放下外侧软骨并施行鼻尖成形术。
- 闭合软骨边缘切口。
- 如果采用切除技术，那就进行鼻背重建。
- 固定后支撑。
- 重建纵向卷轴韧带（LSL）（黏膜—软骨—黏膜），同时也闭合了软骨间切口。
- 关闭完全的低位鼻中隔贯穿切口。

因为组织的显露和调整可以最大化，所以这是一种施行闭合式入路手术的简单方法，然而该方法必须增加切口的数量。这种方法比传统的开放式入路术式更具破坏性，尤其是在涉及内鼻阀的操作时。此外，完全的低位鼻中隔切口可能会导致后支撑的固定出现问题，即在愈合阶段后支撑从某一侧脱出；可以通过缝合和夹板来避免这种并发症的发生。接着我们将要做6个内部切口：双侧的软骨边缘切口、双侧软骨间切口，以及与之连接的完全低位鼻中隔切口（这是双切口，因为一个切口切开两侧黏膜）。软骨间入路适合处理鼻背，边缘切口适合处理鼻尖，而低位鼻中隔切口则主要用来处理鼻中隔。这将提供一个宽阔的视野和操作空间，此时闭合式入路术式的优势就得以体现。最后，我们会发现软组织罩覆盖了整个骨软骨结构。因此，我们能够观察光影，并纠正一些在开放式入路术式中很难注意到的细节。

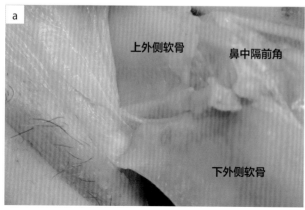
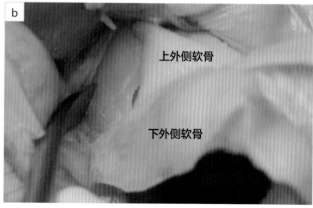

图 2-5-5

C2（close2）技术

- 做双侧软骨间切口。
- 做低位半贯穿鼻中隔切口：在一侧切开黏膜和鼻中隔，但对侧黏膜保持完整（1mm的后支撑，后支撑的一侧与低位半贯穿切口对侧的软骨黏膜瓣相连）（图2-5-6）。
- 仅将半贯穿鼻中隔切口与同侧软骨间切口连接。
- 如有必要，施行鼻中隔成形术。
- 在鼻背的软骨膜下–骨膜下进行剥离 —— 鼻背缩减/切除。
- 双侧边缘切口（形成自体切缘复合瓣）。
- 在软骨膜下从外侧向内侧分离下外侧软骨。
- 无鼻小柱切口。
- 不离断浅层SMAS。
- 分离浅层/深层SMAS。
- 释放下外侧软骨。
- 施行鼻尖成形术。
- 闭合鼻尖切口。
- 如果采用切除技术，那就进行鼻背重建。
- 固定后支撑。
- 闭合无效腔：修复VSL（黏膜—软骨—黏膜）和深部Pitanguy韧带，该缝合也闭合了软骨间切口。
- 闭合低位半贯穿鼻中隔切口。

虽然手术难度有所增加，但手术的创伤和并发症发生率降低了。因为完全的低位贯穿鼻中隔切口被低位半贯穿鼻中隔切口所取代，所以保留了后支撑与对侧软骨黏膜之间的连接。该操作将降低后支撑在闭合时和愈合阶段脱位的风险。随后将半贯穿切口与同侧软骨间切口连接在一起，而未与对侧切口连接，但你仍可调整对侧鼻背。

C2技术减少了整形外科医师的操作空间，从而促进他们提高手术技巧。尽管如此，我们仍然会对内鼻阀造成一定的干扰。因此，该技术自然的演变将在C3技术中进行介绍。

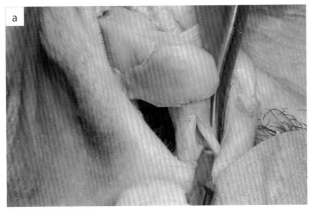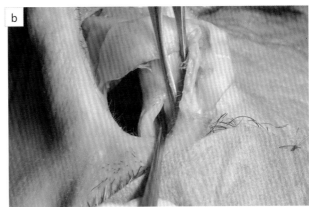

图 2-5-6

C3 技术

- 制作低位半贯穿鼻中隔切口（1mm的后支撑，后支撑的一侧与半贯穿切口对侧的软骨黏膜瓣相连）。

- 如有必要，施行鼻中隔成形术。

- 从低位半贯穿鼻中隔切口的顶部开始，从内侧向外侧施行鼻背的软骨膜下分离。该方法使得一半的纵向卷轴韧带（LSL）处于纵向的状态，所以可以保留整个垂直卷轴韧带（VSL）以及部分纵向韧带（如果没有足够的空间，我们可以做一个小的同侧软骨间切口，以使有更大的空间找到合适的平面）。

- 做双侧经软骨边缘切口（形成自体切缘复合瓣）。

- 在软骨膜下平面从外侧向内侧分离下外侧软骨。

- 连接鼻尖和鼻背的分离平面，同时处理好卷轴韧带（必须将卷轴软骨保留在软组织罩中，这样有助于形成纵向卷轴韧带的纵向部分）（软组织罩皮瓣中的卷轴软骨见图2-5-7）。

- 进行鼻背骨膜下的剥离，缩减鼻背（图2-5-7可见干净的软骨膜下-骨膜下分离）。

- 施行鼻尖成形术。

- 进行鼻背重建。

- 固定后支撑。

- 将低位半贯穿鼻中隔切口闭合。

- 修复卷轴韧带，形成令人满意的卷轴线（调整静息角后）。

- 闭合经软骨边缘切口。

C3技术是目前破坏性最小、保留组织最多的技术。它不仅保留了所有的血管连接，还保留了鼻的韧带系统。不但不破坏Pitanguy中线韧带，而且还保留和修复卷轴韧带系统［保留垂直卷轴韧带（VSL）并修复纵向卷轴韧带LSL］。该技术同时也保留了内鼻阀的结构。

该技术包括3个切口：两个经软骨边缘切口（自体切缘复合瓣切口）和通过切开一侧黏膜的低位半贯穿鼻中隔切口。通过鼻中隔边缘切口可以进入整个鼻锥，而通过低位半贯穿鼻中隔切口我们可以调整鼻中隔。

通过这种方法，可以同时施行重建技术和下推技术（PDO）/下放（LDO）技术。

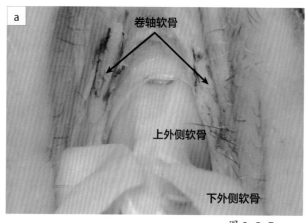
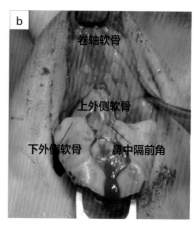

图 2-5-7

如何选择患者尝试施行保留性鼻整形术

当我们谈到保留技术时，显而易见指的是初次施行鼻整形手术的病例。考虑到鼻部的解剖变异程度较高，所以肯定不是所有的鼻子都适合施行保留技术。因为Saban的解剖研究显示（Saban et al., 2018），鼻整形术向前迈出了一大步。该研究发现，键石区是一个骨软骨关节，并且如果处理得当，该关节似乎可以活动。之所以该关节较为牢固，是因为其下方鼻中隔的支撑；因此，破坏这种连接将使关节能够活动，从而可以变平。这意味着两种可能：

（1）我们可以在不开放鼻背顶板的情况下，改变鼻背的弧度。

（2）我们能够在更多的鼻子中使用保留技术，从而扩大下推技术（PDO）/下放技术（LDO）的使用范围。

那些选择施行该技术的整形外科医师，我们给他们的第一个建议是，从选择具有如下两个特征的简单病例开始（图2-5-8）：①鼻背凸度较小；②鼻背过高的程度较轻。

图2-5-8为施行下推技术（PDO）术前及术后1年的对比。这是开始使用PDO/LDO技术的典型病例。可以看到，该患者的鼻背几乎是直的，鼻背弧度不需要进行较大的改变，只需要施行一个有限的骨软骨拱的压平即可。这样，就可以进行鼻背的变平或者鼻背缩减，而不必担心不得不改变鼻背的弧度。随后，我们会逐渐开始增加该技术的适应证，包括突出度较高、需要不断缩减的鼻背，甚至轴向偏斜的鼻背。

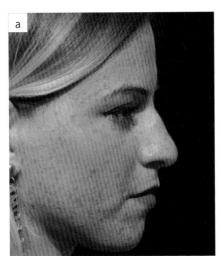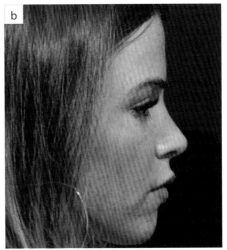

图 2-5-8

何时不适合使用保留性鼻整形术

二次手术的病例：原本解剖结构已经不存在了，所以传统的技术将是最好的选择。

鼻背过于突出的病例：有必要评估骨软骨关节可以多大程度地改变鼻背的弧度，但是，根据我以往的经验，我更喜欢使用撑开瓣技术处理鼻背过凸。

鼻过度缩减的病例：当骨性鼻锥下降时，在鼻腔的梨状窝水平下鼻甲头部附着处，骨会有过多的重叠。这可能导致内鼻阀处鼻腔变窄。用PDO/LDO进行大幅度的缩减是可行的，但需要在梨状孔水平去除更多的上颌骨。

病例1

病情分析： 采用下放技术（LDO）及鼻中隔成形术进行治疗，术前及术后1年的对比（图2-5-9）。正面观，鼻背和鼻尖有轻微的左偏，鼻尖呈中度球形。偏曲是由鼻中隔引起的，同时也有骨性鼻背不对称的原因，其右侧比左侧长；侧面观，鼻背有点轻微的弧度，且鼻尖突出度过高；俯视图中，更容易看到鼻锥的偏曲，还可以看到骨性鼻背是如何导致整个结构不对称的。

手术治疗过程： 本病例采用C1入路，施行不对称的LDO技术以及鼻中隔成形术。分离后，与左侧相比，右侧切除更多的上颌骨；并施行完全的外侧、内侧和横向截骨术。去除1条5mm的骨-软骨中隔条带，以实施可控的鼻背不对称下降，并最终达到合适的鼻背弧度。进行鼻尖成形术，根据新的鼻背高度确定鼻尖突出度。

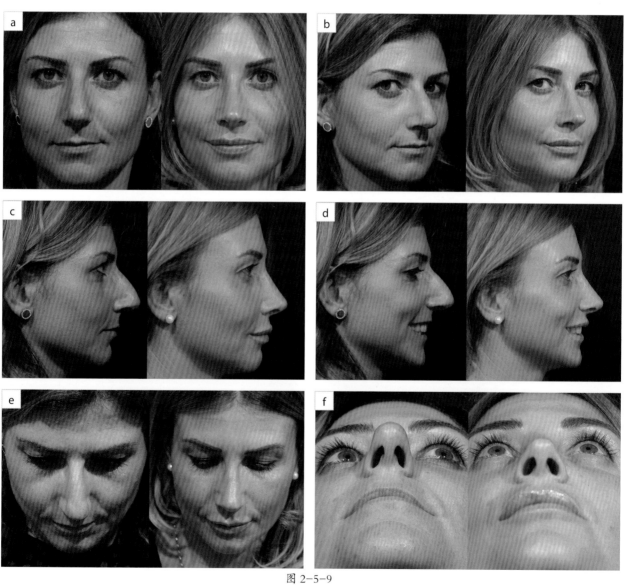

图 2-5-9

病例 2

病情分析： 采用LDO技术，术前及术后1年的对比（图2-5-10）。正面观，鼻背挺直，下外侧软骨头侧错位，且外侧脚静息角度异常。侧面观，鼻背有一个驼峰，鼻尖略微有点突出。

手术治疗过程： 本病例采用C3入路，LDO技术。施行最小限度的锉削操作，使键石区的角度变得柔和。通过去除一条3mm的鼻中隔条带，施行经典的LDO技术。施行鼻尖成形术，并根据新的鼻背高度确定鼻尖的突出度，最后施行鼻翼基底切除。

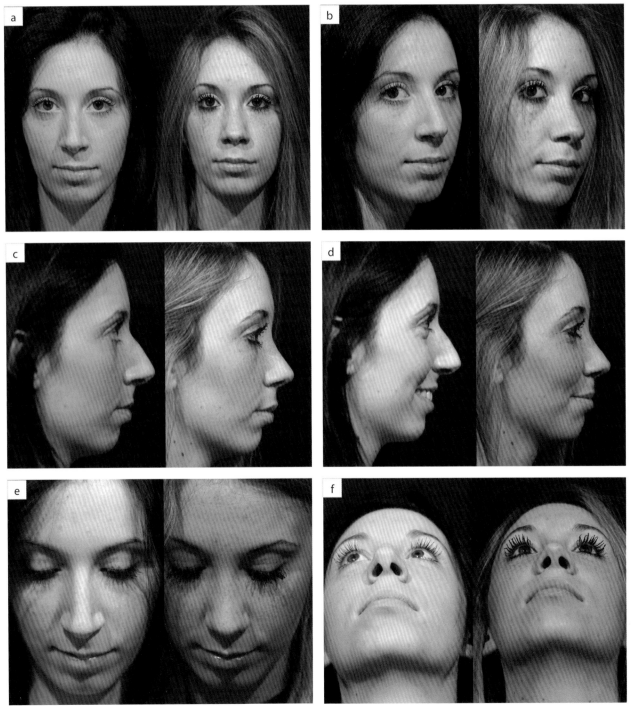

图 2-5-10

病例 3

病情分析： 采用LDO技术，术前及术后1年的对比（图2-5-11）。正面观，鼻挺背直，鼻尖下垂伴下外侧软骨较长。侧面观，鼻背有一个驼峰，其主要是由突出的骨冠成分导致的。鼻尖下垂是由降鼻中隔肌功能亢进引起的，使鼻尖下垂更明显。

手术治疗过程： 本病例采用C3入路，施行LDO技术。磨锉骨冠，以尽可能地使鼻背变平。通过去除3mm的骨软骨鼻中隔条带，实施经典的LDO手术。施行鼻尖成形术。

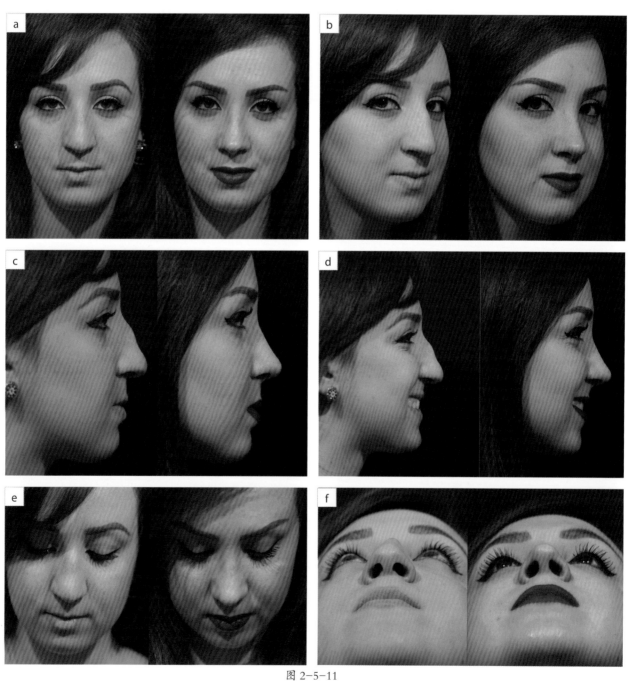

图 2-5-11

病例 4

病情分析：应用不对称的下放技术（LDO）和鼻中隔成形术进行治疗，术前和术后1年的对比（图2-5-12）。正面观，鼻部轴线明显左偏。左侧鼻侧壁较对侧长。鼻尖下垂，降鼻中隔肌功能亢进进一步下拉鼻尖。

手术治疗过程：这种偏曲可以通过鼻中隔成形术和不对称截骨术移动整个骨软骨拱（OCV）（正如病例1中描述的一样）来进行矫正。采用C3入路，施行不对称的LDO技术和鼻中隔成形术。去除一条5mm的鼻中隔条带，以使鼻背获得向左侧的可控的不对称性降低。

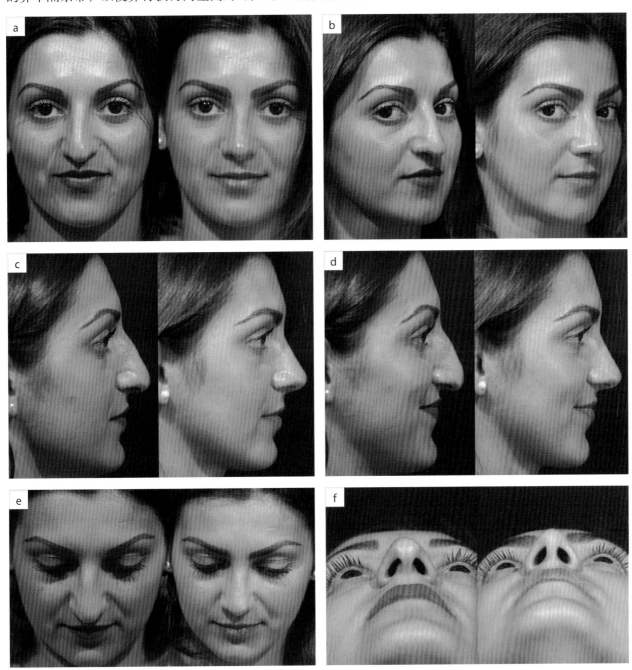

图 2-5-12

病例 5

病情分析： 应用不对称的下放技术（LDO）进行治疗，术前和术后1年的对比（图2-5-13）。严重歪鼻，所以左侧鼻侧壁较对侧长。鼻尖突出度合适，仅有轻微的球形是需要矫正的。

手术治疗过程： 这种偏斜，可以采用鼻中隔成形术和不对称截骨移动整个骨软骨拱（OCV）来进行调整。采用C3入路，施行不对称的LDO技术和鼻中隔成形术。去除4mm的骨软骨鼻中隔条带，以使鼻背获得向左侧的可控的不对称降低，并矫正鼻背的弧度。施行鼻尖成形术后，再行鼻翼基底切除。

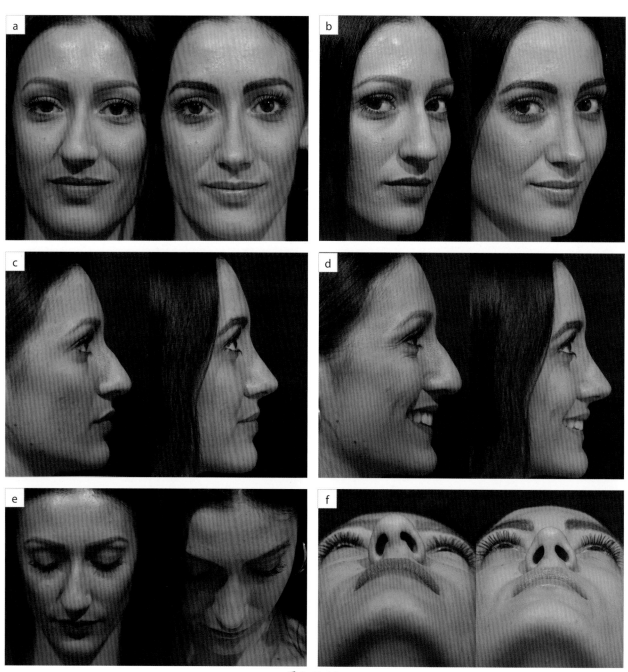

图 2-5-13

总结

初学做鼻整形手术的医师刚开始面临的困难非常多，面对的信息量也非常大，以至于能够收集和排序这些信息就像拼图一样复杂。

这种方式的鼻整形手术是可行的，如果以正确的方式进行引导，并以开放的心态对待这种理念，每一位鼻整形外科医师都可以学习这种技术。

该技术的学习曲线较长，甚至可以说没有终点，但如果一旦理解了保留性鼻整形术的原则，并在手术中加以应用，那么我们肯定能够正确地施行这项技术并获得良好的手术效果。

参考文献

[1] Daniel RK. The Preservation Rhinoplasty: A New Rhinoplasty Revolution. Aesth Surg J 2018; 38: 228-229.
[2] Daniel RK, Palhazi P. Rhinoplasty: An Anatomical and Clinical Atlas. Heidelberg: Springer. 2018.
[3] Çakır B. Aesthetic septorhinoplasty. Heidelberg: Springer; 2016.
[4] Saban Y, Daniel RK,3, Polselli R, Trapasso M, Palhazi P. Dorsal Preservation: The Push Down Technique Reassessed. Aesthet Surg J. 2018; 38:117-131.

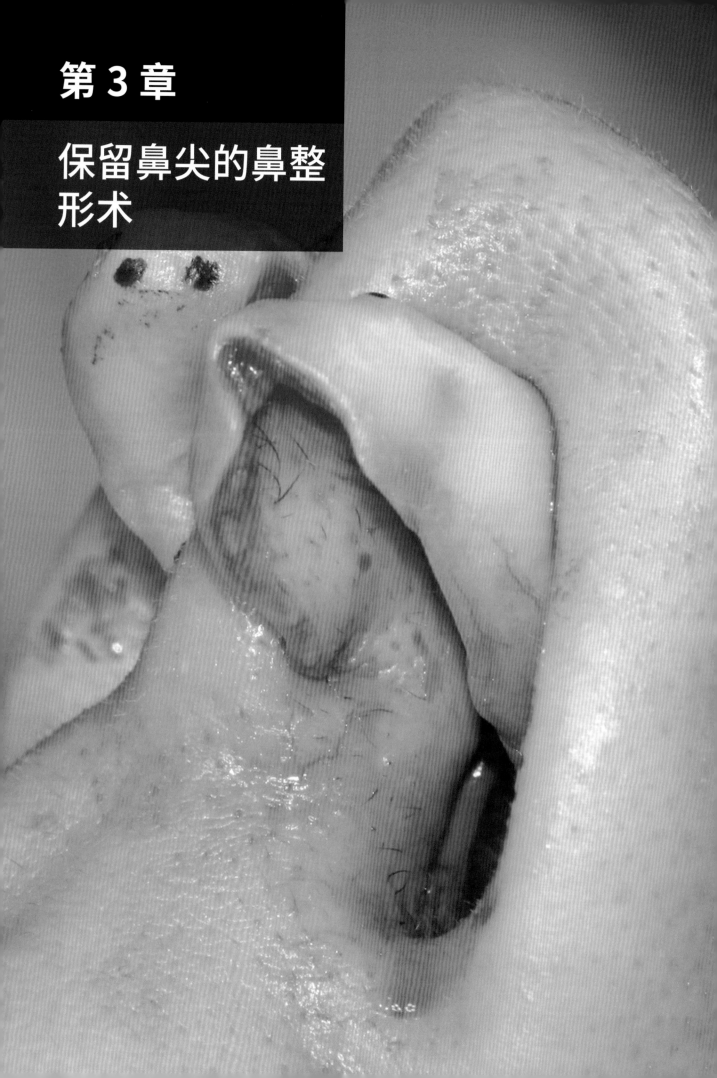

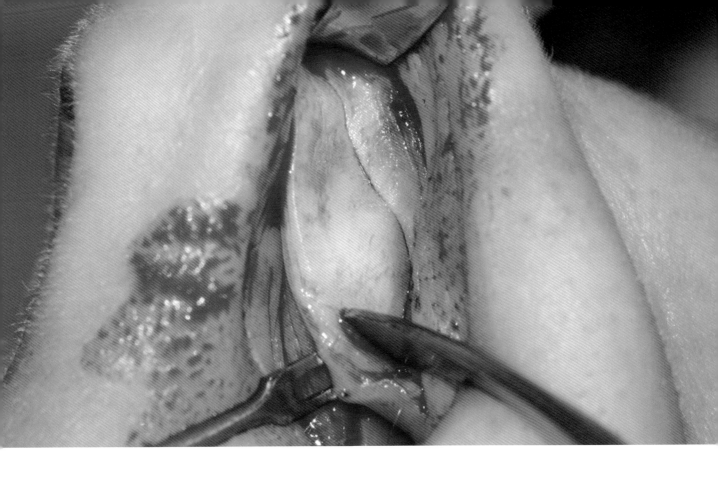

第 1 节　软骨膜下鼻整形术

Barış Çakır, Ali Murat Akkuş

　　鼻整形术中的软骨膜下分离平面是一个相对无创、无血管的平面，可使软组织损伤最小化，且能减少术中水肿的发生，术后效果更具可预测性。鼻整形术中软骨膜下平面的使用在许多方面与鼻中隔成形术中使用的方法相似，后者可将软组织损伤和瘢痕形成最小化。肌肉、脂肪、韧带、神经和血管位于软骨膜之上，表浅肌肉腱膜系统（SMAS）内或其浅面。常规在SMAS下解剖平面掀起软组织罩时，经常可以看到鼻翼软骨上的肌肉碎片、横断的神经血管结构以及被破坏的多个鼻部韧带。相反，软骨膜下平面掀起软组织罩出血较少、视野干净，并保留了整个软组织罩的解剖学完整性。获益在术中即刻就显而易见，水肿轻、瘀斑少，术后的肿胀、麻木和覆盖皮肤变薄也较少发生。鼻部韧带的保留使鼻阀更加稳定，鼻尖支撑也得以较好地维持。

手术原则

因为Ivo Pitanguy医师的著作，整形外科医师对鼻部韧带有了更深刻的认识和了解（图3-1-1），并且随着时间的推移，其相关知识也得到广泛传播。鼻部SMAS在鼻尖和鼻尖上区变厚，并在这些部位分为深浅两层。浅层SMAS穿过鼻穹隆，在内侧脚之间持续走行，并与口轮匝肌浅部相连接。浅层SMAS被认为是浅层Pitanguy中线韧带。深层SMAS进一步又分为3个部分——1个中心部分和2个外侧部分。中心部分为深层Pitanguy中线韧带，穿过穹隆间韧带下方和鼻中隔前角。它在膜性鼻中隔内持续走行，连接内侧脚和成对的降鼻中隔肌。深层Pitanguy中线韧带在穹隆下形成一个弹性肉垫，确保鼻尖有3~4mm的突出度。因此，切断韧带将会导致鼻尖突出度的降低。深层SMAS的外侧部分通过左右两侧的垂直卷轴韧带（VSL）止于卷轴区。VSL将鼻横肌和内鼻阀/卷轴区连接在一起。上外侧软骨和外侧脚通过纵向卷轴韧带（LSL）连接在一起。在尸体解剖和手术中可以发现这两种卷轴韧带是有差别的，但二者在组织学上的差异并不明显。因此，VSL和LSL在一起可以统称为卷轴韧带复合体（SLC）。在卷轴区进行的标准SMAS下解剖破坏了肌肉的止点，导致鼻尖上区比较饱满以及内鼻阀塌陷。

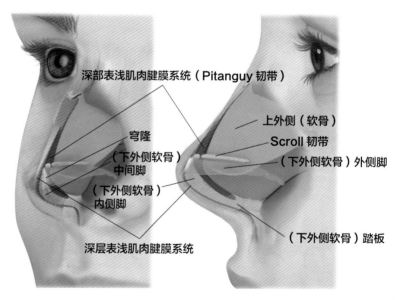

图 3-1-1

与外科手术相关的技术要点

- 使用Daniel–Çakır剥离子（特别针对这种类型的解剖而开发的剥离子）进行操作会更加容易一些。

- 如果患者的皮肤较厚，在浅层和深层SMAS之间开窗时，只在Pitanguy韧带内进行有限的解剖。

- "去脂"不是将脂肪去除，而是去除了肌肉，这将可能导致鼻阀问题。我不做"去脂"的操作，主要专注于控制皮肤软组织的重新分布。

- 对于小叶较短的患者，可将Pitanguy韧带的分离增加2~3mm，以保证小叶有足够的空间。

- 对于皮肤较薄的患者，应增加剥离的范围以避免鼻尖上转折点过于尖锐。

- 对于皮肤较薄且鼻尖过度突出的患者，有必要切断Pitanguy韧带（10%~20%）。切断Pitanguy韧带会使鼻尖突出度明显下降，还会使鼻尖上区饱满。

外科手术技巧

在外入路和内入路鼻整形术中，均可进行软骨膜下剥离。在外入路术式中，Pitanguy韧带可以得到保护。不过，为了保护穿过膜性鼻中隔的结构，我们使用的是单侧的低位鼻中隔切口。

步骤 1　低位鼻中隔切口

经鼻黏膜和软骨黏膜，在鼻中隔尾侧缘的头侧端3~4mm处做低位鼻中隔切口（图3-1-2a）。朝向内鼻阀进行3~4mm的倒切，能够增加暴露的范围。额外的尾侧剥离可以将尾侧鼻中隔暴露出来。

切开鼻中隔软骨，在软骨黏膜平面继续进行对侧鼻中隔剥离，同时保留1~2mm的支撑（图3-1-2b）。该入路保留了膜性鼻中隔的结构和韧带附着，并在手术结束缝合尾侧鼻中隔时起到指示作用。

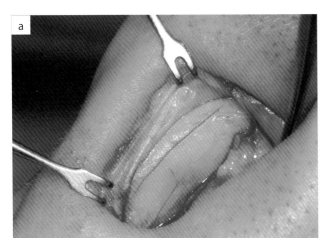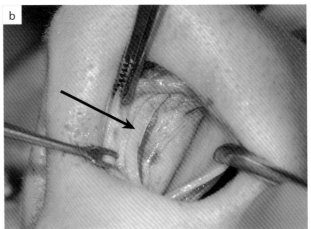

图 3-1-2

步骤 2　鼻背鼻中隔软骨膜下剥离

在鼻中隔前角的上方，使用尖头剪刀继续进行分离。到达上外侧软骨后，可见鼻背软骨膜（图3-1-3）。

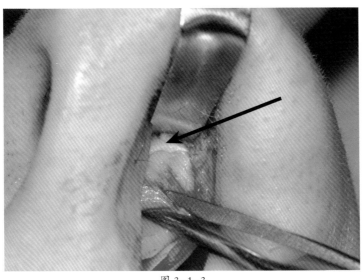

图 3-1-3

　　将尖头剪刀插入鼻背软骨膜下（图3-1-4a），同时在软骨膜下插入一个薄而尖且细小的钝性剥离子（图3-1-4b）。这样，鼻背就像鼻中隔一样，可以在5~6s内被快速剥离。剥离到键石区后，将会继续向上外侧软骨的左右方向进行剥离，直到卷轴区为止。

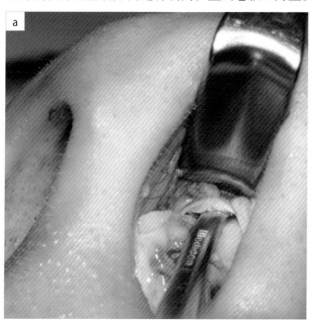 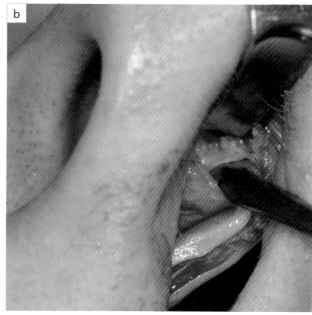

图 3-1-4

步骤3　在软骨膜下剥离下外侧软骨（LLC）

　　在软骨下缘制作切口后，于外侧脚黏膜的外侧弧线处放置一个拉钩，并由助手将其拉向下方。将15号刀片反向插入软骨膜下以进入软骨膜下平面。用尖头剪刀继续分离2~3mm（图3-1-5a）。将Crile拉钩插入软骨膜下后，用Daniel–Çakır剥离子继续分离。挤压皮肤和拉钩之间的软骨膜，并进行拮抗牵引以便于更容易地进行剥离（图3-1-5b）。

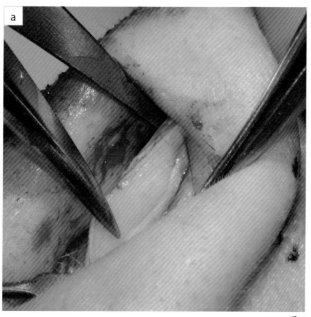 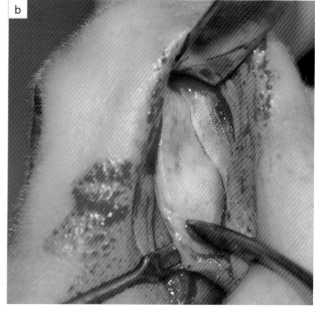

图 3-1-5

现在软骨膜可以在完全暴露的情况下进行分离。当分离到鼻穹隆时放置一个拉钩，并由助手将其拉向外侧（图3-1-6）。在鼻穹隆和内侧脚上方继续进行软骨膜下分离。

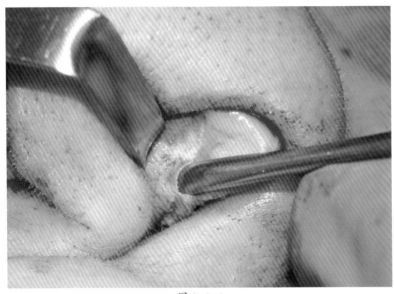

图 3-1-6

步骤 4 保护卷轴韧带

用双爪拉钩抓住鼻穹隆将其拉向下方。将另外一把的拉钩置于鼻翼的皮肤下，提供反向牵引力。使用剥离子完成外侧脚的剥离，直至卷轴区（图3-1-7a）。

到达卷轴区后，韧带样附着物的存在使得剥离子的推进变得更加困难。此时应下拉外侧脚，因为卷轴区籽骨是与SMAS相连的，在反向牵引力的作用下，卷轴软骨就会朝向上方，从而暴露上外侧的软骨膜下平面（图3-1-7b）。然后继续进行剥离操作，一直到鼻骨。

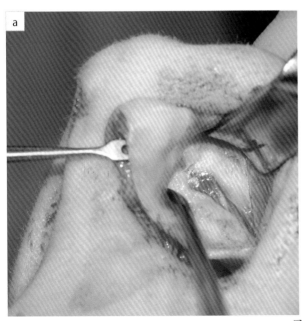 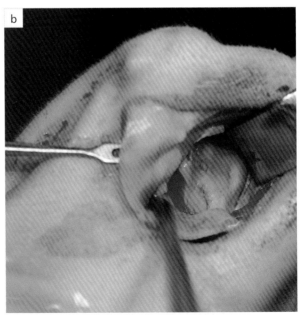

图 3-1-7

步骤 5　鼻骨外侧的骨膜下剥离

使用Daniel-Çakır骨膜剥离子的尖端，沿着鼻骨尾侧端进行刮擦。使用剥离子将骨膜和骨的尖锐尾侧边缘剥离开，这样，外侧骨的剥离就可以在完全暴露的情况下施行（图3-1-8）。在剥离子和锋利的骨边缘之间切开骨膜。在直视下对外侧骨壁的骨膜进行剥离。在另一侧施行相同的操作。使用Aufricht拉钩牵拉皮肤，剥离鼻根区。

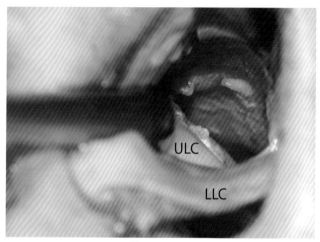

图 3-1-8

步骤 6　连接剥离平面

用剥离子刮除鼻背骨膜的尾侧边缘。通过剥离鼻背中线骨膜可以连接左右两侧的剥离平面（图3-1-9）。

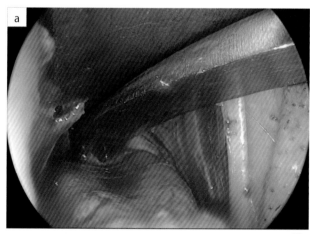
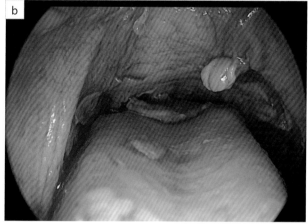

图 3-1-9

步骤 7　在浅层 SMAS 和 Pitanguy 韧带之间开窗

在双侧穹隆部各放置一个拉钩，这样就可以将其向两侧牵拉。置入Crile拉钩后，就可以在浅层SMAS和深层SMAS之间的平面上开窗。

这样，Pitanguy韧带会被保留下来。随后继续进行分离，一直到鼻尖上转折点处为止。另一端一直剥离到内侧脚为止（图3-1-10a~c）。一旦熟悉了这个过程之后，平均只需要10min的时间就可以完成整个操作。

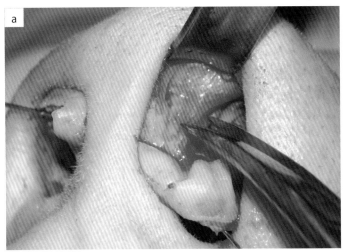

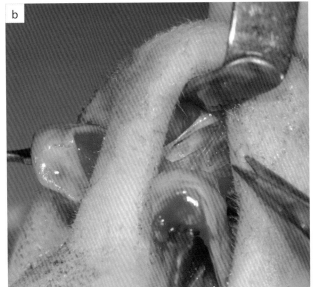
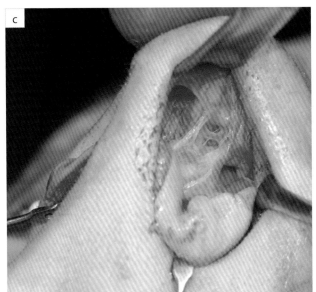

图 3-1-10

步骤 8　重建低位鼻中隔切口

在完成鼻尖和鼻背的处理后，在所需的鼻尖突出度处将后支撑缝合到尾侧鼻中隔，并用6-0单乔缝线闭合黏膜（图3-1-11a、b）。

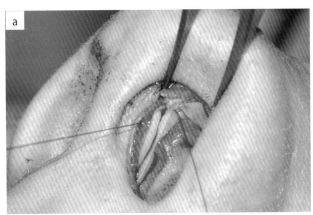
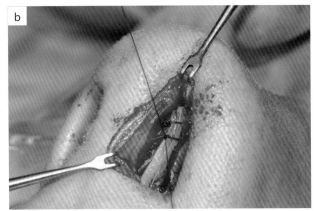

图 3-1-11

步骤9　修复卷轴韧带

用2~3针5-0 PDS缝线修复卷轴韧带，将其固定在上外侧软骨的尾侧边缘。通过这种方式，复位鼻横肌。用6-0单乔线缝合软骨下切口（图3-1-12）。

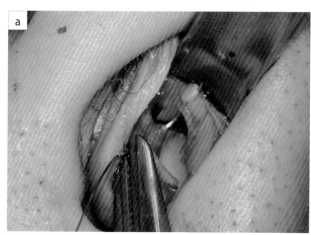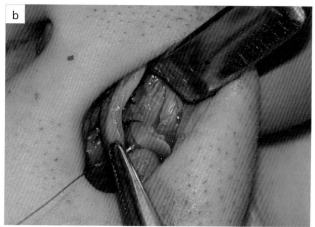

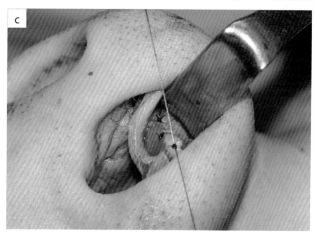

图 3-1-12

步骤10　软骨支架的调整

软骨间切口和边缘切口的结合可以释放鼻尖。只有通过边缘切口才可以同时释放和调整鼻尖，能够施行的操作包括穹隆缝合和鼻小柱支撑移植物的放置（图3-1-13a、b）。

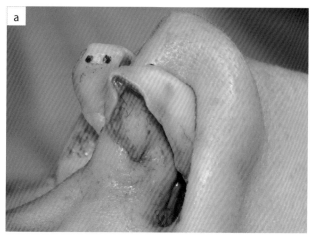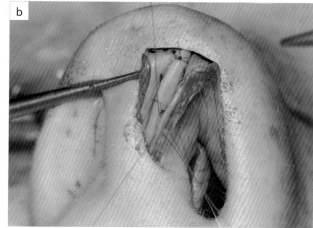

图 3-1-13

病例 1

图3-1-14是一位患者术前及术后1年的照片。该患者皮肤较薄，这是适合施行软骨膜下鼻整形术最常见的指征。

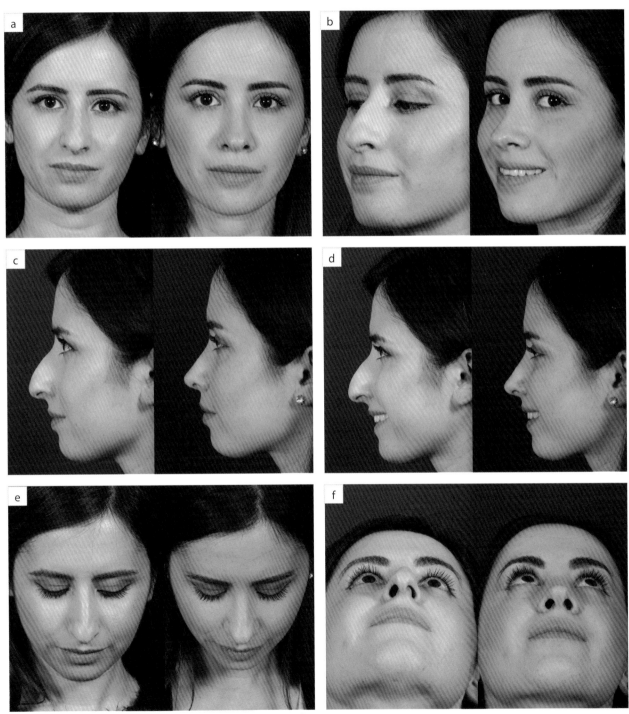

图 3-1-14

病例 2

图3-1-15是一位患者术前及术后1年的照片。该患者皮肤很厚。控制皮肤软组织的重新分布。

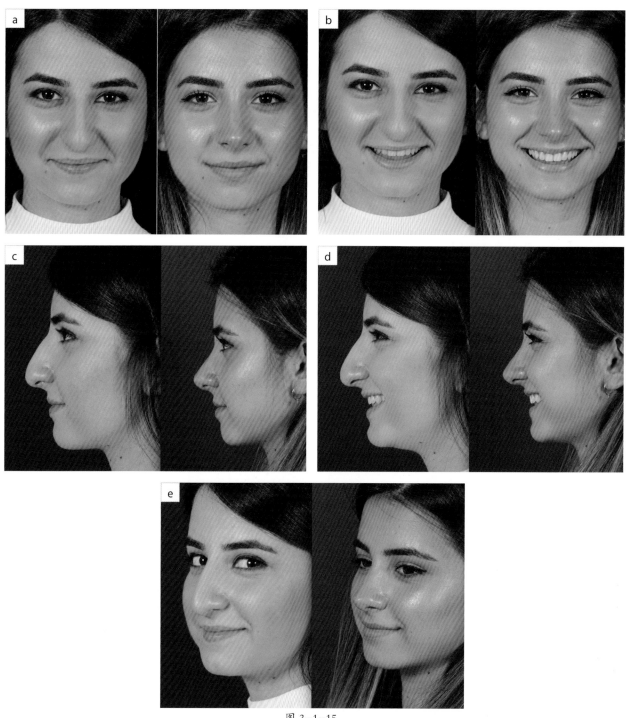

图 3-1-15

病例 3

图3-1-16是一位患者术前及术后7年的照片。

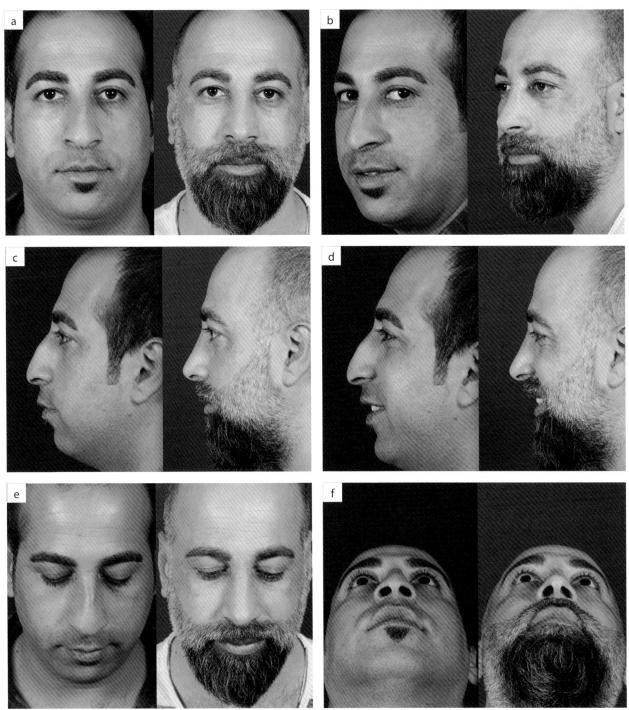

图 3-1-16

病例 4

图3-1-17是一位患者术前及术后5年的照片。

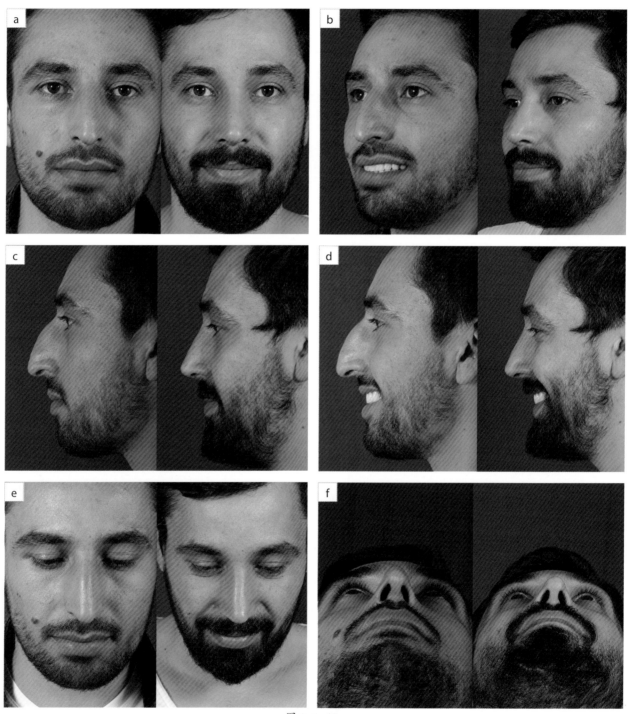

图 3-1-17

病例 5

图3-1-18是一位患者术前及术后5年的照片。

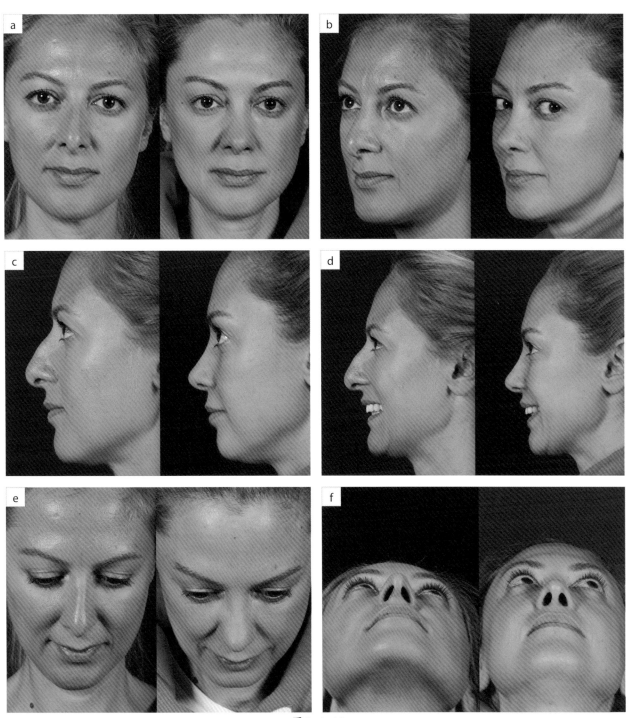

图 3-1-18

并发症

在皮肤薄和鼻尖过度突出的患者，Pitanguy韧带的保留和卷轴韧带的缝合可能会导致鼻尖表现点过于明显，在已有形态较好的鼻尖上转折点的患者中也会如此。在我的患者中，其中7个术后出现鼻尖过度突出和鼻尖上凹陷，我给她/他们做了修复手术（图3-1-19）。我将Pitanguy韧带切断，使其鼻尖突出度得以降低。在放置鼻尖软骨时，必须确保鼻穹隆上的软骨膜恰好位于软骨上，并且浅层SMAS是位于软骨之间的。如果将浅层SMAS精确地置于穹隆间隙内，将会确保软骨与皮肤之间关系合理。如果浅层SMAS没有精确地位于穹隆间隙内，则可能会发生鼻尖不对称。在鼻尖软骨膜处切开2~3mm，可减少发生这种并发症的可能性。将Pitanguy韧带切断后再将之对称缝合是较为困难的；因此，最好的办法就是使它保持完整。在此之前，为了增加鼻尖突出度我会将韧带折叠，但常常导致不对称的发生。因此，保护Pitanguy韧带并避免其折叠更符合逻辑。

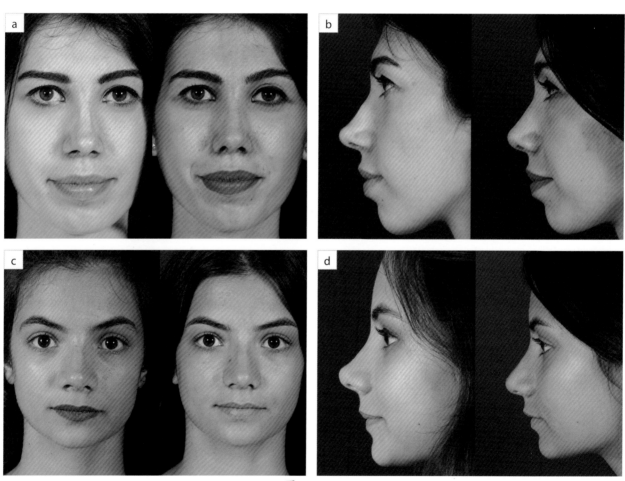

图 3-1-19

结论

鼻整形术中因剥离造成的组织损伤可能会导致术后皮下组织萎缩，以及不太可预测的术后结果。通过软骨膜下剥离，软骨膜的血管分布得以保持完整，进而降低了术中及术后的水肿。反过来，这也加速了恢复的过程，并使软骨支架的韧带连接得以保留。软骨膜下剥离的结果是可以得到均匀的、血管分布良好的皮肤和软组织罩，用以覆盖改变后的结构支撑框架。另一方面，SMAS下剥离将使软骨膜保留在软骨上，而切除软骨后将会损失这些软骨膜。

患者经常抱怨鼻整形手术后鼻背会过于有光泽。皮肤的这种光泽外观，可能是由于长期的炎症反应和神经分布的变化造成的。如果施行的是软骨膜下剥离操作，那么这种并发症就会很少见。

在软骨膜下剥离术中由于Pitanguy韧带得到保护、卷轴区得到修复，术后软组织鸟嘴状外观和鼻尖突出度损失的发生率明显降低。因此，在应用软骨膜下平面剥离的初次鼻整形术中，使用鼻尖盖板移植物的患者非常有限，还不到1%。特别是在做缩小鼻整形术的患者中，通过将多余的皮肤拉向两侧，可以很容易修复卷轴区。

参考文献

[1]　Pitanguy I. Surgical importance of a dermatocartilaginous ligament in bulbous noses. Plast Reconstr Surg. 1965;36:247-253.

[2]　Pitanguy I, Salgado F, Radwanski HN, Bushkin SC. The surgical importance of the dermocartilaginous ligament of the nose. Plast Reconstr Surg. Plast Reconstr Surg. 1995;95(5):790-794.

[3]　Saban Y, Andretto Amodeo C, Hammou JC, Polselli R. An anatomical study of the nasal superficial musculo-aponeurotic system: surgical applications in rhinoplasty. Arch Facial Plast Surg. 2008;10:109-115.

[4]　Daniel RK, Glasz T, Molnar G, Palhazi P, Saban Y, Journel B. The lower nasal base: an anatomical study. Aesthet Surg J. 2013;33(2):222-232.

[5]　Çakır B, Oreroglu AR, Dogan T, Akan M. A complete subperichondrial dissection technique for rhinoplasty with management of the nasal ligaments. Aesthet Surg J. 2012;32(5):564-574.

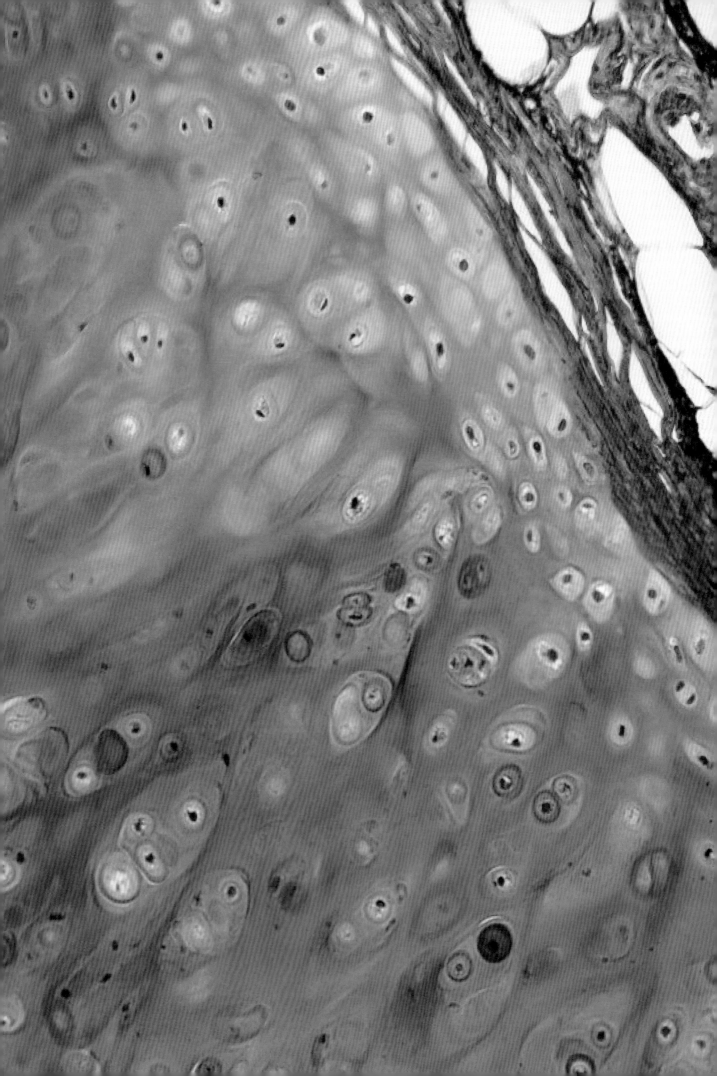

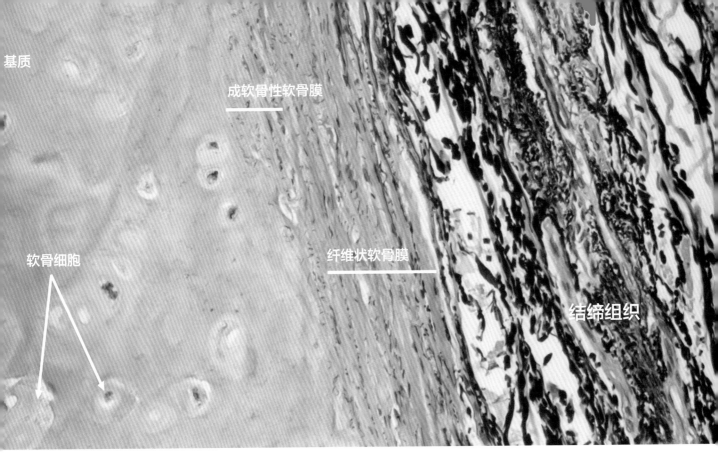

基质

成软骨性软骨膜

软骨细胞

纤维状软骨膜

结缔组织

第 2 节　保留性鼻整形术的实用组织解剖学

Vincent Patron

保留性鼻整形术（PR）的目的是最大限度地保留鼻锥的骨和软组织。因此，掌握相关的解剖学知识是至关重要的。虽然有些著作（Danieland Palhazi, 2018； Saban et al., 200）已经将外科解剖学知识进行了详尽的描述，但是鼻部软组织的解剖，尤其是关于软骨膜和骨膜的解剖，至今仍较少被提及。本章的目的是对这种组织解剖学进行描述，以增加整形外科医师这方面的相关知识，使其更好地了解当今前沿和正确的软组织解剖顺序。

软骨

　　鼻部软骨由透明软骨构成，与肋软骨和气管软骨类似。图3-2-1a为鼻翼软骨组织切片，石蜡切片Masson三色染色。注意：靠近表面的软骨细胞，它们的排列是平行于表面的，而那些位于中心处的细胞排列则更垂直。透明软骨与无软骨膜的关节软骨不同。鼻部的软骨由细胞外基质和分泌基质的软骨细胞组成。细胞外基质主要由Ⅱ型胶原、Ⅸ型胶原和Ⅺ型胶原组成，具有一定的硬度。软骨本身没有神经支配，也没有血管化，这意味着手术期间感觉到的疼痛和出血不是由软骨引起的，而是由周围组织的剥离引起的。

　　软骨膜的结构对我们来说更为重要。软骨膜是结缔组织，主要由Ⅰ型胶原组成。它有神经支配，且有血管走行于其中，主要作用是滋养软骨和促进软骨愈合。因此，进行软骨膜下剥离时，认识到这一点非常重要。软骨膜由内外两层组成。图3-2-1b是鼻翼软骨的组织学切片，可见软骨膜的层次，进行了Masson三色染色和地衣红染色，以标记弹性纤维（紫色）。

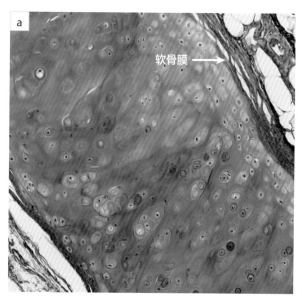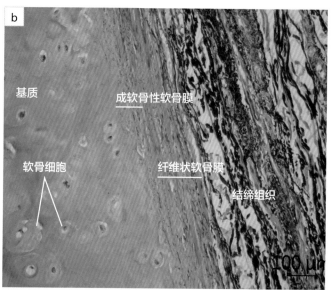

图 3-2-1

　　外层称为纤维层。它是一个纤维状、有血管营养和神经支配的结缔组织层，可以对称地为细胞层的内层进行滋养。后者（内层）极为重要，因为它是软骨形成层，由成软骨细胞组成，负责软骨的生长。还有一些研究者描述了仅由结缔组织组成的第三个层次——中间层。

保留性鼻整形术中真正的软骨膜下平面处于什么位置

根据保留性鼻整形术的概念，剥离是在软骨膜下–骨膜下平面（SSP）进行的。图3-2-2是对下外侧软骨（LLC）进行的解剖剥离。SMAS下剥离后，请注意软骨上方的供给血管。镊子夹持的白色瓣是软骨膜瓣。

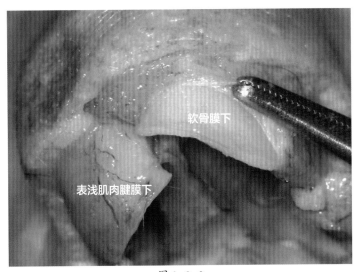

图 3-2-2

图3-2-2为在软骨膜下平面进行的剥离，图3-2-3a、b是其在显微镜下的放大图像（组织学切片后经HE染色）。我们可以看到软骨膜下的剥离操作就是在软骨膜正下方进行的，此外，成软骨性软骨膜和纤维性软骨膜均在同一组织瓣中被掀起。大箭头指的是剥离平面。软骨（白色星状）与成软骨性软骨膜（黑色星状）之间的软骨细胞/成软骨细胞的大小差异较易区分（软骨和成软骨性软骨膜被染成紫色，纤维状软骨膜被染成黄色，以便更好地理解）。这种剥离将成软骨性软骨膜与深面的软骨分离开来，这就解释了为什么要牢牢抓住软骨才能找到正确的平面。组织瓣内侧成软骨性软骨膜的存在，或许能解释术中皮瓣掀起后为什么会出现苍白和无血的现象。因此，进入该平面必须使用锋利的手术器械。

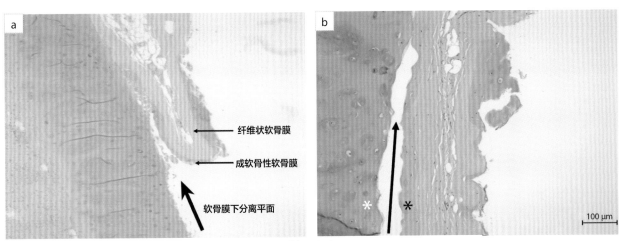

图 3-2-3

在软骨膜下平面解剖有风险吗

在软骨膜下进行解剖产生了许多问题，比如它是否会导致纤维化以及是否会阻断软骨的血液供应？

纤维化是继发于创伤的成纤维细胞活化的结果。成纤维细胞存在于皮肤、皮下组织、SMAS或纤维性软骨膜等结缔组织中。在内层软骨膜和软骨内，它们并不存在，仅有的细胞是成软骨细胞和软骨细胞。因此，从理论上讲，真正的软骨膜下分离激活的是成软骨细胞，而不是成纤维细胞。基础研究证实，只有内层软骨膜损伤才能形成软骨，保留软骨的软骨膜下解剖会导致软骨和软骨膜的厚度增加。然而，这只是动物模型体内的研究结果。

关于软骨血管化，如前所述，软骨不是带血管的组织。其血管化主要来自纤维性软骨膜和周围的其他组织，营养物质、代谢产物和氧气可以从血管扩散到软骨细胞以供应软骨细胞的正常代谢。图3-2-4显示了软骨上方和下方的血管（下外侧软骨的组织学切片，Masson三色染色），并标识出软骨膜下解剖过程中血管没有受到损伤（白色虚线）。静脉和动脉走行于软骨的上方和下方（红色箭头）。

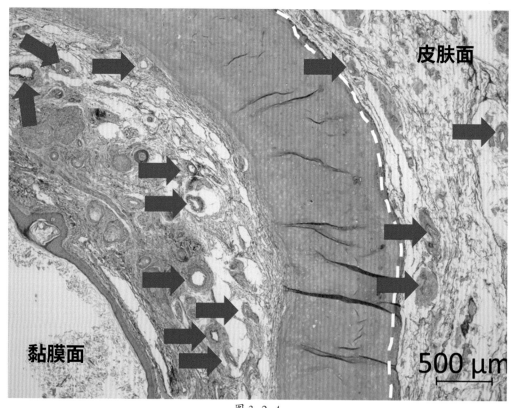

图 3-2-4

据我们所知，目前没有学者做过软骨膜下解剖对人类软骨再生影响的相关研究，但动物模型的相关研究显示，只要有一侧软骨膜存在，就可以实现软骨的完全再生（Mo et al., 2014）。在对软骨两侧进行侵入性解剖时，应谨记：软骨再生是由软骨膜而不是血管化决定的。在软骨膜下进行解剖时应当仔细地进行软骨膜下分离，以保留软骨膜。

为什么鼻中隔软骨膜下解剖比下外侧软骨（LLC）和上外侧软骨（ULC）的解剖更为容易

鼻中隔软骨膜下剥离平面是手术的经典平面。为什么其与LLC及ULC有所不同？因为在LLC和ULC的软骨膜下平面进行剥离，要比在鼻中隔的软骨膜下更难。有3个主要原因来解释这一说法：

（1）鼻中隔软骨膜较厚。鼻中隔软骨膜的厚度是150~200μm，而LLC和ULC 软骨膜的厚度只有50μm，从而导致其抵抗性较低。

（2）鼻中隔软组织致密，而LLC及ULC周围组织疏松。鼻中隔周围组织主要由结缔组织和腺体组成，而LLC和ULC周围的软组织主要由脂肪和疏松结缔组织组成的（图3-2-5）。

（3）鼻中隔软骨较硬，而LLC和ULC硬度不足。鼻中隔软骨的主要作用是提供鼻部硬度。而LLC和ULC的唯一作用是打开内、外鼻阀，它们更薄、更柔韧。

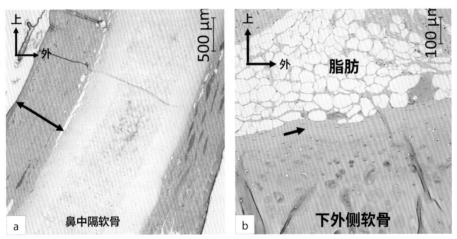

图 3-2-5

然后，当我们使用刮擦软骨的方法来寻找软骨膜下平面时，在鼻中隔软骨上更容易找到，因为鼻中隔软骨较硬，比LLC和ULC更具抵抗力，不易移动。当在LLC或ULC上寻找软骨膜下平面时，对其进行拉伸，使其变得更有抵抗力，这样才容易通过刮擦将其找到，但是较易将其刮伤。我们可以通过观看巴黎奥赛博物馆，公共部（Gustave Caillebotte）的画作《刮地板的工人》（*The Floor Scrapers*，图3-2-6）来理解这个概念：刮硬的、有抵抗力的东西比刮软的、活动的东西更容易。

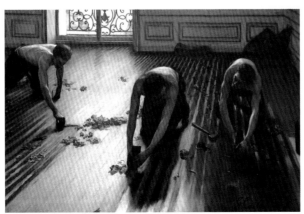

图 3-2-6

为什么在鼻背中线找到软骨膜下平面比在 ULC 的尾侧更为容易

如前所述，该问题和软骨膜的厚度、软骨硬度和活动度相关。在鼻背，鼻中隔软骨膜厚度较厚，可达1000μm，如图3-2-7a所示（鼻中隔"Y"部的组织切片，Masson三色染色）。图中双头箭头显示了1000μm厚度的软骨膜。此外，鼻中隔Y是有抵抗性的，容易刮擦。

鼻背的一个特殊之处，是鼻横肌正好位于软骨膜的上方。它非常厚且当处于紧张状态时，还会有很强的抵抗性。鼻中隔鼻背的组织学切片，通过Masson三色和地衣红染色，可以显示其中较大的鼻横肌（图3-2-7b）。

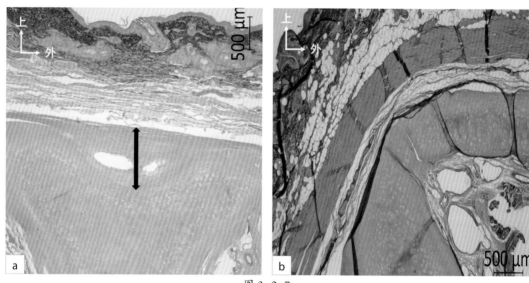

图 3-2-7

ULC的软骨膜很薄，且ULC是一个脆弱的、可移动的软骨。因此很难对其进行刮擦，尤其是容易移动的尾侧缘更难刮擦。

这就解释了从鼻中隔中线开始，然后向外侧剥离ULC软骨膜，就会更容易在软骨膜下平面对ULC进行剥离，而不是试图从ULC的尾侧去寻找预期的平面。图3-2-8显示了HE染色后的鼻中隔和ULC组织学切片，虚线显示的是解剖路径。

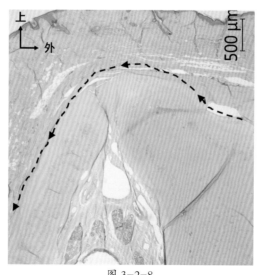

图 3-2-8

软骨膜从头侧到尾侧是连续的吗

当从LLC的尾侧到鼻骨进行软骨膜下剥离时，有两个区域的剥离较为困难：卷轴区和键石区（ULC和骨结合处）。因为在这两个过渡区都很难找到真正的软骨膜下平面。有些研究者认为，骨膜和软骨膜是连续的，特别是在键石区，Popko等将之描述为骨膜和软骨膜纤维的混合，称之为骨膜/软骨膜覆盖区。

当仔细观察卷轴区时，我们会发现卷轴区是由致密的结缔组织组成的，而不是由连续的两层软骨膜组成的。这种结缔组织对应的是所谓的卷轴韧带复合体（SLC）：垂直和纵向卷轴韧带。ULC、LLC和每个卷轴籽骨都有自己的软骨膜（图3-2-9）。

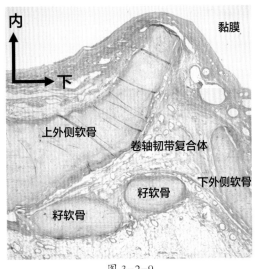

图 3-2-9

在某些情况下，这种区分更加困难，如图3-2-10底部右侧所示。图3-2-10是马松三色染色和地衣红染色的卷轴区组织学切片，卷轴区的星号表示致密的胶原束和软骨膜进入卷轴区域的连续性。Karapinar等也对其进行过描述。

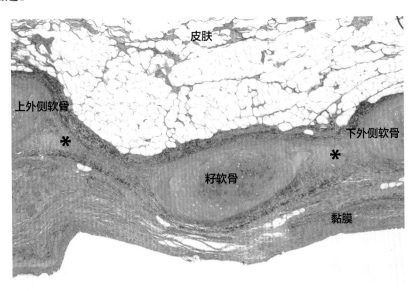

图 3-2-10

不管卷轴区的解剖如何变化，剥离过程中应该尽量保持其完整性。为了达到这一目的，当以软骨膜下平面剥离的方式到达LLC的头侧时，应在鼻前庭黏膜上方的卷轴韧带复合体下方继续进行剥离，然后到达ULC的尾侧。在此处打开软骨膜较为困难。在这一平面，应该将从中线到ULC尾侧的软骨膜下剥离连接在一起。在图3-2-11的左侧，可以看到一个经HE染色的卷轴区组织切片。图中黑色的虚线表示从下方开始的剥离平面。绿色虚线表示从上方开始的软骨膜下剥离平面。

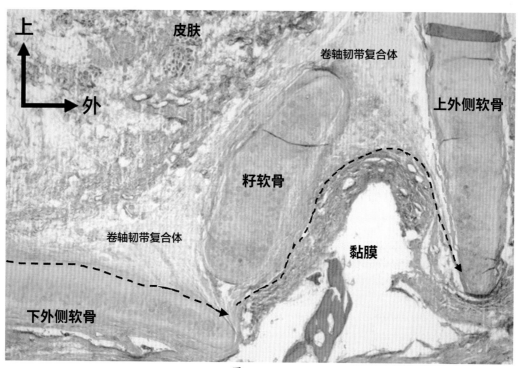

图 3-2-11

结论

软骨膜下剥离实质上是在内层软骨膜的下方进行剥离。如果在剥离过程中软骨膜保持完整，并不会发生纤维化和血供的阻断，反而代之以成软骨细胞活性的激活，生成软骨。因此，在解剖过程中，小心地对待软骨膜是非常重要的。

事实上，组织学也告诉我们，要正确进入软骨膜下平面，正确地刮擦操作需要满足以下要求：①锐利的器械；②在刮擦操作中保持软骨处于拉伸状态；③尽可能地施加适当的反作用力。

在软骨最坚硬、最稳定且覆盖组织最致密的部位开始进行剥离，可以使操作更加容易。

参考文献

[1] Bairati A, Comazzi M, Gioria M. A comparative study of perichondrial tissue in mammalian cartilages. Tissue Cell. 1996;28(4):455-468.
[2] Bleys RL, Popko M, De Groot JW, Huizing EH. Histological structure of the nasal cartilages and their perichondrial envelope. II. The perichondrial envelope of the septal and lobular cartilage. Rhinology. 2007;45(2):153-157.
[3] Daniel RK., Palhazi P. Rhinoplasty: An Anatomical and Clinical Atlas. Heidelberg: Springer. 2018.

[4]　Duynstee ML, Verwoerd-Verhoef HL, Verwoerd CD, Van Osch GJ. The dual role of perichondrium in cartilage wound healing. Plast Reconstr Surg. 2002;110(4):1073-1079.

[5]　Karapinar U, Kilic C, Develi S, Gamsizkan P, Yazar F. The anatomical and histological features of the area between the upper and lower lateral nasal cartilages: a pilot study. J Exp Integr Med. 2013;3(1):57-61.

[6]　Mace B. Histologie. Paris: Omniscience. 2008.

[7]　Mo JH, Lee DJ, Chung PS, Chung YJ. Regenerative and proliferative activities of chondrocyte based on the degree of perichondrial injury in rabbit auricular cartilage. Eur Arch Otorhinolaryngol. 2014;271(6):1573-1580.

[8]　Ozdemir S, Celik H, Cengiz C, Zeybek ND, Bahador E, Aslan N. Histopathological effects of septoplasty techniques on nasal septum mucosa: an experimental study. Eur Arch Otorhinolaryngol. 2018. [Epub ahead of print].

[9]　Popko M, Verlinde-Schellekens SAMW, Huizing EH, Bleys RLAW. Functional anatomy of the nasal bones and adjacent structures. Consequences for nasal surgery. Rhinology. 2018;56(1):89-95.

[10]　Saban Y, Andretto Amodeo C, Hammou JC, Polselli R. An anatomical study of the nasal superficial musculoaponeurotic system: surgical applications in rhinoplasty. Arch Facial Plast Surg. 2008;10(2):109-115.

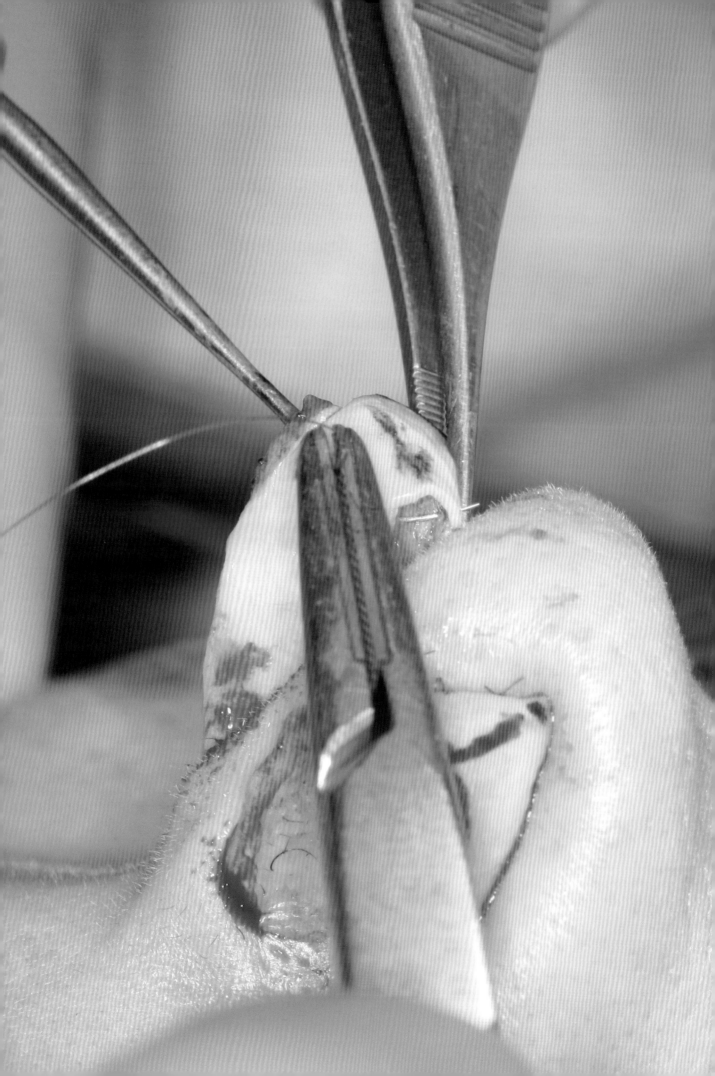

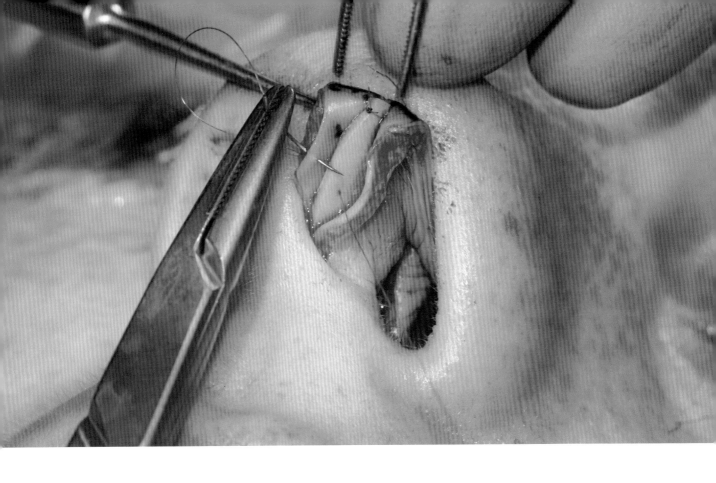

第 3 节　保留韧带的鼻整形术

Barış Çakır, Bülent Genç

　　鼻整形手术始于闭合式入路的鼻缩小整形术。随着开放式入路手术方式的出现，可控的鼻部切除和重建手术变得越来越受欢迎。与此同时，使用软骨内切口无法直接暴露鼻尖软骨的鼻内入路不再流行，因为年轻一代的外科医师发现其操作难度很大。相比之下，开放式入路的鼻整形手术变得越来越流行，因为它更容易学习和实践。相关的僵硬和麻木常常被忽略。我使用数年开放式入路技术后，又回归到闭合式入路技术，因为后者可以更好地把控出色的美学效果。在过去的10年中，我发展出了一种鼻内入路的鼻尖手术方法，该手术方法可以在保留鼻尖韧带的同时获得理想的鼻部美学多边形。鼻部手术的过程中保留这些韧带可以提升手术效果，这些韧带还对鼻尖突出度、灵活度和鼻尖表现点有着至关重要的影响。

手术原则

　　鼻子是由可活动部分和不可活动部分构成的。可活动的鼻尖部分是由下外侧软骨（下称LLC）构成的。而不可活动部分由鼻中隔、上外侧软骨、上颌骨和鼻骨构成的。可活动的鼻尖部分通过Pitanguy中线韧带和卷轴韧带与鼻中隔和上外侧软骨相连接。鼻尖由这些韧带进行固定牵拉，可以向上和向下运动。卷轴韧带和Pitanguy韧带是由浅表肌肉腱膜系统（以下简称SMAS）在鼻尖上区增厚而形成的，因为它们属于SMAS的一部分，所以在鼻部功能上起着很重要的作用（图3-3-1）。引起鼻尖过宽的真正原因是穹隆和外侧脚的宽度超出了正常范围。这类患者鼻孔和外侧脚之间的区域，即"软三角"多边形通常会比较窄。鼻背软骨和鼻骨的过度发育，会导致鼻背驼峰，影响鼻部美学外观。

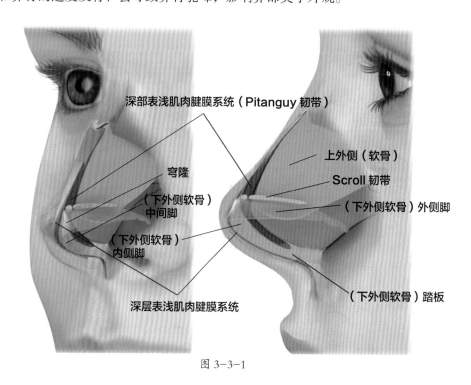

深部表浅肌肉腱膜系统（Pitanguy 韧带）

穹隆

（下外侧软骨）中间脚

（下外侧软骨）内侧脚

深层表浅肌肉腱膜系统

上外侧（软骨）

Scroll 韧带

（下外侧软骨）外侧脚

（下外侧软骨）踏板

图 3-3-1

鼻部畸形

- 构成鼻部骨架的骨和软骨之间连接非常紧密。
- 多数有鼻部创伤史的患者，犁骨都会增生肥大和偏斜。
- 过度发育的鼻中隔会将上外侧软骨（下称 ULC）向前推，而将内侧脚向尾侧推。
- ULC会向前牵拉外侧脚的头侧缘，从而导致静息角（上外侧软骨和下外侧软骨的外侧脚之间形成的角）扭曲变形。
- 向前、向尾侧生长的鼻中隔会使中间脚弯曲，并使穹隆的位置更靠近尾侧。过度生长的鼻中隔也会增加鼻尖突出度。
- 由于外侧脚在鼻尖区变得更加明显，鼻尖就增宽了。
- 凸的外侧脚和异常的外侧脚静息角会导致一个过宽且圆钝的鼻尖。

体格检查

视诊是一项重要的检查；发现的问题可以在患者的照片上得到验证。

- 鼻尖通常是宽的。
- 小叶通常是短的。
- 下外侧软骨外侧脚通常是凸的，长且宽。
- 外侧脚的头侧缘在尾侧缘的前方。
- 背侧鼻中隔和鼻骨过度发育。
- 患者微笑时会出现鼻尖下垂，这是由于微笑时鼻中隔会将鼻尖向前推（张力鼻）。
- 鼻部皮肤的厚度会直接影响手术效果。
- 对进行鼻整形手术的患者来说，若其软骨比较坚韧而鼻部皮肤较薄，那么该患者的手术效果就相对较好。
- 通过触诊患者鼻部的皮肤，可以获得软组织罩（下称STE）和软骨的相关信息，利用光源可以检查鼻尖内部黏膜的相关情况。
- 患者正面、仰头、低头、侧面以及斜面的照片可提供鼻部的基本信息。微笑时的正面观和侧面观照片则提供了其鼻尖的动态信息。

手术设计

使用电脑在患者侧面观的照片上进行一个术前的手术设计是非常重要的。与患者一起进行该术前的手术设计，可以帮助我们更好地去理解患者对手术的期望。此外，可以同时对患者的鼻尖突出度和旋转度进行手术设计。

我认为，每一位进行鼻整形手术的外科医师都需要一位良师益友。我已经成为一名整形外科专科医师，我最大的问题是要了解关于一个功能良好且外形美观的鼻子的解剖学，其鼻部软骨的长度、宽度以及它们之间的关系。这就是6年间我一直断断续续地参加绘画课程并与艺术家、雕塑家一起工作的原因。我一边通过这些信息对美鼻的特点进行分析，一边尝试着将这些鼻部表面的美学分析与其深面的骨和软骨的解剖结构结合在一起。

我们将由鼻子的背部所构成的两条高光线定义为鼻背美学线。直到最近，这些线条被勾勒成一个简单的弓形（沙漏形），如图3-3-2所示。然而，如果深入研究细节，就会发现鼻背美学曲线其实更像抛物线。事实上，4号区和2号区的光密度较低，而1号区和3号区的光密度相对更高。

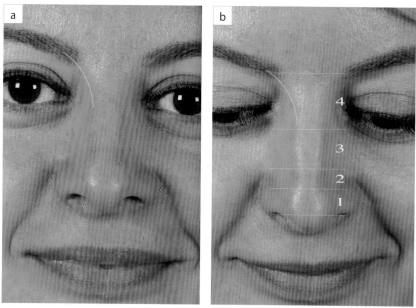

图 3-3-2

表面多边形

参加绘画课程时，我最感兴趣的就是通过立体形态来观察器官模型。可以通过观察截面的形状来对鼻部进行检查，这些截面由鼻子表面反射的阴影和光线形成。可以识别出以下的表面多边形（图3-3-3）：

1.穹隆三角   2.穹隆间多边形

3.下小叶多边形   4.鼻小柱多边形

5."软三角"多边形   6.外侧脚多边形

7.鼻背软骨多边形   8.上外侧软骨多边形

9.鼻背骨多边形   10.外侧骨多边形

11.眉间多边形

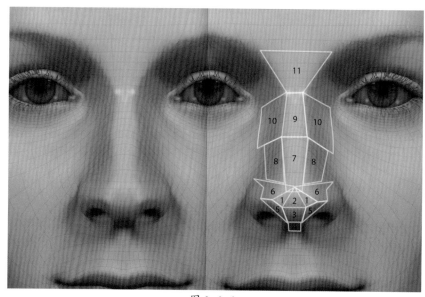

图 3-3-3

鼻尖表现点（图3-3-4）：鼻尖下（Ti），鼻尖上（Ts），内侧缘（Rm），外侧缘（RI），鼻小柱转折点（C）。

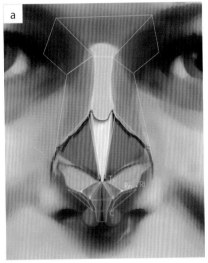

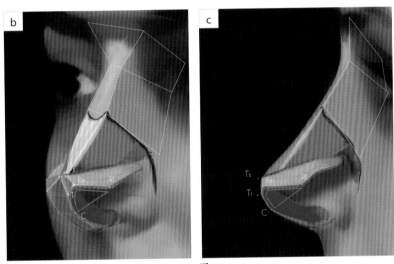

图 3-3-4

下面是我们所构建出的一个理想的鼻部解剖结构模型（图3-3-5）。注意观察鼻尖软骨以及它们之间的空间。

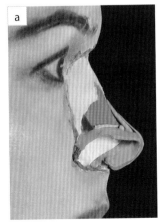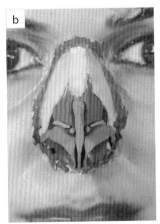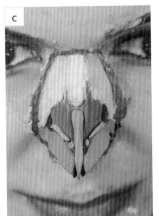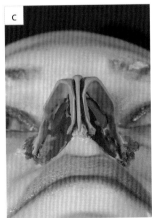

图 3-3-5

鼻尖手术的顺序

步骤 1　低位鼻中隔切口

　　通过一个单侧的低位鼻中隔切口进入鼻中隔和鼻背部。进行软骨膜下剥离以确保Pitanguy韧带和卷轴韧带可以较好地保留下来（图3-3-6）。在鼻尖旋转度和突出度的章节中，将对如何正确地保留外侧脚和内侧脚的长度进行探讨。在这一章中，我们会对软骨切除、软骨瓣和鼻尖缝合进行详细描述。

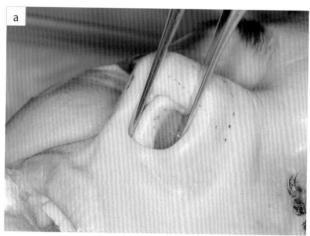
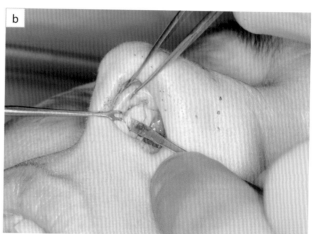

图 3-3-6

步骤 2　后支撑

　　保留鼻中隔最尾侧端的1mm并将其附着在Pitanguy韧带，也就是相当于膜性鼻中隔上。这样，就保留了沿着膜性鼻中隔走行的Pitanguy韧带的完整性，同时也保留了鼻尖的弹性。通过尾侧软骨膜下剥离进入鼻中隔的尾侧端。剥离鼻中隔的另一侧。将该鼻中隔剥离到可以进行尾侧切除的程度（图3-3-7）。如果患者需要行鼻中隔成形术，那么就可以在这个阶段进行。

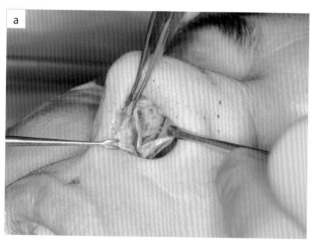
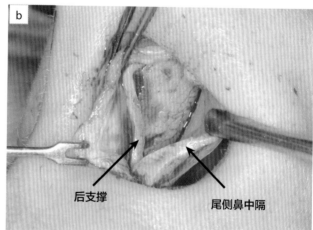

后支撑　　　　尾侧鼻中隔

图 3-3-7

步骤 3　鼻背的软骨膜下 – 骨膜下平面剥离

在软骨膜下平面剥离背侧鼻中隔和上外侧软骨。如果有需要，在骨膜下平面剥离骨性鼻锥（图3-3-8）。

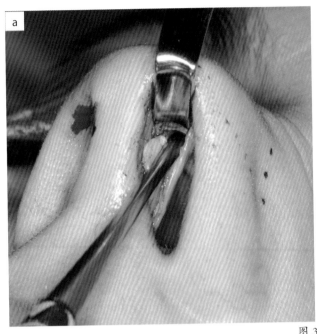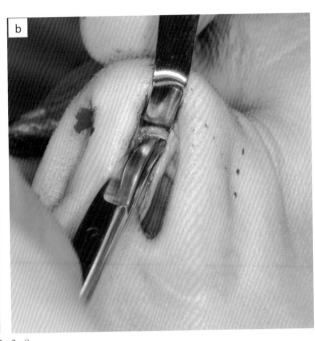

图 3-3-8

步骤 4　自体切缘复合瓣（经软骨边缘切口）

自体切缘复合瓣是保留性鼻整形手术中不可分割的一部分。若只通过头侧切除来矫正外侧脚的宽度，那么常常需要切除7~8mm的软骨。然而，如果使用自体切缘复合瓣技术，就可以在尾侧矫正过宽的外侧脚。通过这种手术方法，可以避免头侧过度切除以及它所带来的相关并发症。

如果外侧脚多边形与"软三角"多边形重叠并使软三角变窄，就要使用到自体切缘复合瓣。我的患者中大约有80%的人有使用自体切缘复合瓣的指征。我们在Ali Murat Akku博士的建议下对患者做了一个分型。图3-3-9a显示软骨头侧和尾侧均不存在过度发育的患者。图3-3-9b显示软骨头侧过度发育的患者。图3-3-9c显示软骨尾侧过度发育的患者。图3-3-9d显示软骨头侧和尾侧均存在过度发育的患者。需要格外注意那些软骨尾侧存在过度发育的患者。按照这一分型，我们对50例患者进行了分析。在这50位患者中，第一型的患者所占比例小于5%。第二型和第三型的患者所占比例均在20%。第四型的患者所占比例在60%左右。第三型和第四型的患者均有使用自体切缘复合瓣的指征，因为其软骨尾侧存在过度发育。在我看来，软骨头侧和尾侧均存在过度发育的患者，手术风险是最大的。因为，对于该分型的患者如果只通过头侧切除进行矫正，就有很大概率会出现鼻部夹捏畸形、鼻翼退缩或鼻孔外形不佳等并发症。

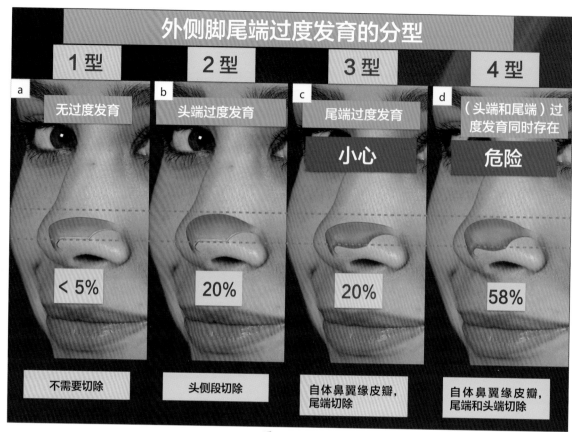

图 3-3-9

做一个直的切口，把外侧脚尾侧端的多余部分留在皮肤一侧。切口要切得较直且两边侧对称（图3-3-10）。通常形成内含2mm宽软骨的自体切缘复合瓣就足够了。

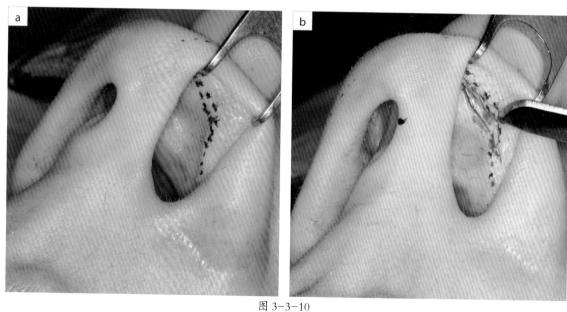

图 3-3-10

步骤 5　鼻尖软骨的分离

软骨膜下剥离外侧脚、中间脚及其穹隆部和内侧脚（图3-3-11）。

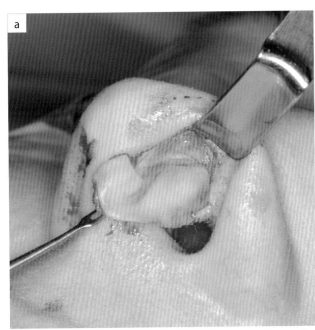
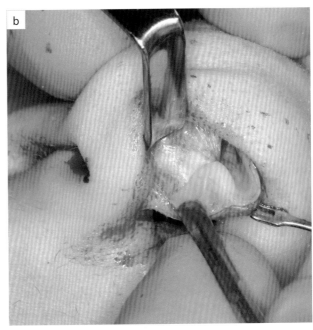

图 3-3-11

连接鼻尖和鼻背的分离平面，使卷轴韧带留在SMAS内（图3-3-12a）。在SMAS的浅层和深层之间开窗来释放LLCs（图3-3-12b）。不需要再去做一个软骨间切口来释放该软骨。注意保持Pitanguy韧带在内侧脚和鼻尖上区SMAS之间的连续性。在我最初做开放式鼻整形手术的3年中，我的患者中经常有一些人会出现鼻尖上区畸形。在随后的8年里，我都是进行闭合式入路鼻整形手术的。事实证明，保留Pitanguy韧带可以增加对鼻尖上区的把控。

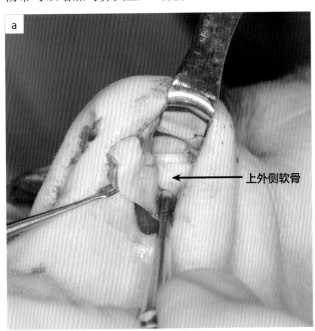

上外侧软骨

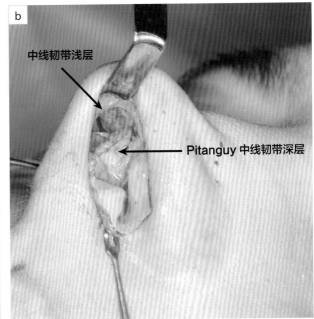

中线韧带浅层

Pitanguy 中线韧带深层

图 3-3-12

步骤6　标记和切除

通过使用镊子将软骨在中线上进行拉伸来标记现有的穹隆（图3-3-13a）。在新的穹隆上做一个标记，使用镊子在该软骨上模拟一个类似外侧脚窃取的操作（图3-3-13b）。

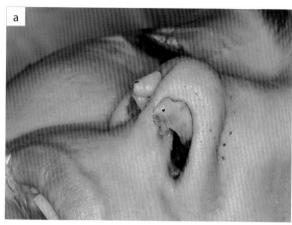
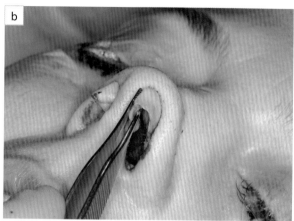

图 3-3-13

使用头侧穹隆缝合来构建新的穹隆。矫正外侧脚的静息角。标记并切除妨碍旋转的部分（图3-3-14）。

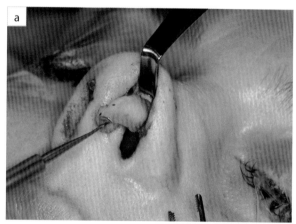
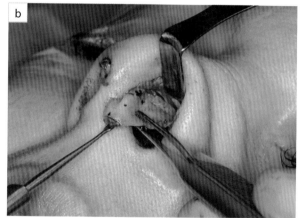

图 3-3-14

使用自体切缘复合瓣技术，就不需要再过度地切除头侧。在保留性鼻整形术中，很少需要切除超过2~3mm的头侧（图3-3-15a）。有时，一些患者需要从穹隆开始进行尾侧切除（图3-3-15b）。请注意，切除超过1~2mm的尾侧是有危险的。

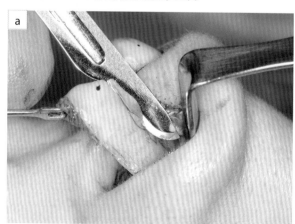
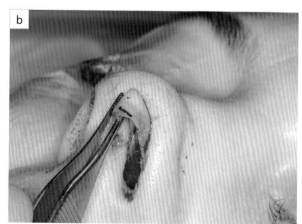

图 3-3-15

通过使用对称性检验来标记对侧的穹隆（图3-3-16）。

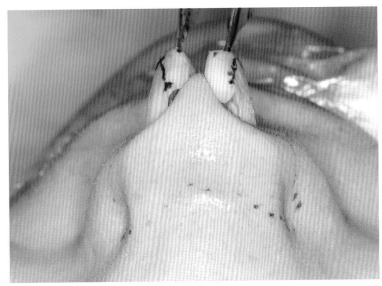

图 3-3-16

步骤7　头侧穹隆缝合和外侧脚窃取

在我最初的缝合经验中，我经常会在外侧脚窃取的位置上实施跨越穹隆缝合，并评估其塑形效果。在反复尝试后，穹隆就会变得千疮百孔。后来，我开始在内侧脚和外侧脚的头侧缘之间进行一个试验缝合。过了一段时间后，我意识到这种试验缝合对穹隆的塑形效果要优于跨越穹隆缝合。2008年，头侧穹隆缝合技术就这样诞生了。从此，我停止使用跨越穹隆缝合技术。将缝线从距离新穹隆顶点3mm处穿过，并将缝针在距内侧脚头侧缘和外侧脚头侧缘2mm处分别刺入，然后打结。通过这种手术方法，可以构建出穹隆三角。这种缝合可能会导致在Ti点形成一个软骨的猫耳，并且会抬高Ti点（图3-3-17）。在过去的两年里，我很少做软骨猫耳的切除。行头侧切除，保留5mm宽的外侧脚，这样在之后形成穹隆的区域就不会形成软骨猫耳。2012年，Dosanjh博士和Gruber博士将其命名为"半跨越穹隆缝合"，并首次公开发表了这一技术。

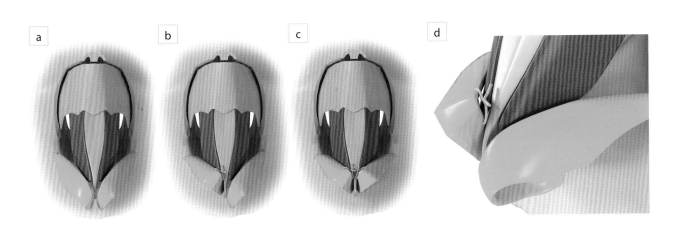

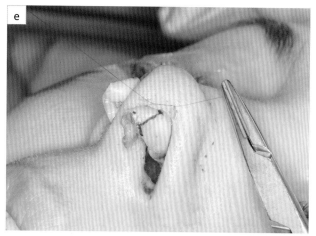
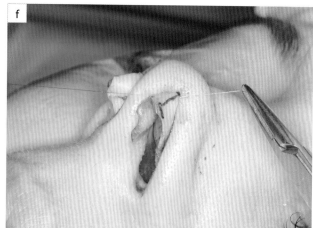
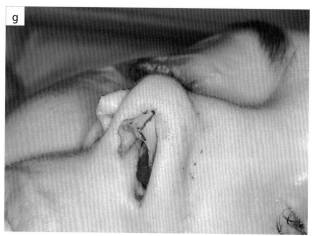

图 3-3-17

步骤8　穹隆间缝合

　　双侧的穹隆都是通过靠近术者那一侧的鼻孔释放的。嘱器械护士用拉钩将远离术者侧的穹隆拉持在中线上。这时我让护士坐下来。并让护士将手放在患者的前额上。通过缝合穹隆间的软组织而将两侧的穹隆连接在一起（图3-3-18）。这种缝合方法有助于平衡双侧的穹隆。也可将其视为对穹隆间韧带的一个修复，解剖学上，该韧带位于中间脚之间这个缝合点前面的几毫米处。

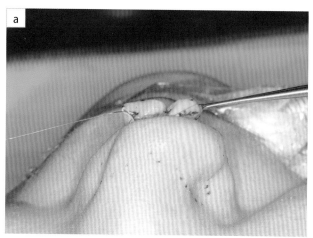
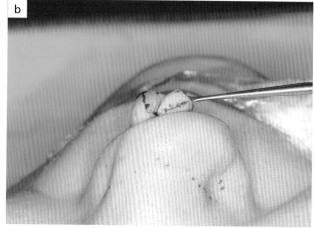

图 3-3-18

步骤 9　穹隆平衡缝合

在修复了穹隆间的软组织后，需要去平衡双侧的软骨。使用一个"8"字缝合可以平衡双侧的穹隆（图3-3-19）。这种缝合方法可以避免出现软骨重叠。此外，可将其视为二次头侧穹隆缝合。

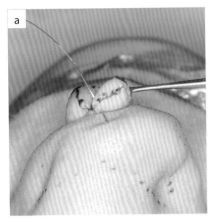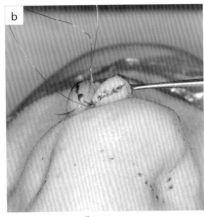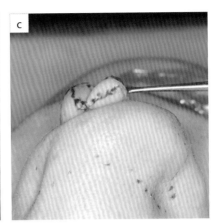

图 3-3-19

步骤 10　放置小柱支撑移植物

将该支撑移植物放置在鼻小柱中间。没有必要去使用一个特别坚固的支撑移植物。对于需要在更大范围进行突出度降低的患者，则需要放置一个短且薄的支撑移植物。使用锐利的手术剪撑开一个隧道，进行此操作的过程中需要避开鼻小柱的神经和血管。将该支撑移植物置于该手术剪撑开的两个剪刀片之间（图3-3-20）。然后，再将其与内侧脚和中间脚缝合固定。

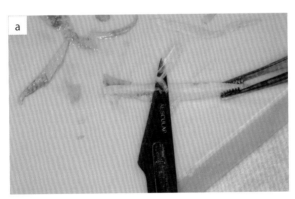

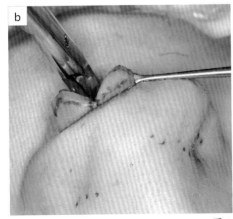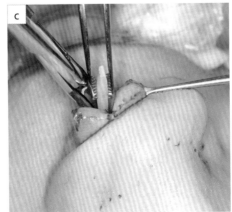

图 3-3-20

步骤 11　领结缝合

　　穿过穹隆的U形缝缝合环绕鼻小柱支撑移植物的尖端，形似"领结"（图3-3-21）。

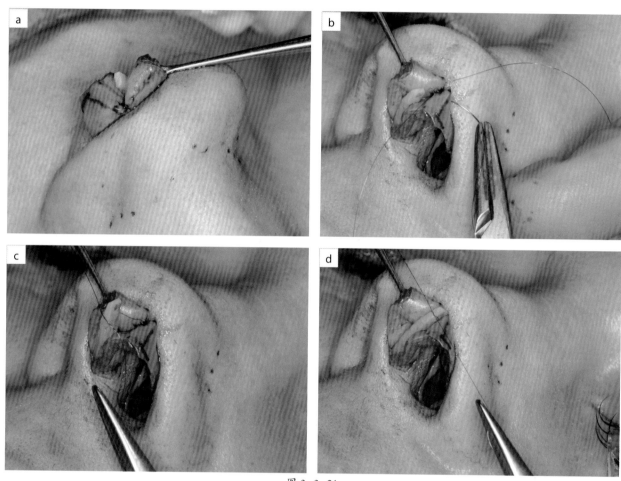

图 3-3-21

步骤 12　C 形缝合

　　该缝合在穹隆后方6~7mm处进行，从深层开始，浅层结束。在进行深层缝合时，需将缝线穿过支撑软骨。在进行浅层缝合时，不要将缝线穿过该软骨（图3-3-22）。鼻小柱转折点就是通过这种缝合技术构建而成的。

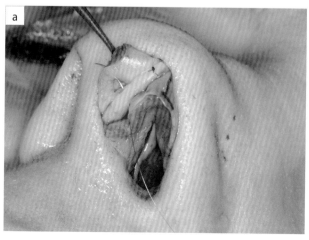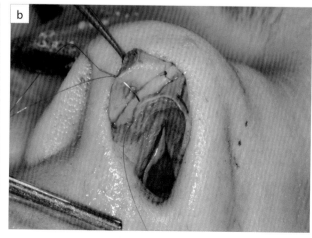

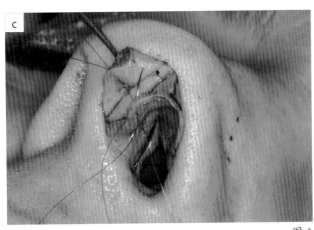
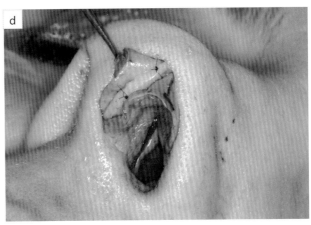

图 3-3-22

步骤 13　鼻小柱多边形的固定

与C形缝合不同的是，这种缝合方法要双向穿过支撑软骨（图3-3-23）。通常会将该缝合置于黏膜下。

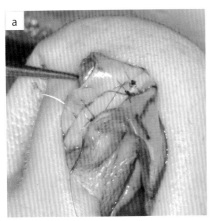
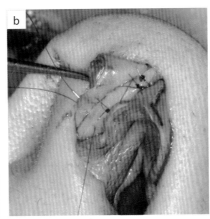
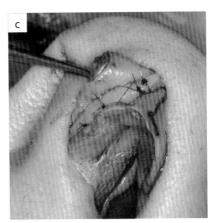

图 3-3-23

步骤 14　下小叶多边形的固定

这是一个很好的选择，既能稳定鼻尖小叶，又能将支撑软骨保持在一个较深位置。重要的是要在软骨间保留一个间隙，以形成穹隆间多边形和下小叶多边形。这样，当皮肤覆盖在这些间隙上时，就能形成小的平面。如果这些间隙消失了，手术效果就会不自然的。可将这种缝合描述为"8"字水平褥式缝合。它看起来也像一个蝴蝶结（图3-3-24）。

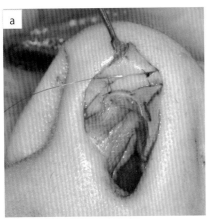
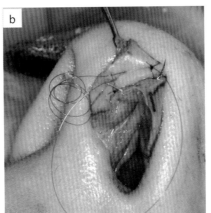
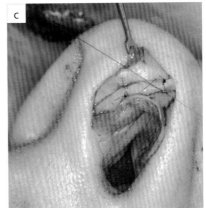

图 3-3-24

步骤 15　卷轴韧带的修复

在放置LLC时，将浅层SMAS填充在内侧脚和中间脚之间的间隙。修复卷轴韧带。通过稳定外侧脚的头侧缘来确保外侧脚的静息角（图3-3-25）。此外，将鼻横肌固定在内鼻阀上。我相信这对于鼻的功能非常重要。

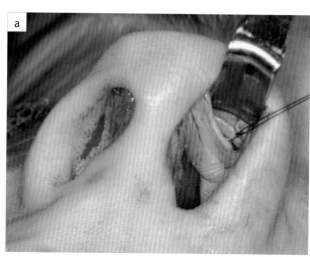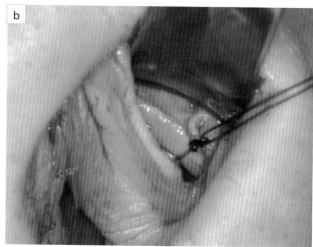

图 3-3-25

步骤 16　闭合黏膜

使用6-0的Monocryl缝线闭合黏膜，从外侧开始缝合4~5针（图3-3-26）。

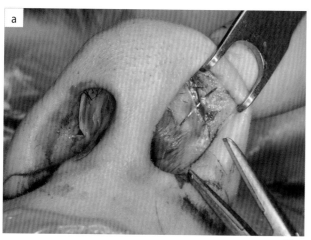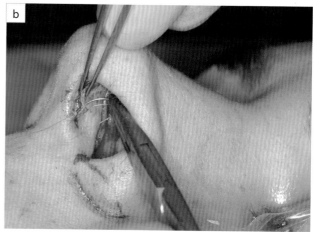

图 3-3-26

病例 1

一位患者因球形鼻尖而要求行鼻整形术。该患者的外侧脚发育过度情况较轻。由于其卷轴线位于头侧端，术前计划进行2~3mm的头侧切除。鼻尖下小叶看起来很短，但这可能是由过高的鼻尖突出度误导的。鼻尖和鼻孔顶点的突出度都很高。因此，该患者可能需要切除前鼻棘。还可以注意到其踏板的位置也很高（图3-3-27）。

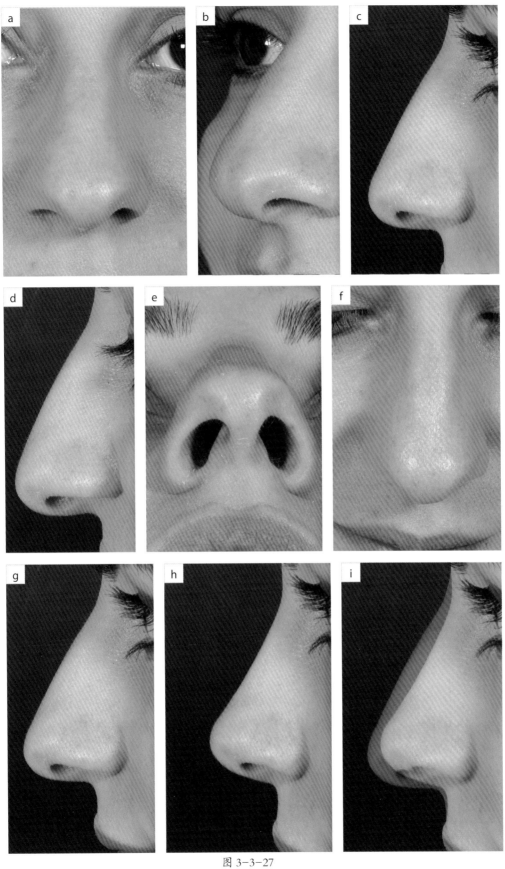

图 3-3-27

行软骨膜下剥离，在皮肤上保留一个2mm的自体切缘复合瓣。释放穹隆（图3-3-28）。皮肤实际上是被向上推的。

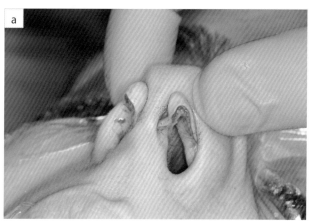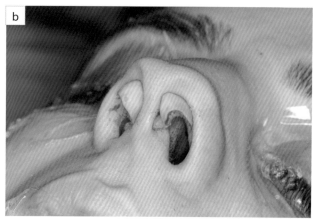

图 3-3-28

标记现有的穹隆，并把它们拉到中线上（图3-3-29）。

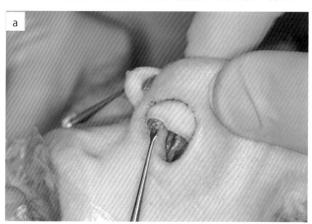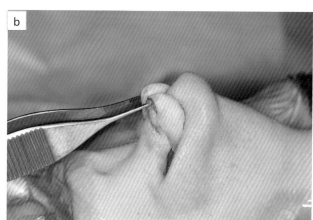

图 3-3-29

行最小限度的头侧切除和尾侧切除（图3-3-30）。

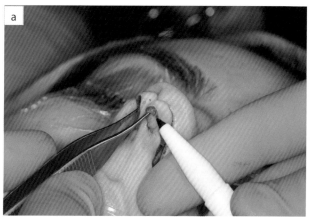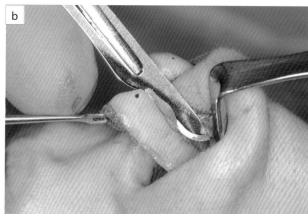

图 3-3-30

计划行外侧脚窃取，标记新的穹隆（图3-3-31）。

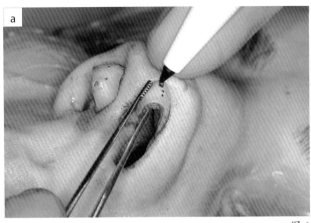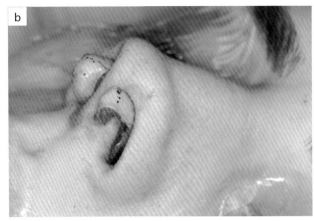

图 3-3-31

在左侧，模拟出正确的外侧脚静息角。使用头侧穹隆缝合来构建新的穹隆（图3-3-32）。

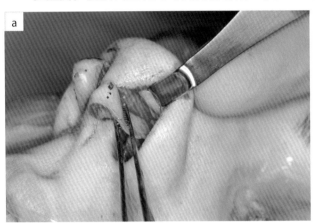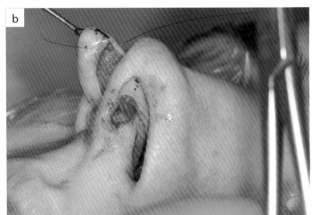

图 3-3-32

平衡双侧的穹隆（图3-3-33）。

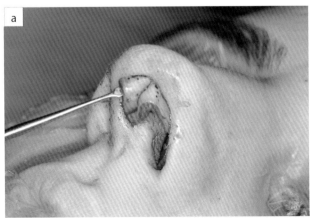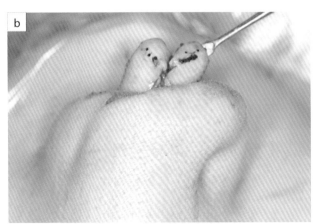

图 3-3-33

因为鼻尖突出度仍然很高，所以需要扩大Pitanguy韧带的分离范围。放置小柱支撑移植物，并通过领结缝合将其固定（图3-3-34）。

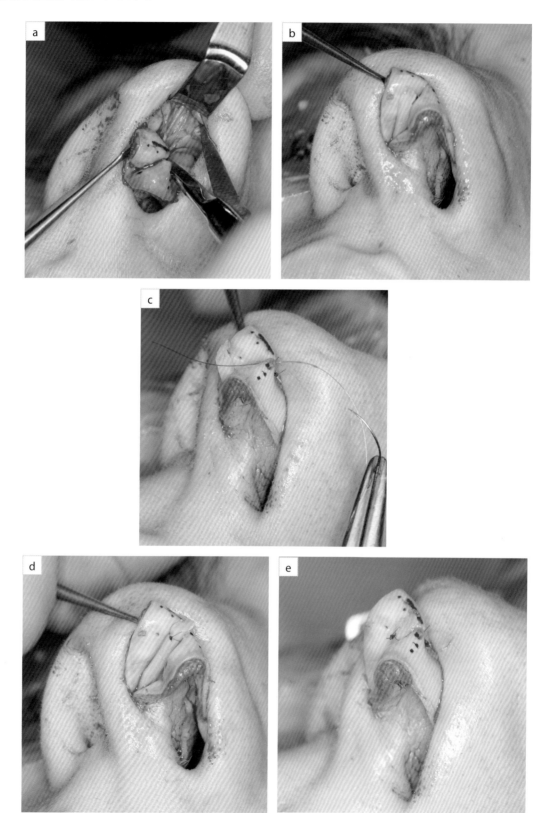

图 3-3-34

使用C形缝合来构建鼻小柱转折点（图3-3-35）。

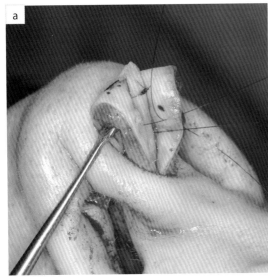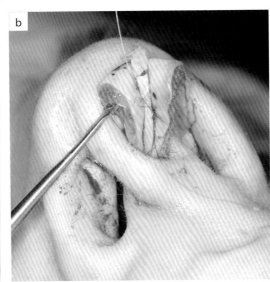

图 3-3-35

　　进行上外侧软骨尾侧缘切除以增加旋转度。再进行一次鼻中隔尾侧切除术以增加旋转度。切开前鼻棘（ANS）的骨膜，将骨膜向上颌骨方向剥离以降低突出度（图3-3-36）。

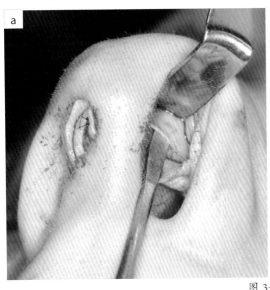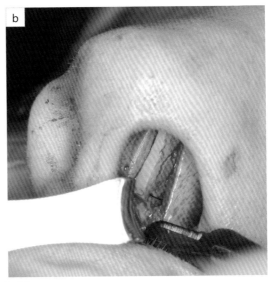

图 3-3-36

暂停鼻尖手术，使用下放技术（LDO）来降低鼻背（图3-3-37）。

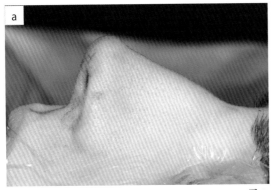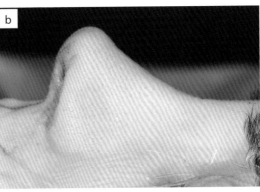

图 3-3-37

　　进行保留鼻背的鼻整形术，既可以保留患者自身的鼻背解剖结构，又可以使手术过程变得更加直观。尽管进行了ANS切除，但仍然无法充分降低鼻尖突出度，因此，我们又切断了患者的Pitanguy韧带（图3-3-38a）。该操作会导致鼻尖损失2~4mm的突出度。只有在切断了患者的Pitanguy韧带（图3-3-38b）后才有可能获得该视图。

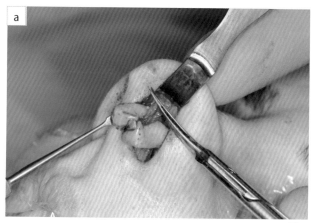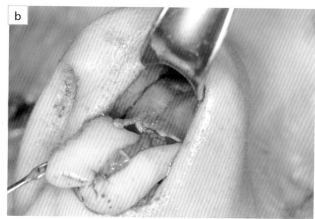

图 3-3-38

　　再次检查鼻尖突出度，发现仍然过高，因此进行了ANS切除术。

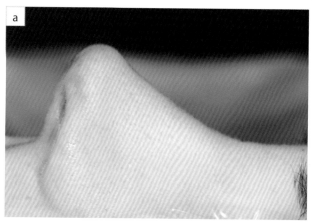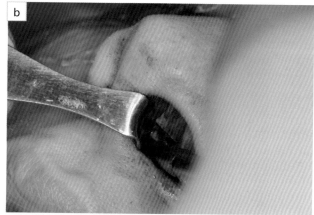

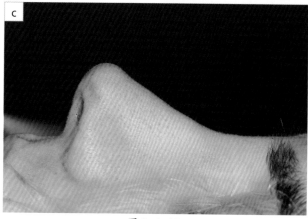

图 3-3-39

将后支撑缝合到鼻中隔软骨上，并调控它的位置（图3-3-40）。

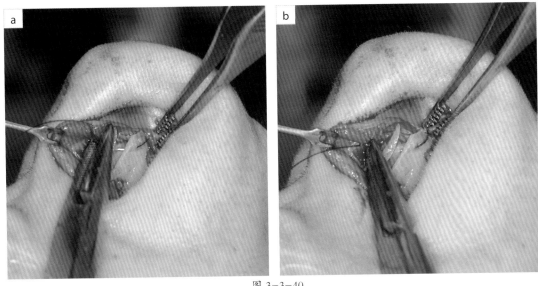

图 3-3-40

有时，上外侧软骨发育过度会妨碍鼻子的缩短。对于这些病例，可能需要先行外侧脚切除，然后再行上外侧软骨尾侧部分有限的切除（图3-3-41）。

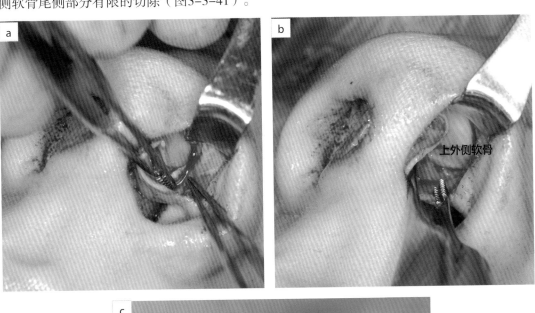

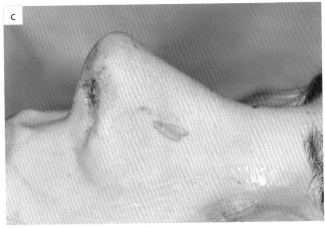

图 3-3-41

提升通过下放技术降低的鼻背，然后再次将其降低（图3-3-42），并拍照记录这个过程。通过这种方法，可以直观地观察到这项技术是将鼻背变直的。

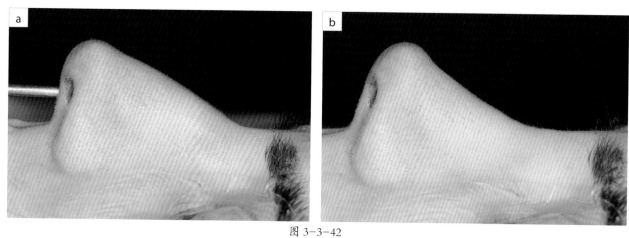

图 3-3-42

鼻尖小叶超出预期，因此，将鼻小柱缝线打开，并使内侧脚重叠2mm（图3-3-43）。

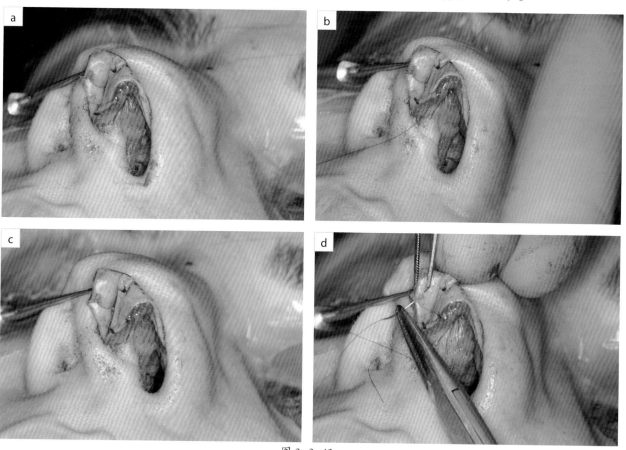

图 3-3-43

因为仍然无法充分降低鼻尖突出度，所以进行了后支撑切除（图3-3-44）。

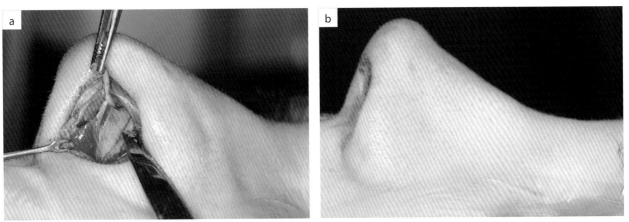

图 3-3-44

通过将鼻中隔的软骨膜缝合到鼻中隔（图3-3-45a、b）上来稳定鼻尖。在内侧和外侧都对卷轴韧带进行修复（图3-3-45c、d）。

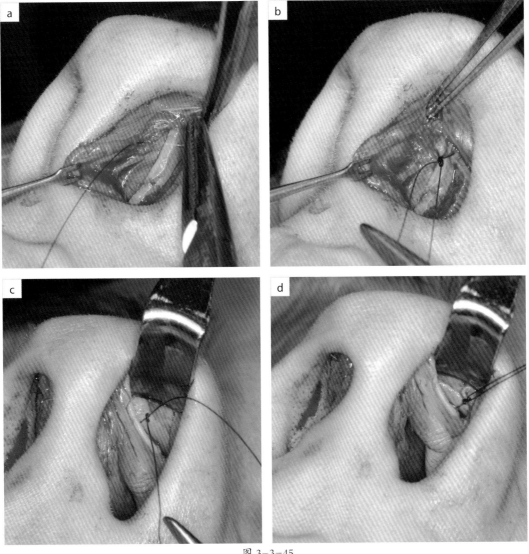

图 3-3-45

病例 2

使用闭合入路技术进行鼻尖手术，通过下放技术来降低鼻背。图3-3-46是患者术前和术后1年的照片。

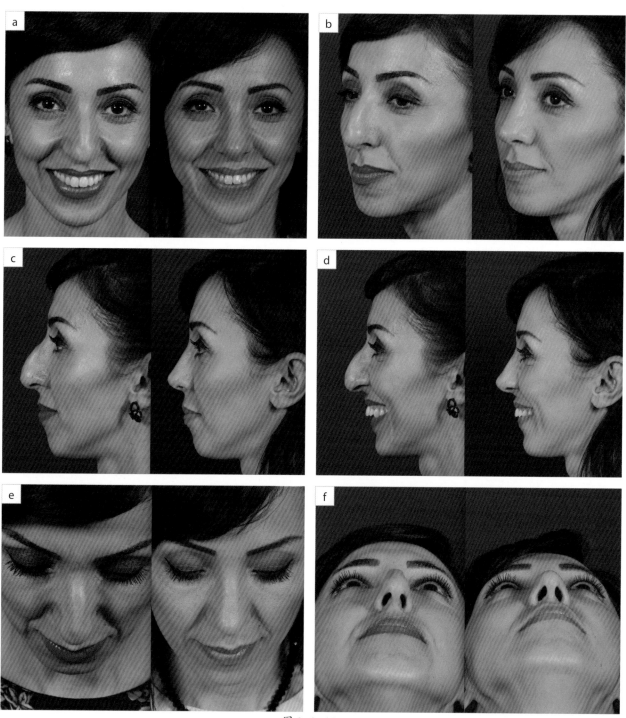

图 3-3-46

病例 3

　　一位鼻部皮肤较薄的患者。使用闭合入路技术进行鼻尖手术，通过下放技术（LDO）降低鼻背。图3-3-47是患者术前和术后2年的照片。

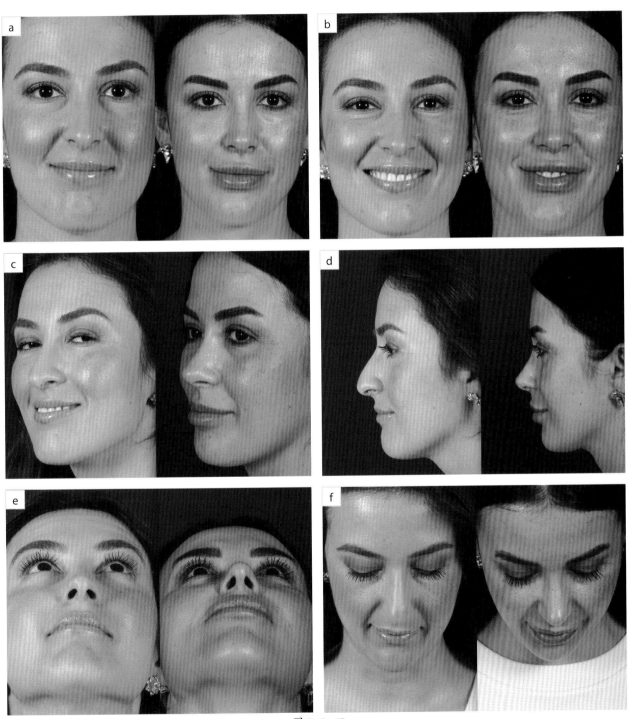

图 3-3-47

病例 4

　　一位皮肤厚度中等的患者。使用闭合入路进行鼻尖手术，进行了传统的鼻背降低并使用Libra移植物来重建鼻背。图3-3-48是患者术前和术后两年半的照片。

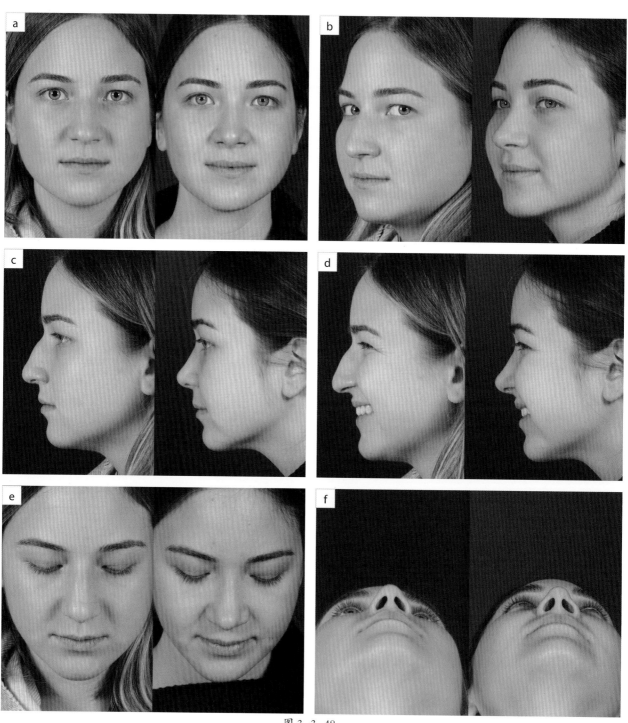

图 3-3-48

病例 5

一位鼻子过大且鼻部皮肤较厚的患者。使用闭合式入路技术进行鼻尖手术，通过LDO技术来降低鼻背。图3-3-49是患者术前和术后2年的照片。

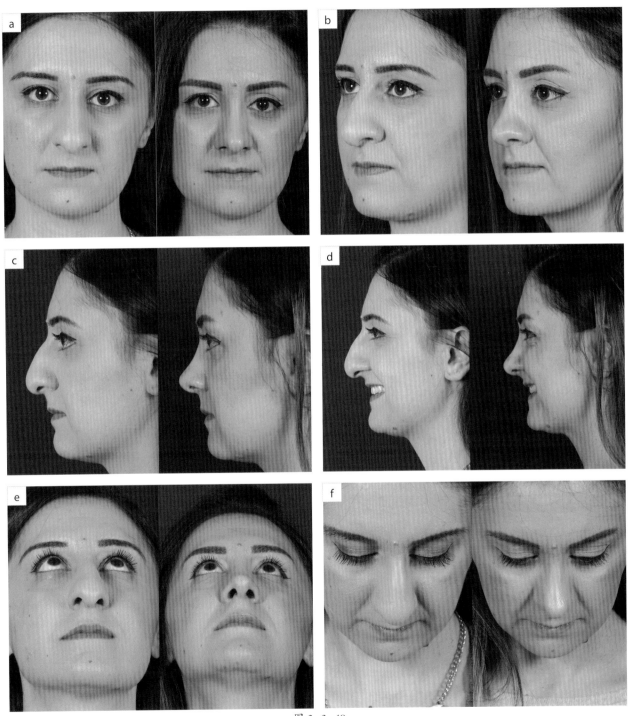

图 3-3-49

病例 6

　　一位球形鼻尖且鼻部皮肤厚度中等的患者。采用闭合式入路术式对鼻尖进行矫正，LDO技术降低鼻背。图3-3-50为患者术前和术后1年的照片。

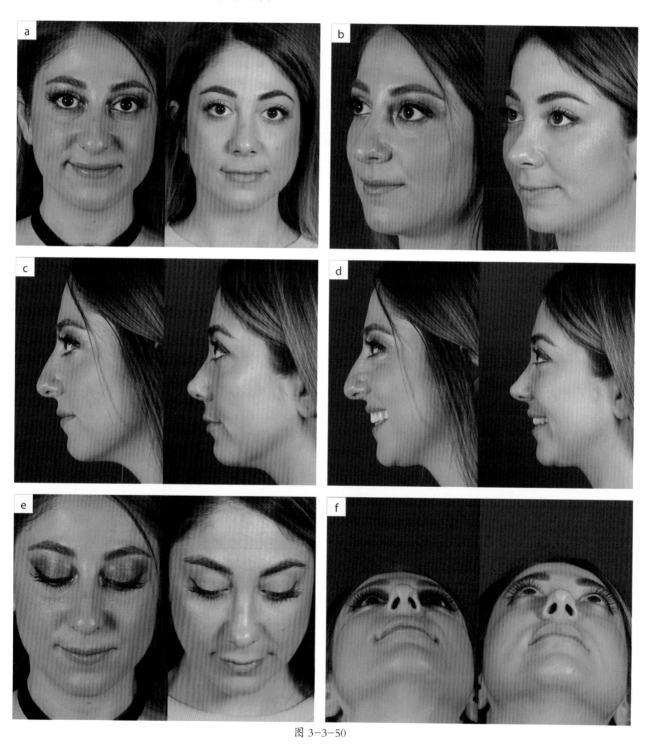

图 3-3-50

病例 7

该患者鼻部皮肤较薄但呈油性，鼻尖过度突出且呈球形。使用闭合式入路进行鼻尖手术，进行传统的鼻背缩减，并使用Libra移植物来重建鼻背。图3-3-51为患者术前和术后4年的照片。

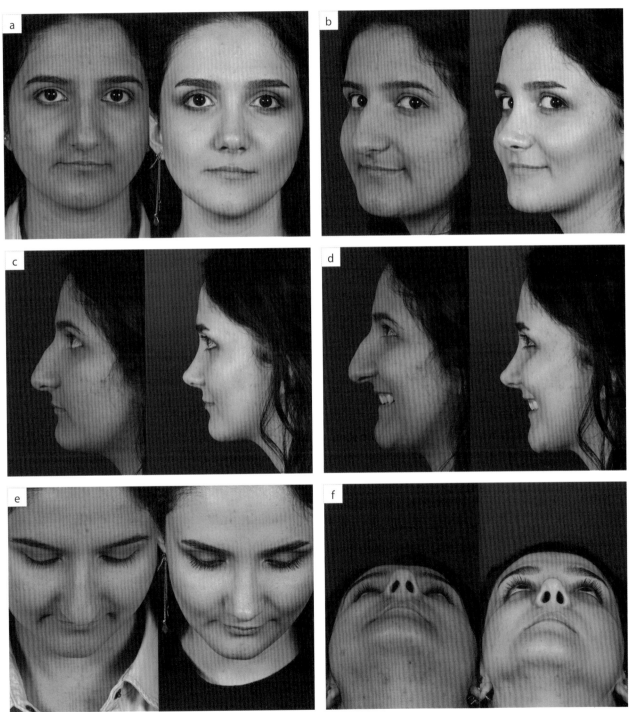

图 3-3-51

病例 8

　　该患者鼻部皮肤较薄，鼻尖呈球形，且鼻子很长。使用闭合式入路进行鼻尖手术，进行传统的鼻背缩减，并使用Libra移植物来重建鼻背。图3-3-52是患者术前和术后2年的照片。

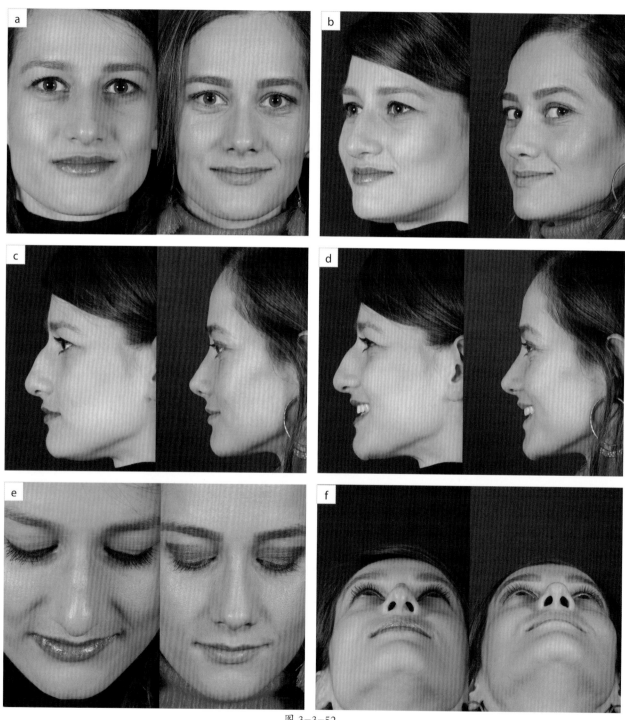

图 3-3-52

总结

当今，鼻尖缝合的顺序会随着突出度和旋转度的不同而发生变化，以获得理想的鼻尖美学多边形。每一步手术操作都会影响到后续操作，但根据患者解剖结构的不同，可能会省去一些手术步骤。例如，78%的病例都会使用到自体切缘复合瓣，但剩下的22%病例则用不到。外侧脚窃取技术可以增加小叶突出度，而内侧脚重叠技术则有助于降低小叶突出度。值得注意的是，使用了这种技术后，仅有5%~10%的患者还需要用到鼻尖移植物，而再也没有患者能用到鼻中隔延伸移植物了。保留鼻部韧带是手术过程中的一个关键步骤。保留Pitanguy韧带有助于维持鼻尖突出度，压紧下小叶多边形，并可以使鼻尖上转折变得清晰。Pitanguy韧带的缺失会导致鼻尖突出度的损失，鼻尖下小叶延长，形成鹦鹉嘴样畸形。与之同样重要的是，修复卷轴韧带可以关闭无效腔，同时实现一些美学目标（外侧脚多边形的静息角）和改善鼻部功能（稳定内鼻阀）。

参考文献

[1]　Çakır B, Oreroğlu AR, Daniel RK. Surface Aesthetics in Tip Rhinoplasty: A Step-by-Step Guide. Aesthet Surg J. 2014;34(6):941-955.
[2]　Çakır B. Aesthetic Septorhinoplasty. Springer 2016.
[3]　Daniel RK, Palhazi P. The Nasal Ligaments and Tip Support in Rhinoplasty: An Anatomical Study. Aesthet Surg J. 2018; 38(4):357-368.
[4]　Dosanjh AS, Hsu C, Gruber RP. The hemitransdomal suture for narrowing the nasal tip. Ann Plast Surg. 2010;64(6):708- 712.

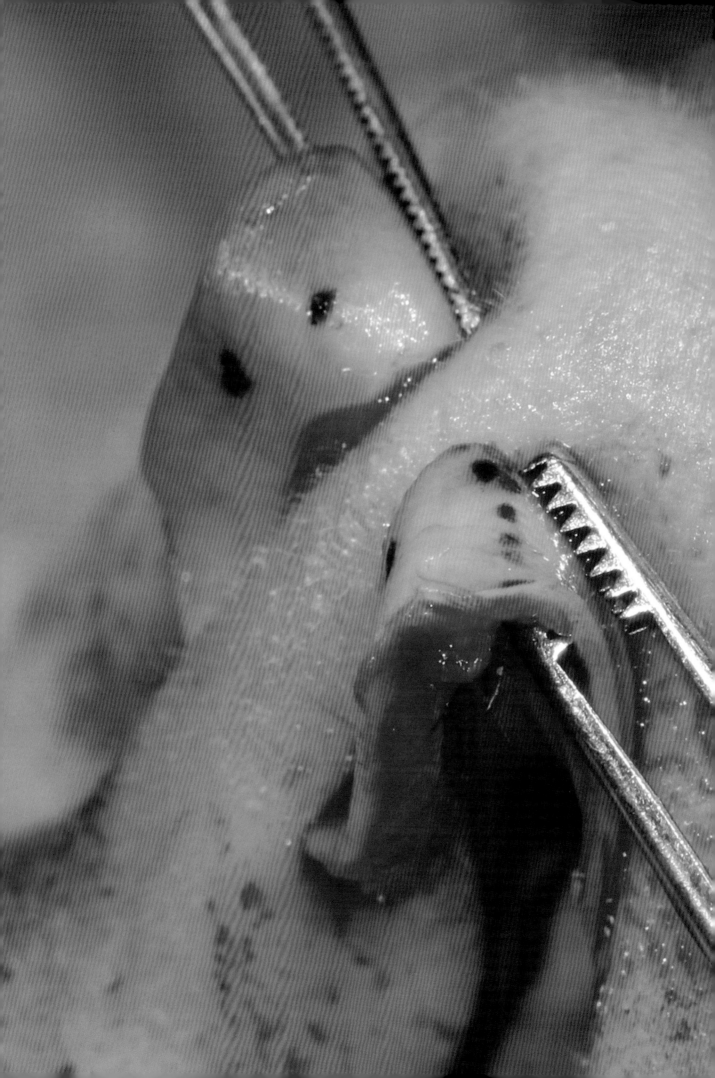

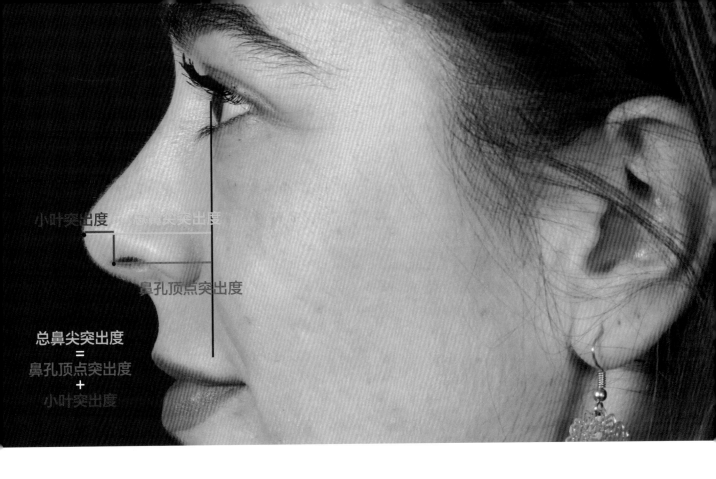

小叶突出度　　总鼻尖突出度

鼻孔顶点突出度

总鼻尖突出度
=
鼻孔顶点突出度
+
小叶突出度

第 4 节　鼻尖突出度

Barış Çakır, Tayfun Aköz

　　鼻尖突出度是鼻整形手术中最难分析的主题之一。突出度和旋转度是相互作用、相互影响的变量。突出度较低的鼻子，通常其旋转度也较低。有多种方法可用来分析鼻尖突出度。Byrd将鼻翼-面颊交界（ACJ）作为参照点，测量ACJ与鼻尖顶点之间的直线长度作为鼻尖突出度。Aiach将穿过ACJ的垂线与鼻尖顶点之间的水平距离作为鼻尖突出度。Daniel将鼻尖突出度细分为内部突出度和外部突出度两部分，并将它们与解剖学因素联系起来。这些突出度测量方法的最终结果类似，除了那些旋转度过高或旋转度过低的患者。然而，通过术前和术后的照片来比较鼻尖突出度的变化可能很难。我们更喜欢通过水平长度来评估鼻尖突出度。然后再根据模拟照片中鼻尖突出度和鼻孔顶点突出度的变化来制订手术方案。

手术原则

图3-4-1a是Daniel对Byrd的测量技术的改良，图3-4-1b是Daniel对Aiach的测量技术的改良。

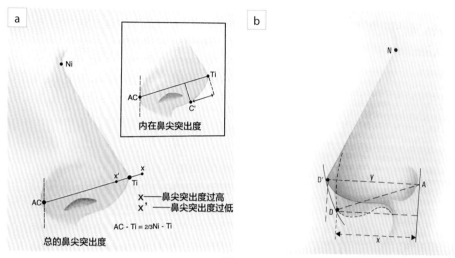

图 3-4-1

测量突出度时，固定不变的是通过瞳孔的垂线。从瞳孔垂线到鼻尖最高点的水平距离是鼻尖突出度（TP）。从瞳孔垂线到鼻孔顶点的水平距离是鼻孔顶点突出度（NAP）。从鼻孔顶点到鼻尖最高点的水平距离是小叶突出度（LP）。NAP与LP的总和是TP（图3-4-2）。

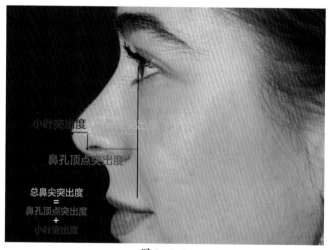

图 3-4-2

这3个突出度变量可以变大、变小或保持不变。这3个变量可能出现的组合有3×3×3=27（个）。这就解释了为什么鼻尖突出度如此使人困惑。诊断患者存在鼻尖突出度不足，并不能确定该使用哪种外科技术来解决。例如，提到鼻尖突出度通常会使人想起鼻尖盖板移植物。而在保留性鼻整形术的概念中，将会像使用患者自身的组织来拼图一样解开这个复杂的方程式。我们的目标是尽量减少移植物的使用。

下外侧软骨由踏板、内侧脚、中间脚、穹隆和外侧脚构成。下外侧软骨位于上唇、鼻中隔和上外侧软骨上。

Pitanguy中线韧带填充了鼻中隔角和穹隆之间的间隙，以其2~4mm的厚度提供了有弹性的鼻尖突出度。

分段检视并分析鼻尖突出度有助于简化治疗

- 高鼻孔顶点突出度（NAP）：鼻中隔前部和尾侧端肥大，上颌骨鼻棘肥大。
- 低鼻孔顶点突出度（NAP）：上颌骨发育不良，踏板后置，鼻中隔尾侧端发育不良，鼻中隔尾侧端被切除。
- 高小叶突出度（LP）：内侧脚和中间脚过长。
- 低小叶突出度（LP）：中间脚和/或内侧脚过短。

对于上颌骨后移的患者，想要获得一个较好的突出度是非常困难的。对于鼻尖突出度较高的患者，肥大的尾侧鼻中隔和背侧鼻中隔比较引人注目。肥大的鼻中隔可导致鼻小柱悬垂、唇部紧绷以及踏板过宽。由于鼻中隔过度前推踏板，所以会导致鼻部降肌过于紧绷。这就是这类患者在说话和微笑时鼻尖会过度活动的原因。应注意患者鼻部皮肤的厚度。

手术设计

通过照片编辑软件分析问题，并制订手术方案。将设计好的鼻子的图层粘贴到患者现在的鼻子图层的下方，并将后者的不透明度调为50%，这样，就能够很容易地辨识出术中需要对TP、LP以及NAP进行的调整。让我们通过一个例子来学习一下（图3-4-3）。

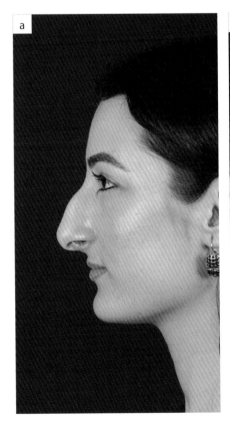
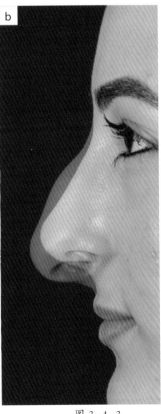
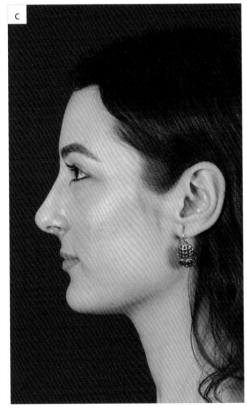

图 3-4-3

拟通过降低鼻孔顶点的突出度，来降低该患者的鼻尖突出度。因此，需要进行鼻中隔尾侧和上颌骨鼻棘的切除。还需要少量地增加鼻尖小叶的长度。如果行6mm的外侧脚窃取，那么，就需要进行4mm的内侧脚重叠缝合（图3-4-4）。

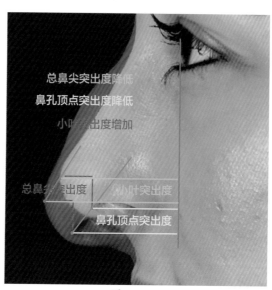

图 3-4-4

图3-4-5是该患者术后1年的手术效果。

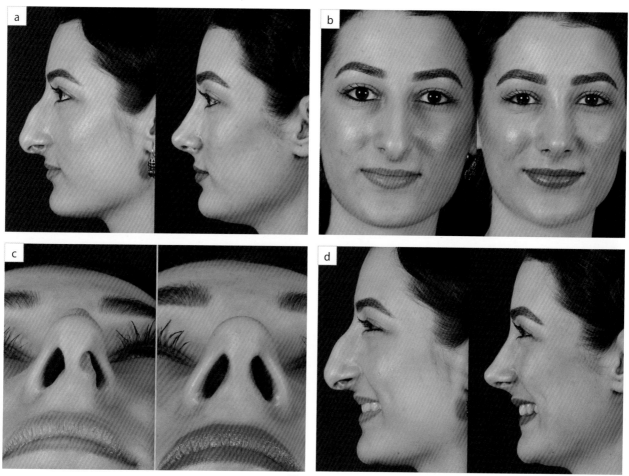

图 3-4-5

要有针对性地制订治疗方案。患者鼻尖与面部表情的结合程度是非常重要的。需要审视患者说话时的鼻子形态。若鼻部降肌处于过度活跃的状态，则需引起注意。

该患者较高的鼻尖突出度是由于鼻孔顶点突出度过高所致（图3-4-6），尽管其有一个低的小叶突出度。

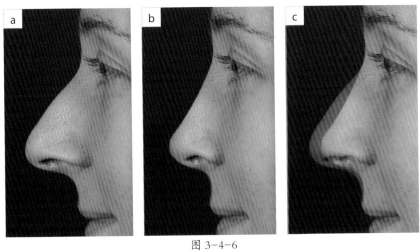

图 3-4-6

该患者鼻尖突出度正常，鼻孔顶点突出度高，小叶突出度低（图3-4-7）。

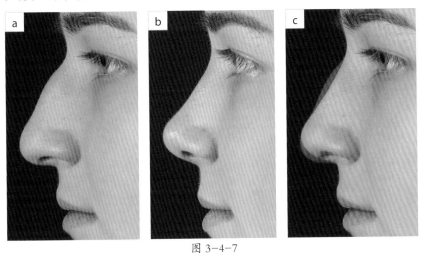

图 3-4-7

这位患者鼻尖突出度低，可能是由于鼻孔顶点突出度低和/或小叶突出度低（图3-4-8）。

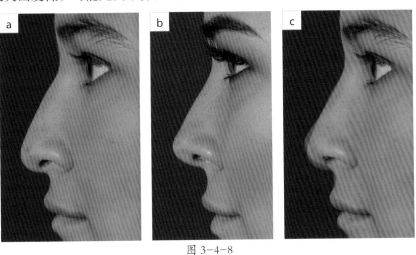

图 3-4-8

病例研究

显示患者鼻尖突出度正常，小叶突出度高而鼻孔顶点突出度低。需要给踏板提供良好的支撑，不需要降低鼻尖突出度。此患者放置了一个坚固的小柱支撑移植物。行外侧脚窃取操作使鼻尖上旋。内侧脚的软骨重叠量超过外侧脚的软骨窃取量，以降低小叶突出度（图3-4-9）。

注：对于鼻部皮肤较厚的患者，需要更好地支撑以获得鼻尖突出度。

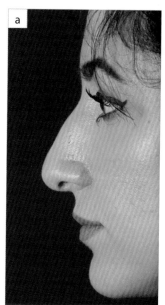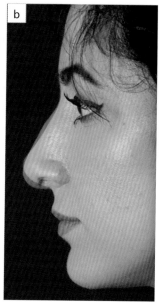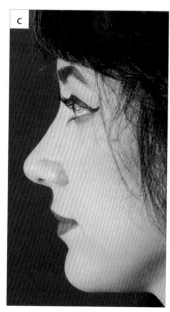

图 3-4-9

手术技术：降低鼻孔顶点突出度（NAP）

下述的所有手术方法均可降低鼻尖突出度。依次进行以下的手术操作，直到将突出度降低到所需的水平。从低位鼻中隔切口进入鼻中隔，在软骨膜下平面进行尾侧鼻中隔的双侧剥离（图3-4-10）。

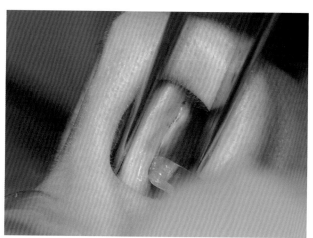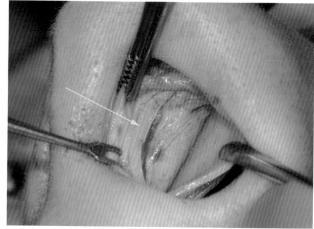

图 3-4-10

如果这还不能够充分降低鼻尖突出度，就切除过度发育的尾侧鼻中隔。在需要缩短鼻长，或者需要上旋鼻尖时，施行该操作（图3-4-11）。如果不够，可以剥离上颌骨鼻棘尾侧的骨膜。如果仍然不够，可以将上颌骨鼻棘的骨膜剥离向外侧延伸。如果依然不够，可以切除鼻棘，该切除会大大降低鼻尖突出度。

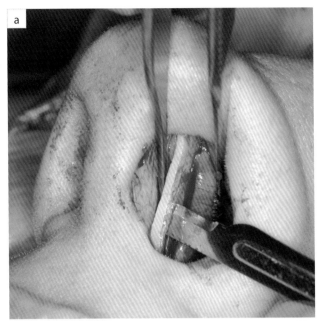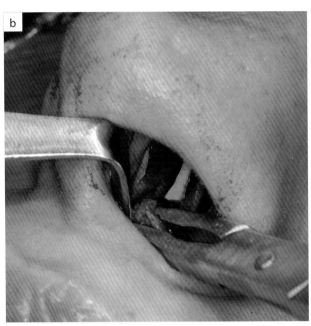

图 3-4-11

很少会出现施行这些手术操作后，仍无法充分降低鼻尖突出度的情况。若有必要，可以切除上颌骨鼻棘以及鼻中隔基底部的骨膜和软骨膜（图3-4-12）。

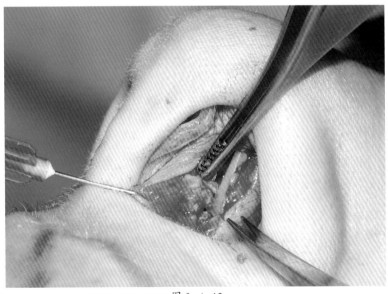

图 3-4-12

降低3~5mm的突出度就会减少鼻部降肌的运动。因此，对于鼻部降肌比较活跃的患者，在充分降低鼻尖突出度时，可能不需要再去额外地切除降肌。

如果患者的鼻尖小叶短缩，那么外侧脚窃取既可延长鼻尖小叶，又可缩短外侧脚。

对于需要降低鼻尖突出度和缩短鼻子长度的患者，可能会出现膜性鼻中隔黏膜的冗余。本例患者可进行保守的双侧椭圆形黏膜切除（图3-4-13a~c）。

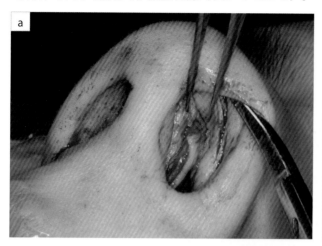
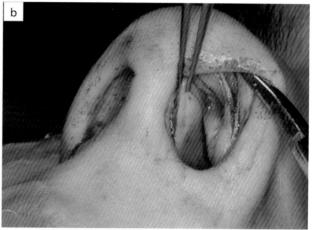
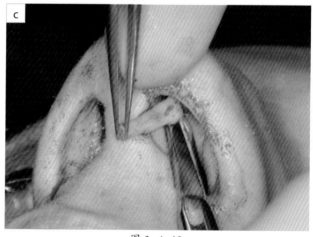

图 3-4-13

手术技术：增加鼻孔顶点突出度（NAP）

如果鼻尖突出度低，尽管鼻尖小叶突出度正常，也需要增加整体的鼻尖突出度。

如果踏板较宽，通过缝合技术缩窄踏板可以增加1~2mm的鼻尖突出度（图3-4-14）。

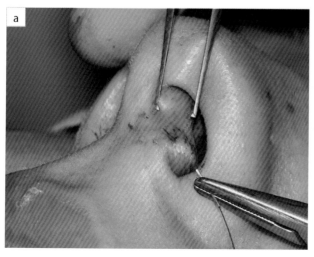
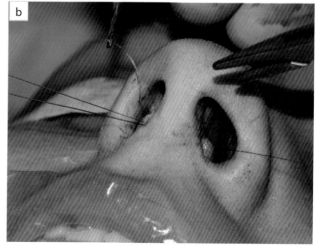

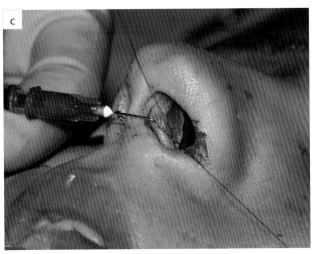

图 3-4-14

若存在前颌骨发育不良，则可以对其先行骨膜下剥离，然后再使用碎骨和软骨进行填充（图3-4-15）。

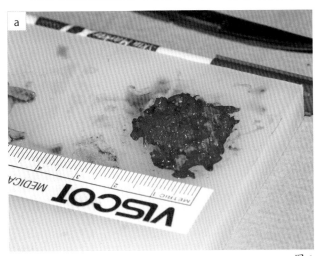

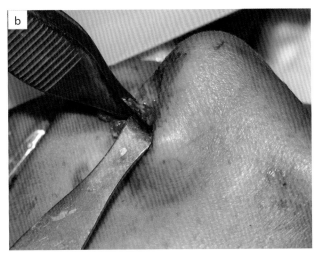

图 3-4-15

对于鼻尖过低复发的二次鼻整形患者，前颌骨的充分抬高是一种有效的治疗方法。将一个长的小柱支撑移植物固定在穹隆间隙内，一直抵到上颌骨，是矫正鼻尖突出度最有力的方法（图3-4-16）。让手术护士向前牵拉穹隆软骨，更容易固定该支撑移植物。

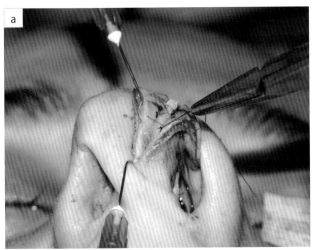

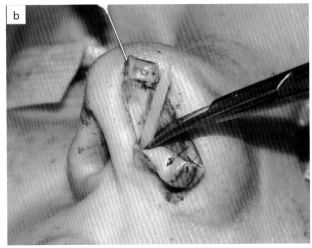

图 3-4-16

手术技术：降低小叶突出度（LP）

矫正鼻尖小叶过长的最有效的手术方法是内侧脚重叠技术。鼻小柱转折点是进行该操作最方便的位置。在鼻小柱转折点处自尾侧向后侧斜向切开，可以增加切口处的接触面（图3-4-17）。

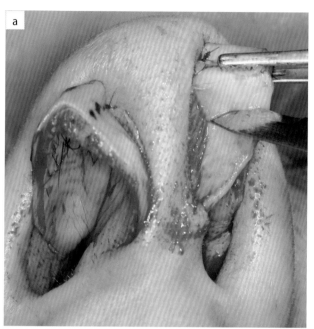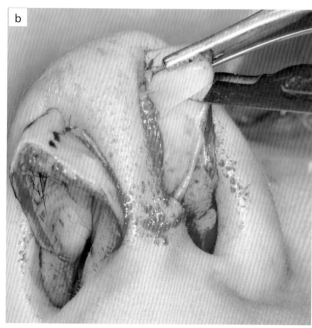

图 3-4-17

在黏膜面将切开的软骨末端剥离2~3mm，以实现软骨重叠（图3-4-18）。

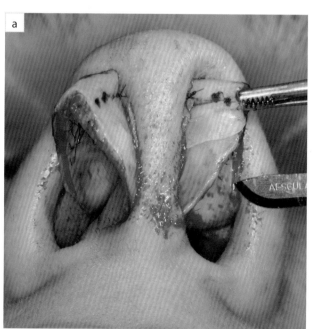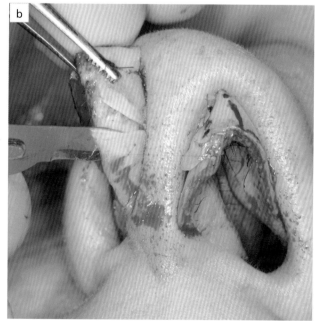

图 3-4-18

将内侧脚塞到中间脚的下面，并使之重叠2~3mm，然后使用6-0 PDS缝合固定（图3-4-19）。

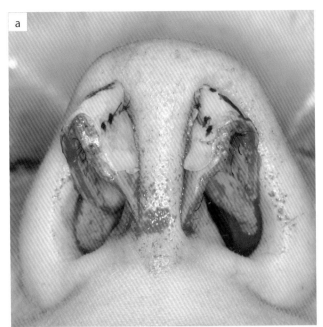 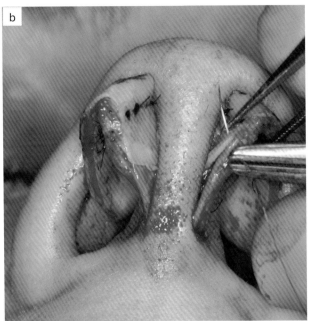

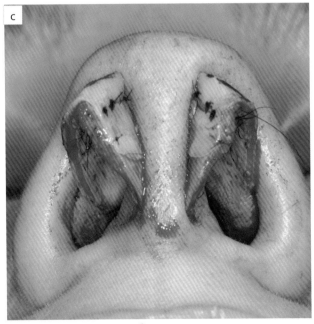

图 3-4-19

很少会需要进行7~8mm的重叠。对于本例患者，切除2~4mm联合重叠3~4mm就已足够。内侧脚重叠也是治疗鼻小柱悬垂最有效的手段。

手术技术：增加鼻尖小叶突出度（LP）

延长鼻尖小叶最好的手术方法是外侧脚窃取技术。鼻尖小叶突出度会随着小叶多边形长度的增加而增加。保留Pitanguy韧带和卷轴韧带的闭合式入路鼻整形手术中，需要用到鼻尖移植物的比例不超过10%。如果不保留韧带，那么穹隆下方的衬垫就会消失，穹隆就会向鼻中隔塌陷。这样，Pitanguy韧带会滑脱进入鼻尖上区皮肤下的空间，从而导致鼻尖上区肿胀。当鼻尖上区肿胀时，鼻尖突出度就会显得不足。需要使用到鼻尖移植物，临床上常常是因为不保留Pitanguy韧带而导致的鼻尖突出度减少3~4mm（图3-4-20）。

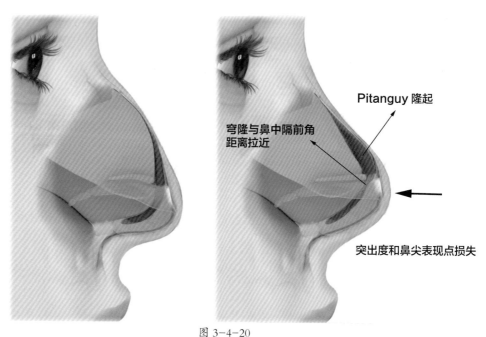

Pitanguy 隆起

穹隆与鼻中隔前角距离拉近

突出度和鼻尖表现点损失

图 3-4-20

图3-4-21中的患者，在没有破坏Pitanguy韧带的情况下，就分离暴露了鼻尖软骨。

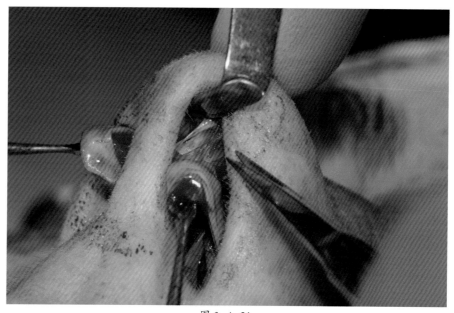

图 3-4-21

连接在内侧脚上的Pitanguy韧带，在鼻尖上转折点处保持与SMAS的附着。确定穹隆的新位置（图3-4-22）。

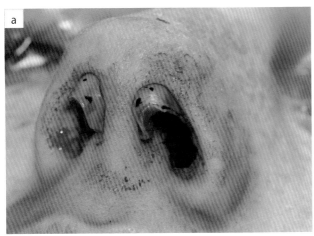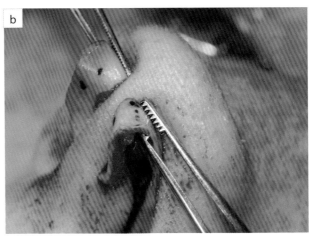

图 3-4-22

穹隆平衡试验和头侧穹隆缝合（图3-4-23）。

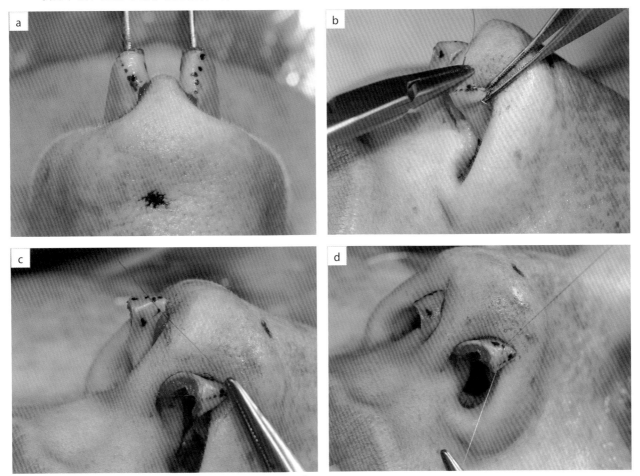

图 3-4-23

通过靠近术者侧的鼻孔释放双侧穹隆。穹隆平衡缝合（图3-4-24）。

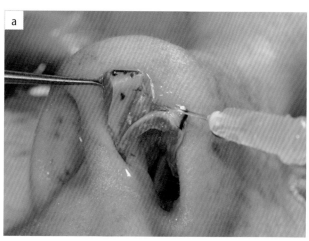
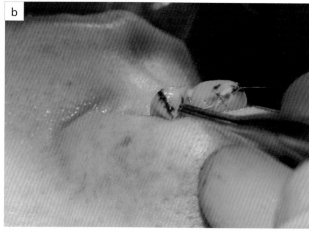

图 3-4-24

"8"字缝合。通过外侧脚窃取术延长的鼻尖小叶需要使用支撑移植物来对其进行支撑（图3-4-25）。

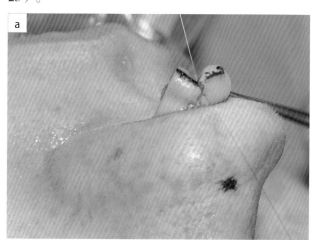
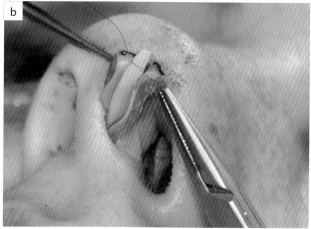

图 3-4-25

C形缝合（图3-4-26）。

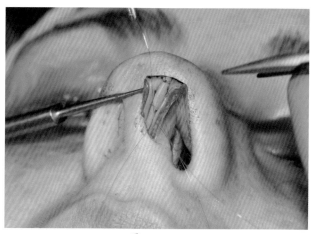

图 3-4-26

外侧脚窃取也会增加鼻尖旋转度。鼻尖小叶短的患者，通常也需要增加鼻尖旋转度。当外侧脚窃取将小叶拉得过长时，可以通过内侧脚重叠来矫正。

一个小的游离移植物就足以提供1~2mm的小叶突出度。在闭合黏膜后，可以借助一个无齿镊将该移植物放置在双侧穹隆软骨的中间和上方。鼻尖移植物可以提供2~3mm的小叶突出度。可以使用单独的帽状移植物来构建穹隆（图3-4-27）。

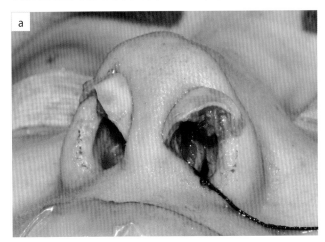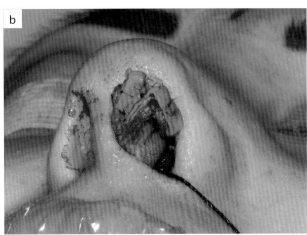

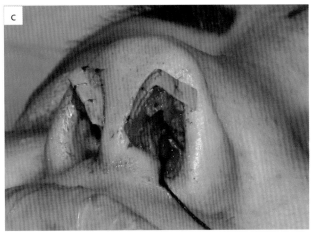

图 3-4-27

回旋棒形状的盖板移植物可以增加鼻尖突出度且能够形成较好的鼻尖高光（图3-4-28）。

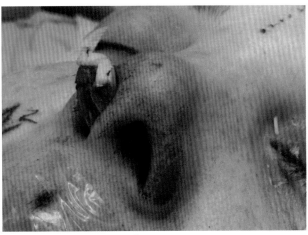

图 3-4-28

病例1

　　这位患者鼻尖突出度非常高，尽管小叶很短。上颌骨鼻棘切除可以降低鼻尖突出度。为了降低鼻尖突出度，缩短外侧脚也是必要的。外侧脚窃取术可以同时矫正患者过短的小叶。如果外侧脚窃取术过度延长了过短的鼻尖小叶，则可以通过内侧脚重叠来矫正。如果想要延长小叶，那么，内侧脚的软骨重叠量应小于外侧脚的软骨窃取量。

　　图3-4-29是该患者术前和术后1年的照片。

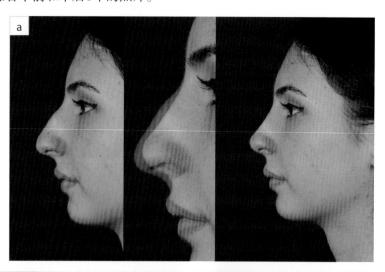

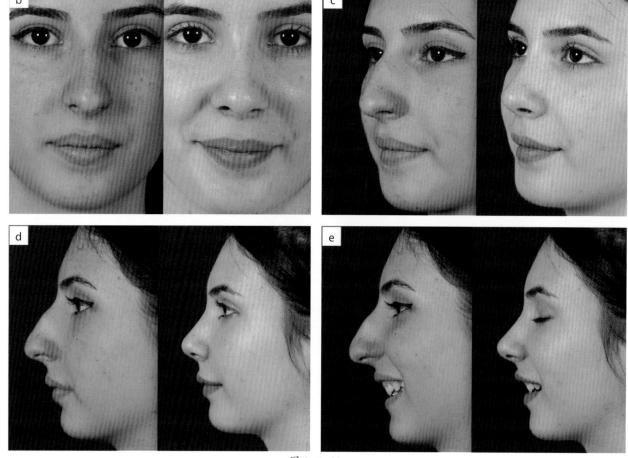

图 3-4-29

病例 2

这位患者以前做过鼻整形手术，其鼻尖小叶突出度过高，鼻孔顶点突出度正常。外侧脚和内侧脚均过长。可以先行3mm的外侧脚窃取，然后再行6mm的内侧脚重叠（图3-4-30）。

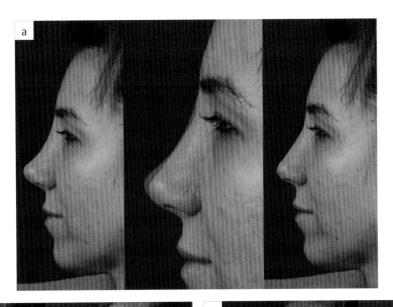

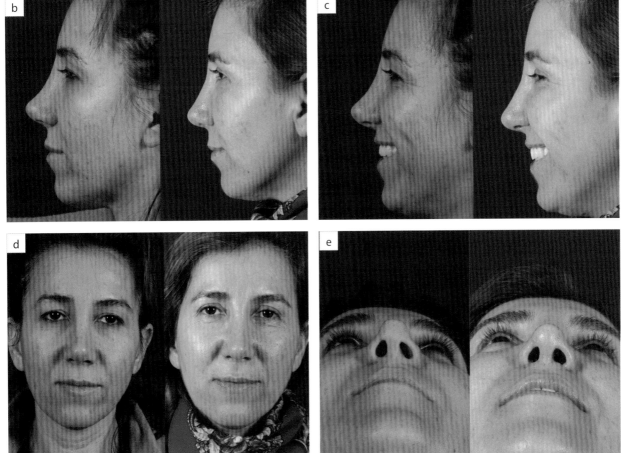

图 3-4-30

病例 3

该患者鼻尖小叶突出度正常，但鼻孔顶点突出度过高（图3-4-31）。

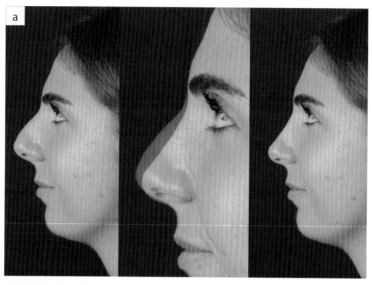

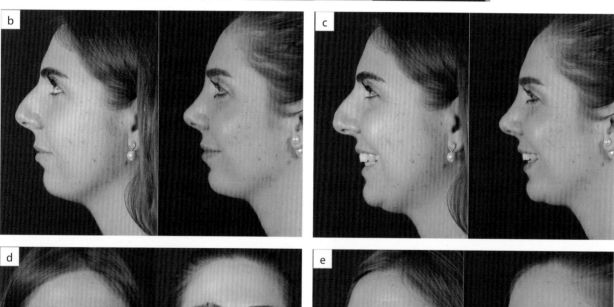

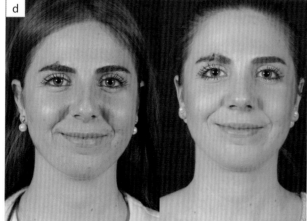
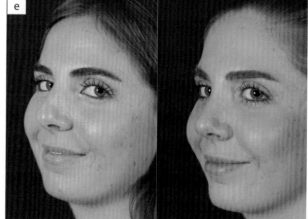

图 3-4-31

病例 4

　　二次鼻整形术：该患者鼻孔顶点突出度是足够的，但其小叶突出度不足，可以使用帽状移植物来矫正穹隆（图3-4-32）。

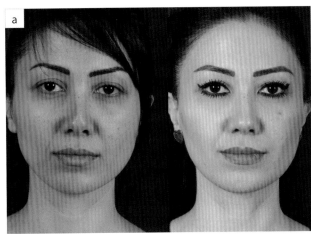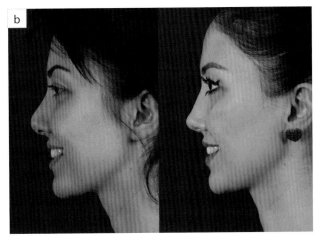

图 3-4-32

要点

- 逐一分析并处理突出度，会使手术变得更容易。
- 增加鼻子突出度的同时也会增加鼻尖旋转度。
- 每毫米的外侧脚窃取量可提供6°~8°的鼻尖旋转度。通过外侧脚窃取所获得的旋转度会呈对数减少。
- 对于鼻部较大的患者，需要在手术过程中将下外侧软骨分离。最安全的位置可能是中间脚处。
- 为降低突出度而进行的分离也会减少鼻尖旋转度。因此，需要同时缩短患者的外侧脚。

总结

　　我们将一条与瞳孔相切的直线作为垂直轴，将一条与之垂直且穿过鼻尖顶点的水平线段作为鼻尖突出度（TP）。将瞳孔垂线到鼻孔顶点的水平距离作为鼻孔顶点突出度（NAP）。将鼻孔顶点到鼻尖最高点的水平距离作为小叶突出度（LP）。鼻孔顶点突出度和小叶突出度的总和等于鼻尖突出度。该方法可以使我们能够区分开4种可能出现的问题，即"鼻孔顶点突出度（NAP）过高和过低，鼻尖小叶突出度（LP）过高和过低"。

参考文献

[1]　Aiach G. Atlas of Rhinoplasty: Open and endonasal approaches. St. Louis, Missouri: Quality Medical Publishing; 1996. Byrd HS, Hobart PC. Rhinoplasty: a practical guide for surgical planning. Plast Reconstr Surg. 1993;91:642.

[2]　Daniel RK, Palhazi P. Rhinoplasty: An Anatomcial and Clinical Atlas. Springer; 2018.

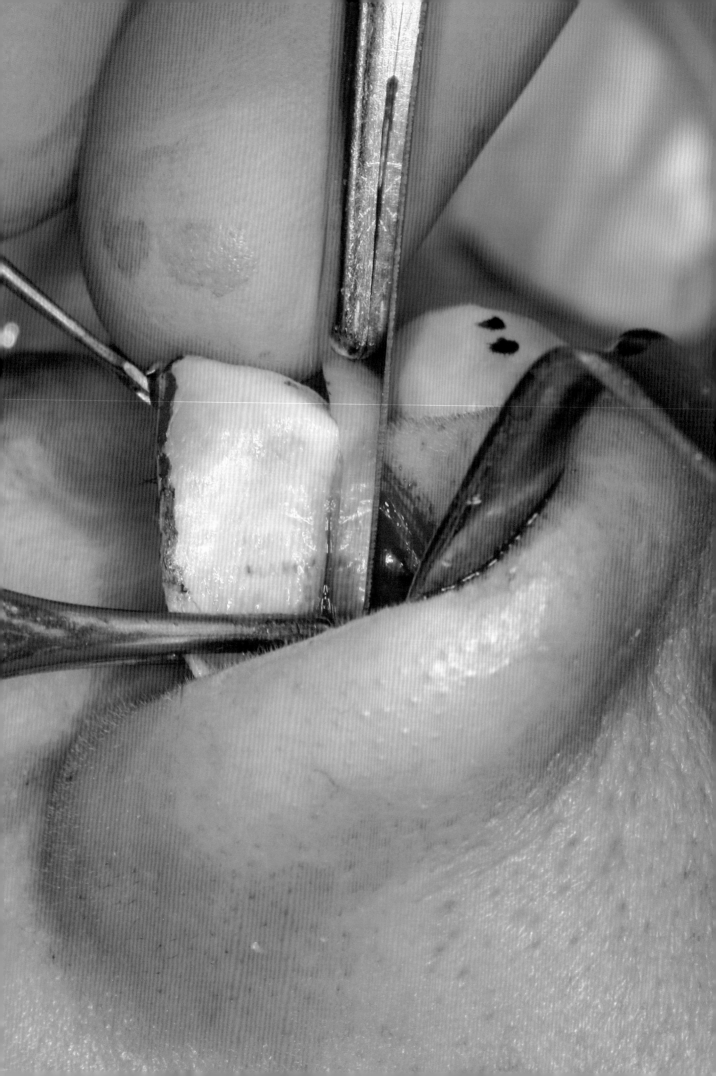

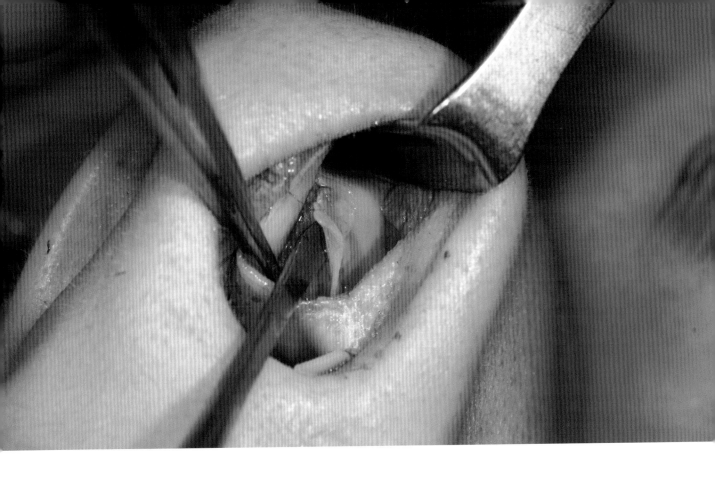

第 5 节 鼻尖旋转度

Barış Çakır, Salih Emre Üregen

对大多数患者来说，鼻尖表现点和旋转度是抱怨最多的两个问题。整形医师经常听到患者要求矫正他们"下垂的鼻尖"，修正他们微笑时"向前猛冲的鼻尖"。对于医师来说，重要的是认识到鼻尖旋转度的影响因素是多种多样的，包括：上颌骨、鼻小柱、外侧脚、尾侧鼻中隔、上外侧软骨的尾侧端、Pitanguy韧带、卷轴韧带以及穹隆间韧带。所有这些解剖结构都需要在合适的维度，这样才能使鼻尖处在一个理想的位置上。"张力鼻"是最常见的鼻尖旋转度不足相关的鼻部畸形。鼻中隔往往是其高度和长度的决定因素。过度发育的鼻中隔会前推踏板。如果鼻部降肌和口轮匝肌过于紧张，那么微笑时患者会出现一个过度下垂的鼻尖。中间脚处的穹隆向内侧过度发育，会导致形成更长、更宽和更凸的外侧脚。此外，鼻中隔过长会导致内侧脚–中间脚交界处有更大程度的弯曲，从而影响穹隆的形成。最后，术者必须仔细分析影响鼻尖的解剖学因素，确定理想的鼻尖旋转度，从而制订合适的手术方案。

引言

鼻尖具有弹性的旋转度和突出度。鼻尖在一定的程度上与面部表情有关。患者说话时鼻尖固定不动，是近期做过鼻整形手术的特征之一。鼻尖需要有一定的活动性，这样人们才可以脸朝下躺在床上，以及舒服地接吻。像鼻中隔延长和榫槽结构这样的技术，是矫正鼻尖旋转度和突出度的确切手术方案，但它们会导致鼻尖柔软度的丧失。鼻部韧带，尤其是Pitanguy韧带，保证了朝向鼻尖的弹性旋转度和突出度。

患者抱怨"我有一个下垂的鼻尖"时，其鼻唇角呈锐角。患者的皮肤类型是很重要的。鼻部皮肤较厚和微笑时鼻尖过度下垂的患者，比较容易损失鼻尖旋转度。

正位、基底位、低头位、侧位和斜位是摄影的标准方位。患者侧面微笑时的照片可以提示鼻尖的动态特征。

手术方法

目前，实现鼻尖旋转的手术方法有两种，包括直接或间接地将内侧脚连接到鼻中隔上。榫槽技术是将内侧脚在鼻中隔尾端两侧前推，然后使用不可吸收缝线将其固定在此位置上。或者，有些医师更喜欢使用鼻中隔延伸移植物。首先将鼻中隔延伸移植物（SEG）固定在鼻中隔的尾侧端，然后将鼻翼软骨向上旋转到该移植物上，最后对其进行缝合固定。然而，这两种手术方法都会使鼻尖变得僵硬。

要点是，鼻尖上旋时，需要将鼻中隔、外侧脚以及上外侧软骨成比例地进行缩短（图3-5-1）。

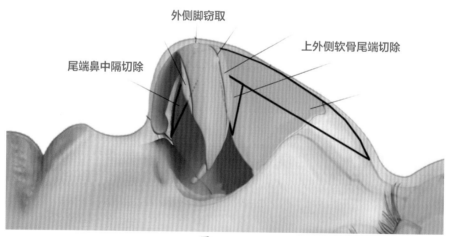

外侧脚窃取

上外侧软骨尾端切除

尾端鼻中隔切除

图 3-5-1

手术技术

- 尾侧鼻中隔切除。
- 外侧脚头侧切除。
- 缩短过长的外侧脚。
- 缩短过长的上外侧软骨。

尾侧鼻中隔切除

保留Pitanguy中线韧带，可以保留鼻尖的弹性。这样，在缩短尾侧鼻中隔时，可以保留膜性鼻中隔。

使用低位的鼻中隔切口，保持鼻中隔尾侧端的软骨膜与Pitanguy韧带相连（图3-5-2）。保留一个1mm宽的软骨条带与尾侧鼻中隔的软骨膜相连接，可以使缝合更容易。

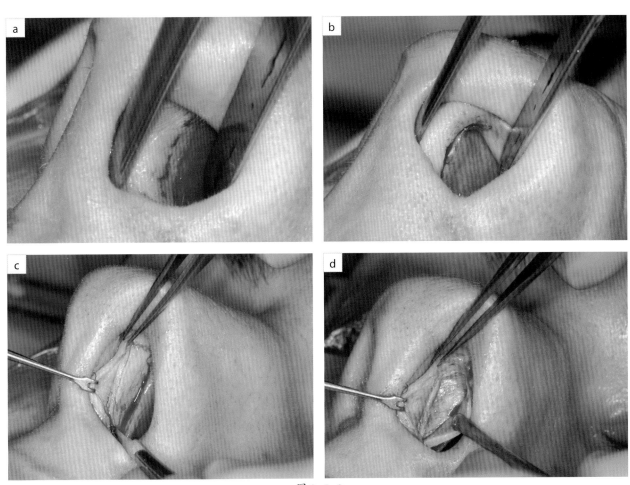

图 3-5-2

释放尾侧鼻中隔，通过推动鼻尖旋转来确定鼻中隔尾侧端的多余部分，然后将其切除（图3-5-3）。

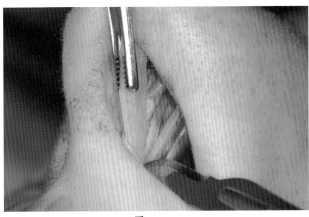

图 3-5-3

取坐位，可以获得完整的侧视图。暴露鼻中隔，并将鼻尖定位在期望的位置（图3-5-4）。这样软骨的多余部分会自动显现。这一操作步骤需要在完成鼻尖手术之后进行。

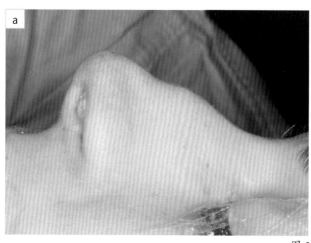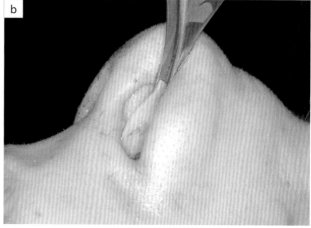

图 3-5-4

手术完成，达到期望的鼻尖突出度和旋转度后，使用5-0 PDS缝合3~5针，将连接在Pitanguy韧带上的软骨膜和鼻中隔软骨缝回到鼻中隔上（图3-5-5）。

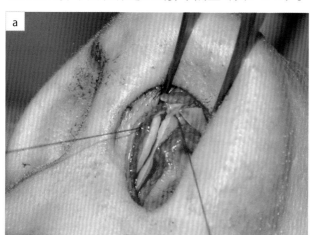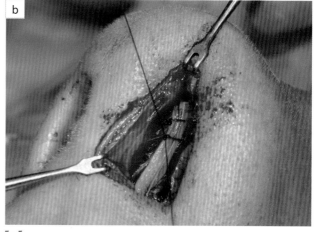

图 3-5-5

我给自己的一位患者进行了修复鼻整形术。我通过同样的切口进入到鼻中隔的尾侧端。事实证明，后支撑愈合得很好。术中，我再一次保留了软骨瓣与Pitanguy韧带的连接。最后，在完成修复之后，我将软骨瓣缝回到同一位置（图3-5-6）。

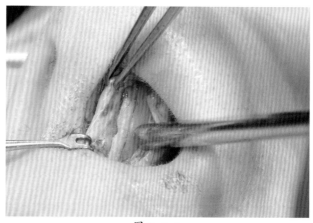

图 3-5-6

外侧脚头侧切除

外侧脚切除可以增加鼻尖旋转度。然而，超过3~4mm的外侧脚切除可能会导致鼻翼退缩。实际上，对于尾侧端软骨发育过度的患者，应避免进行外侧脚头侧切除。对于保留性鼻整形术来说，头侧切除进行到可以进行头侧穹隆缝合即可。软骨切除量不可超过3mm。如果想要获得更多的旋转度，更明智的选择是切除上外侧软骨的尾侧来缩短鼻外侧壁（图3-5-7）。

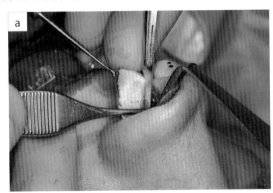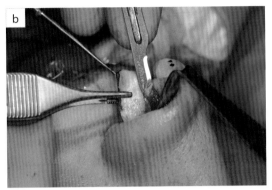

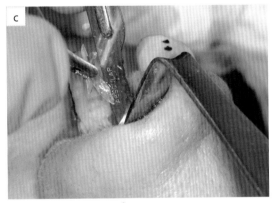

图 3-5-7

缩短过长的外侧脚

绝对要将外侧脚缩短到一个正确的长度。对于小叶过短、穹隆薄弱的患者，缩短外侧脚的最佳手术方法就是外侧脚窃取技术。

下面这个患者是一个典型的病例（图3-5-8）：

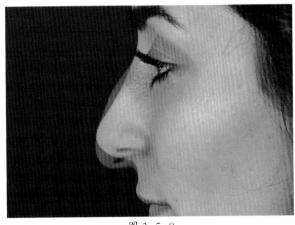

图 3-5-8

外侧脚末端的点被公认是轴心点。该轴心点与现有穹隆之间的矢量就是当前的外侧脚的长度。需要注意的是，凸出的外侧脚会存在额外的长度。这时，若以轴心点为起始点画出多条等长的线，就会形成一道弧线（图3-5-9）。

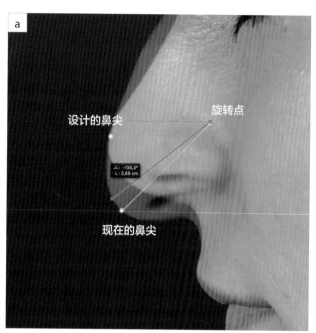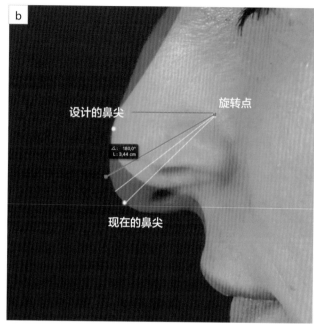

图 3-5-9

外侧脚的长度与设计的鼻尖点和轴心点之间距离的长度差，等于外侧脚的软骨窃取量。对于外侧脚凸出的患者，需要在计划窃取量基础上额外增加1~2mm（图3-5-10a）。在使用外侧脚窃取技术来缩短外侧脚时，需要注意到踏板的位置会随着尾侧鼻中隔的剥离和切除而发生改变（图3-5-10b）。

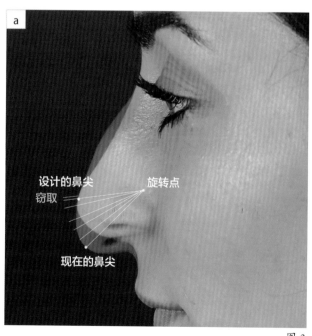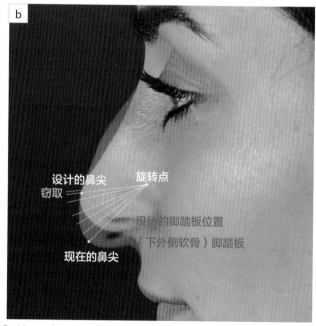

图 3-5-10

取坐位，从侧面审视患者。通过一个低位的鼻中隔切口来移动鼻小柱和踏板。使用镊子旋转鼻尖以确定外侧脚的窃取量。用镊子夹持住穹隆，并收紧外侧脚。如图3-5-11所示，围绕轴心点做头侧旋转。行2~3mm的外侧脚窃取并重新旋转。增加软骨窃取量，直到旋转弧能通过新的鼻尖点。

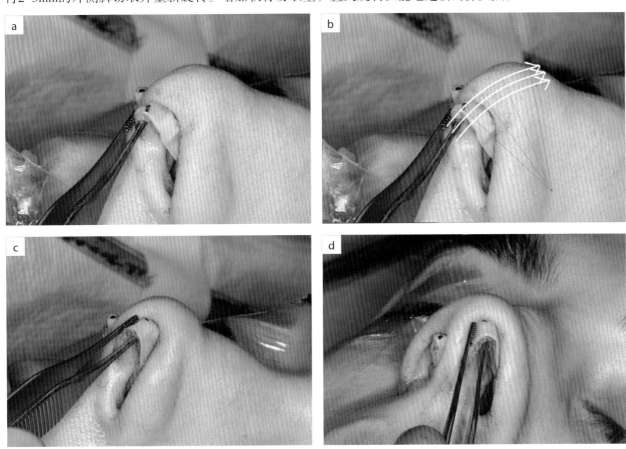

图 3-5-11

标记并通过头侧穹隆缝合构建新的穹隆（图3-5-12a）。鼻尖手术过程到此结束，复位各软骨（图3-5-12b）。

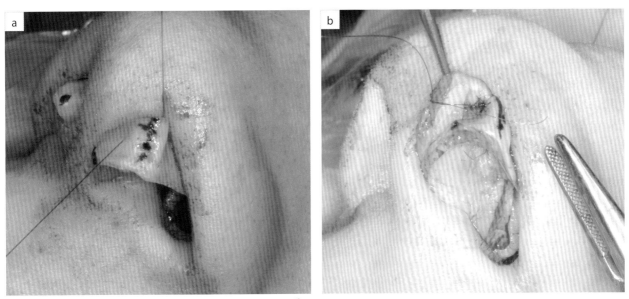

图 3-5-12

缩短过长的上外侧软骨

在将后支撑固定到尾侧鼻中隔之后进行该手术操作。首先，将上外侧软骨从软骨膜上剥离下来。在此过程中可以向下拉紧卷轴黏膜，剥离可以更容易（图3-5-13）。

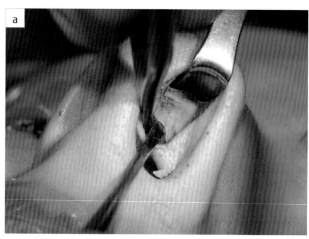
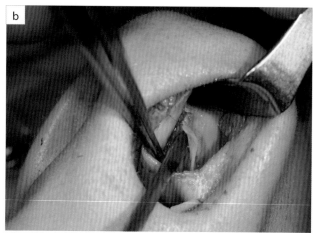

图 3-5-13

让我们来看看开放入路中如何确定上外侧软骨的多余部分。将该软骨解剖分离（图3-5-14）。

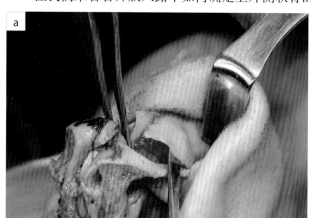
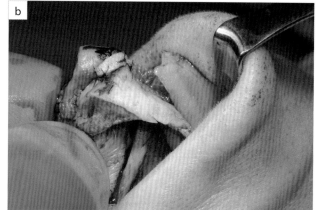

图 3-5-14

获得所需的旋转度和缩短量。将与外侧脚重叠的上外侧软骨切除（图3-5-15）。

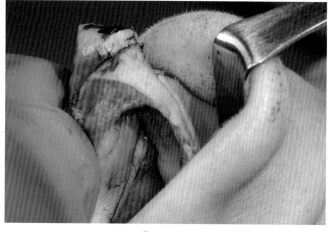

图 3-5-15

闭合式入路中切除上外侧软骨的尾侧（图3-5-16）。

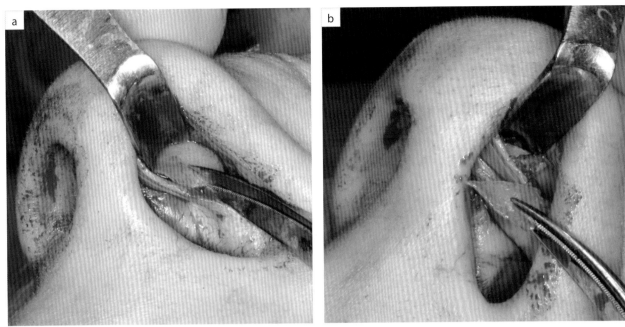

图 3-5-16

如果患者的外侧脚非常薄弱或严重凸出，上外侧软骨会与外侧脚重叠2~3mm。在修复卷轴韧带时，可穿过上外侧软骨缝合1针（图3-5-17）。

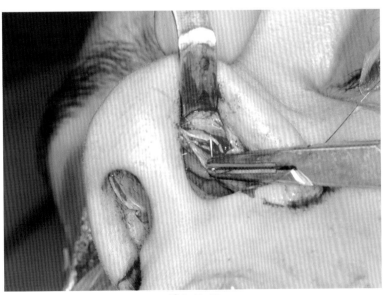

图 3-5-17

病例 1

图3-5-18是患者术前和术后两年半的照片。术者：Barış Çakır。

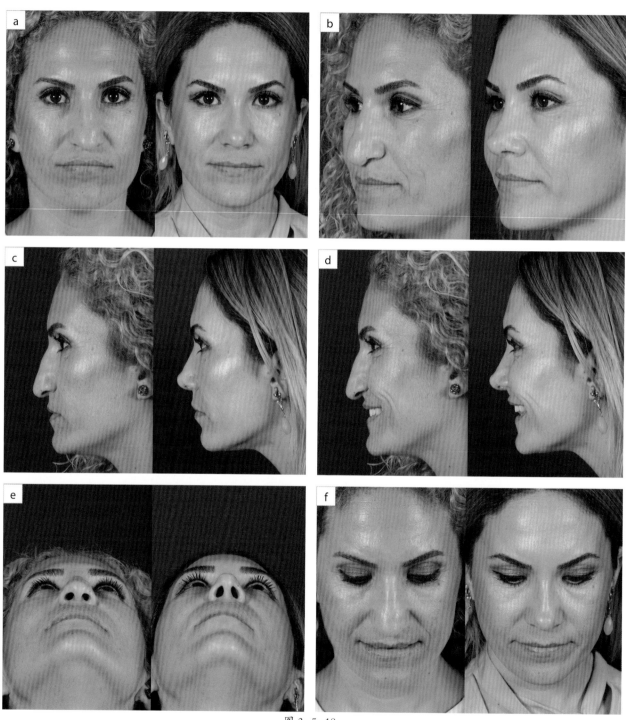

图 3-5-18

病例 2

图3-5-19是患者术前和术后1年的照片。术者：Dr. Üregen。

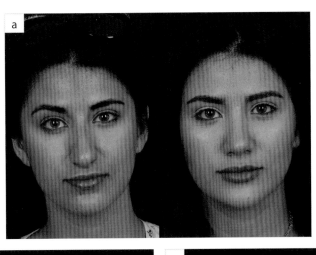

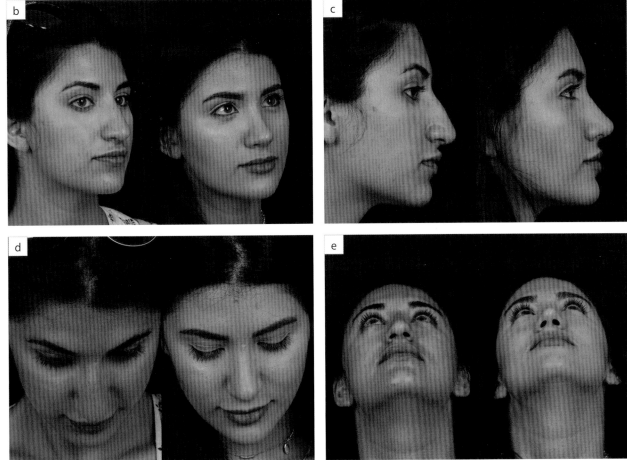

图 3-5-19

病例 3

图3-5-20是患者术前和术后1年的照片。术者: Dr. Üregen。

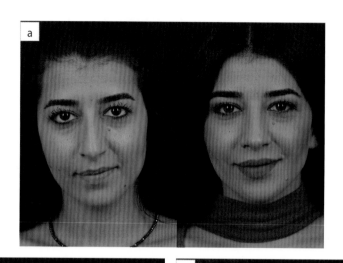

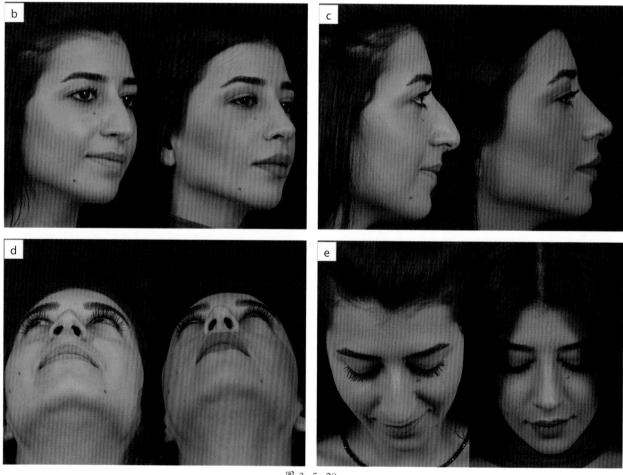

图 3-5-20

病例 4

图3-5-21是患者术前和术后1年的照片。术者：Dr. Üregen。

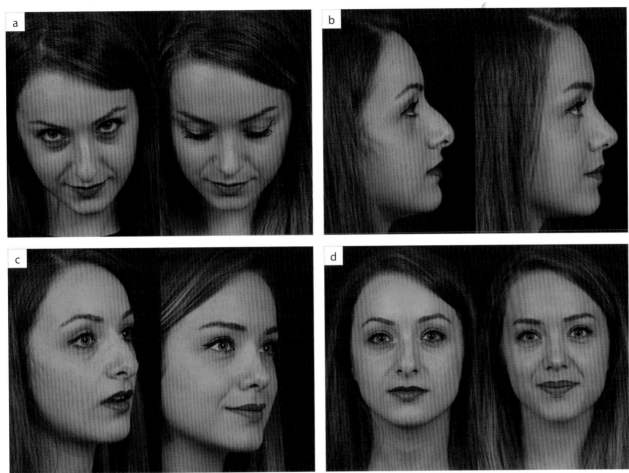

图 3-5-21

总结

　　鼻尖手术最基本的概念之一是鼻尖旋转度和鼻尖突出度是完全相互关联的。鼻尖突出度的减少也会导致鼻尖旋转度的减少。因此，在手术结束时应检查鼻尖支撑。需要调控鼻尖的坚硬度。鼻尖要有一定的活动度，此外，还需使其拥有足够的支撑力（可以通过使用手指推动鼻尖来感受）。如果鼻尖没有足够的支撑，可以放置额外的支撑移植物。若患者鼻部皮肤较厚且呈油性，那么就容易损失鼻尖旋转度。要给鼻尖突出度充分的支撑，1~2mm的过度旋转即可达到此目的。如果二次鼻整形手术的患者出现了鼻尖突出度和旋转度减少的情况，应考虑进行前颌骨抬高。在给悬垂的鼻尖设计矫正方案时，必须牢记造成鼻尖旋转度减少的3个最常见的原因：外侧脚过长、上外侧软骨过长和不充分的鼻尖支撑。如果能够矫正这些畸形，就可实现鼻尖旋转度的显著改善。

参考文献

Çakır B. Aesthetic Septorhinoplasty. Springer 2016.

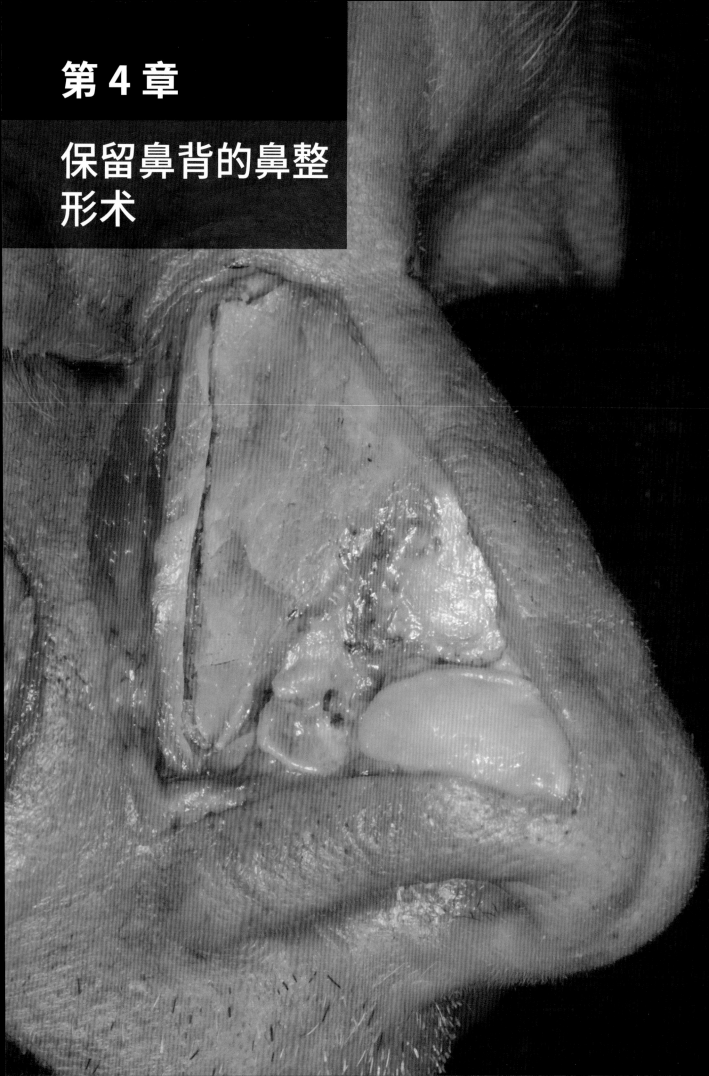

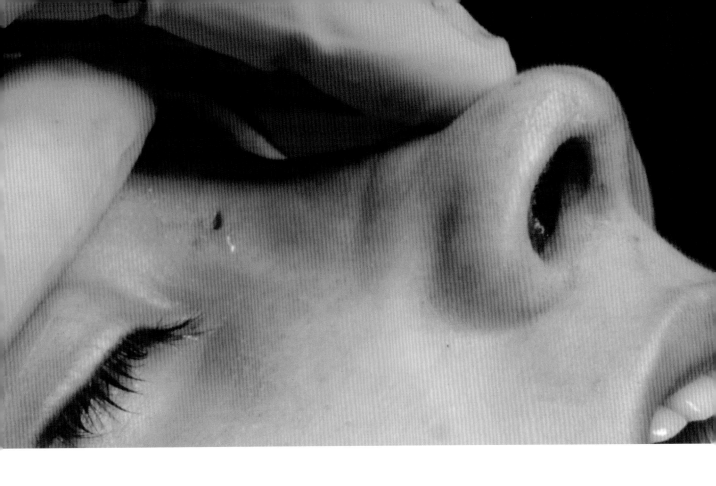

第 1 节　保留鼻背的闭合式入路鼻整形术入门

Yves Saban

对于大多数白种人患者，降低鼻部驼峰是一个必不可少的手术步骤，它包含了骨性鼻背切除和软骨性鼻背切除两部分。在降低鼻背高度后，患者鼻部骨与软骨交界的键石区会遭到破坏。这时，无论从美学方面还是功能方面来说，都需要对其进行重建。因此我的观点是，如果可以保留原有鼻背的完整性，那么就可以同时保留患者原有的鼻背美学特征和鼻部功能。此外，保留鼻背还可以避免许多继发性畸形的形成，这些继发性畸形会导致患者需要进行再次修复手术。我更喜欢通过鼻内的闭合式入路技术来完成保留性鼻整形术（PR）。为了循序渐进地阐明该手术方法，我会结合新鲜尸体解剖和临床病例来对其进行论述。一些外科医师可能会疑惑W点指的是什么。W点是指上外侧软骨的尾侧缘与背侧鼻中隔分开时的交界处；从头侧端看鼻背时，它的形状看起来像字母W，在开放式入路中看起来更明显。

术前准备步骤

- 鼻部清洁。
- 检查鼻部的解剖标志。
  ◦ 外部：鼻骨、上外侧软骨、下外侧软骨。
  ◦ 内部：鼻中隔、鼻皱襞、下外侧软骨的尾侧缘。
  ◦ 鼻部手术计划（缩减）：在皮肤上做标记。
  ◦ 标记手术切口的位置。
  ◦ 标记截骨线。
- 在鼻的侧位照片上进行手术设计。
- 注射局部麻醉药。
  ◦ 神经血管蒂：眶下、滑车下、滑车上、外鼻。
  ◦ 鼻周和手术切口线的皮下注射。
  ◦ 经皮的鼻中隔内和贯穿鼻背注射。
- 鼻内的局部表面麻醉。

鼻背手术的步骤

步骤1　将骨－软骨拱与鼻中隔分离

标记鼻中隔的尾侧缘和鼻皱襞（图4-1-1）。

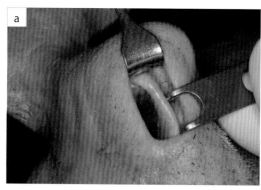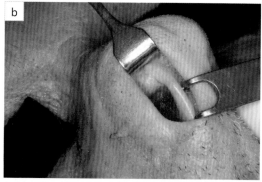

图 4-1-1

鼻内切口：鼻中隔和鼻小柱（图4-1-2）。

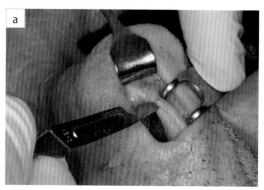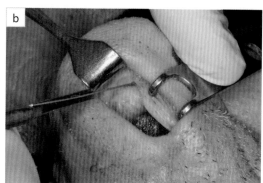

图 4-1-2

软骨膜下平面的剥离，识别鼻中隔前角（ASA）和尾侧鼻中隔（图4-1-3）。

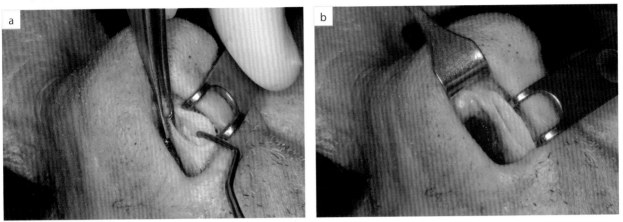

图 4-1-3

在上外侧软骨（软骨性鼻背）上方进行SMAS下平面的剥离（图4-1-4）。

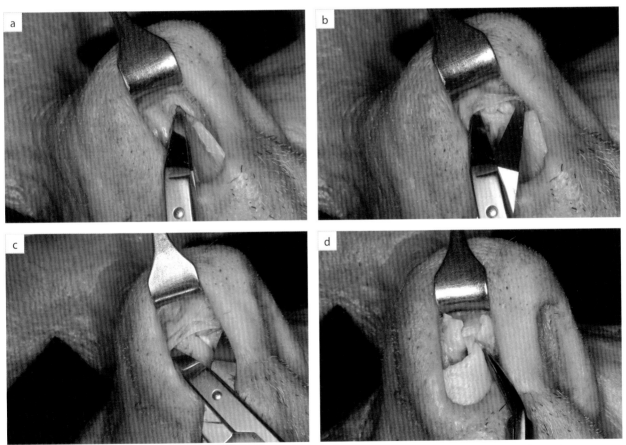

图 4-1-4

骨膜下平面剥离骨性鼻锥（图4-1-5）。

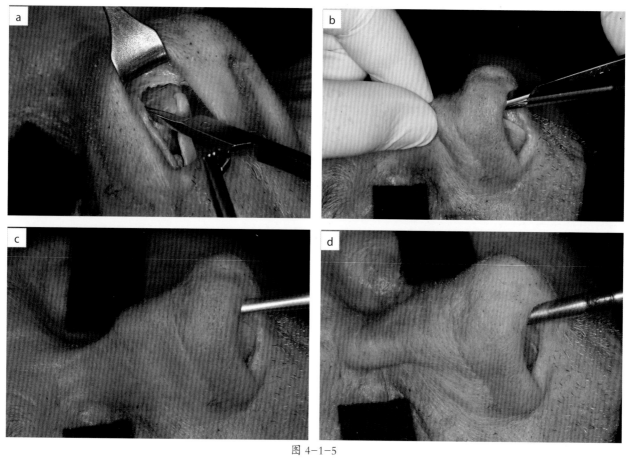

图 4-1-5

识别W点（图4-1-6）。

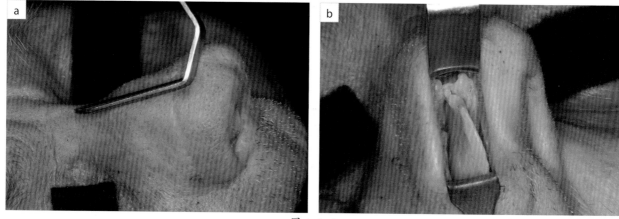

图 4-1-6

在双侧的鼻中隔的上部做软骨膜下隧道（图4-1-7）。

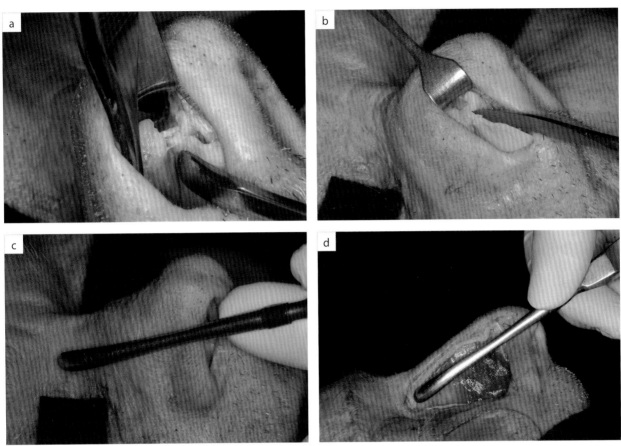

图 4-1-7

从W点开始背侧鼻中隔的下方的第一切口；背侧鼻中隔的矢状横断面（图4-1-8）。

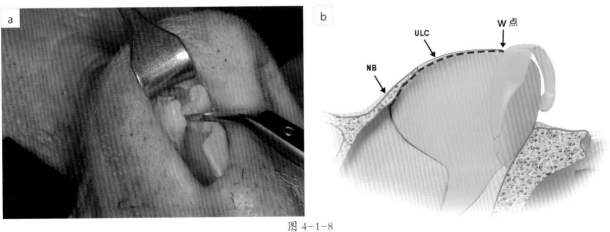

图 4-1-8

使用一把剥离子从鼻拱下方的一侧贯穿到另一侧，检查软骨性鼻中隔是否已经从鼻拱完全游离（图4-1-9）。

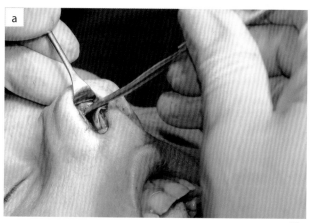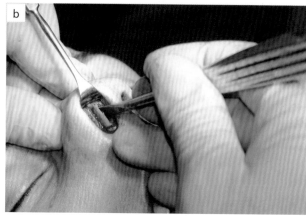

图 4-1-9

第二切口：矢状面上的一个较低的软骨性鼻背下鼻中隔平面（其下2/3 mm处）（图4-1-10）。

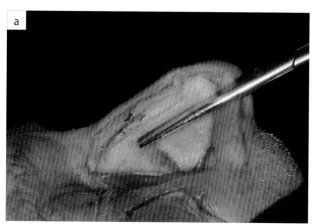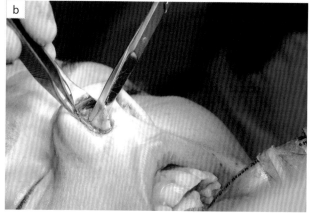

图 4-1-10

鼻中隔软骨性鼻背下方条带的离断和切除（图4-1-11）。

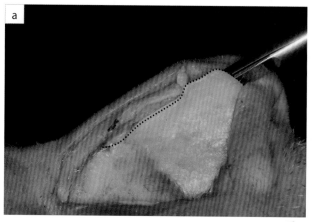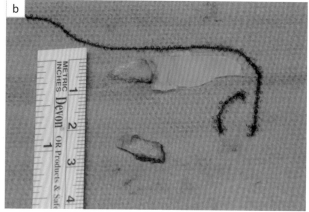

图 4-1-11

使用一把精密的骨钳剪除筛骨垂直板的前部骨角（图4-1-12）。

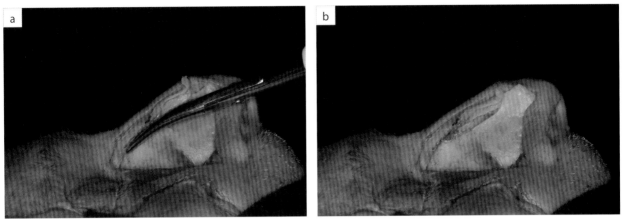

图 4-1-12

步骤 2　从面部游离出骨性鼻锥——在鼻面沟处行外侧截骨术

　　第一种手术方案：经皮外侧截骨术；将内眦韧带和梨状孔之间的中点作为切入点；在截骨的切入点处重复进行局部麻醉（图4-1-13）。

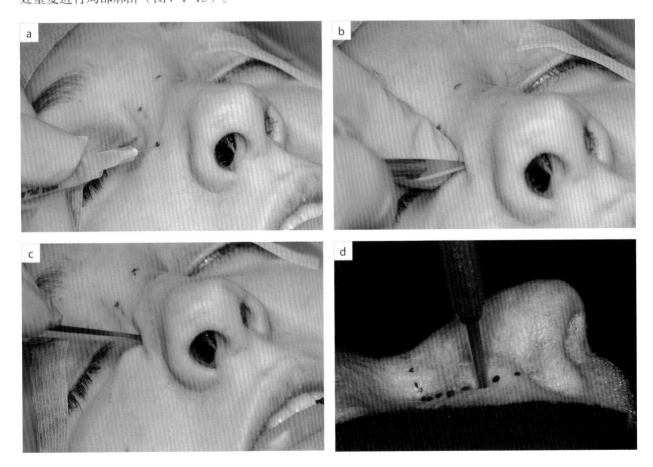

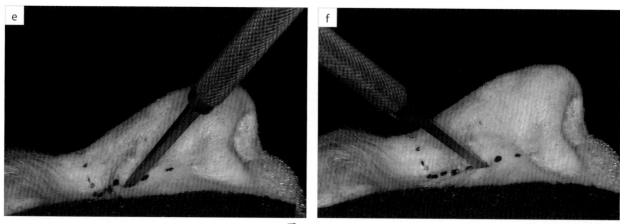

图 4-1-13

第二种手术方案：鼻内入路的外侧截骨术。解剖标志：下鼻甲/鼻皱襞；直达骨性组织的前庭切口（图4-1-14）。

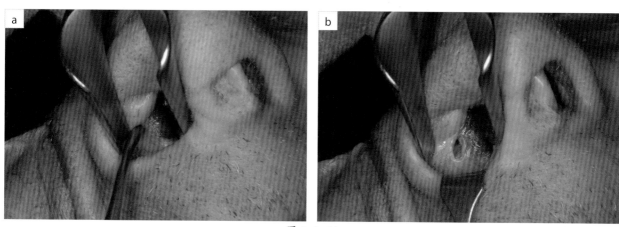

图 4-1-14

从内部和外部，在骨膜下平面一直向上分离到内眦（可在骨膜下平面抬升内眦韧带，这不会影响到眼睑的稳定性）（图4-1-15）。

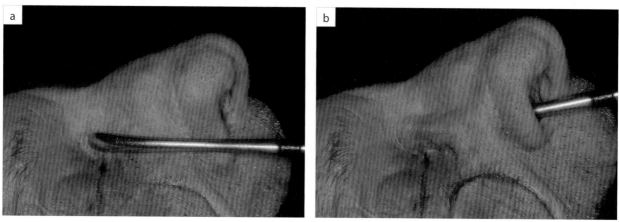

图 4-1-15

在鼻面沟处行外侧截骨术/骨切除术（图4-1-16）。

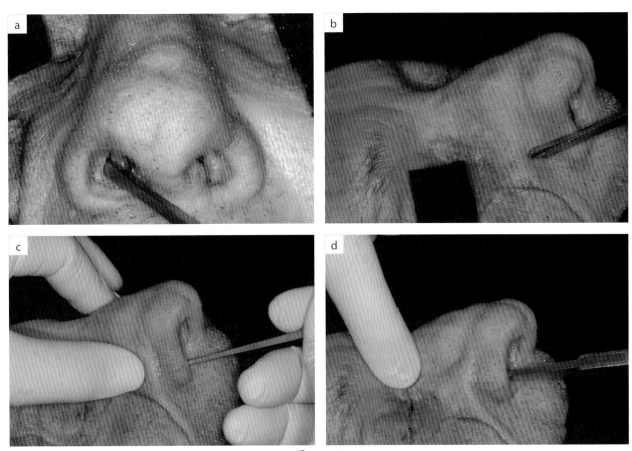

图 4-1-16

步骤 3　将骨性鼻锥与颅骨分离

施行横向截骨术（内路或经皮）（图4-1-17）。

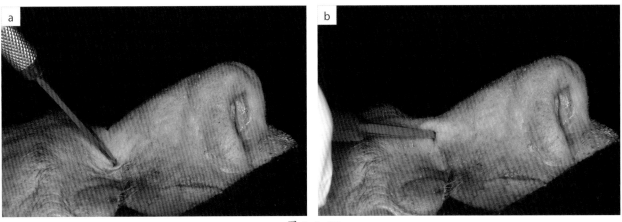

图 4-1-17

施行鼻根的经皮截骨术、外侧截骨术、横向截骨术以及鼻根截骨术的手术效果（图4-1-18）。

注：将外侧截骨术放置在鼻面沟内，不会损伤中鼻甲。

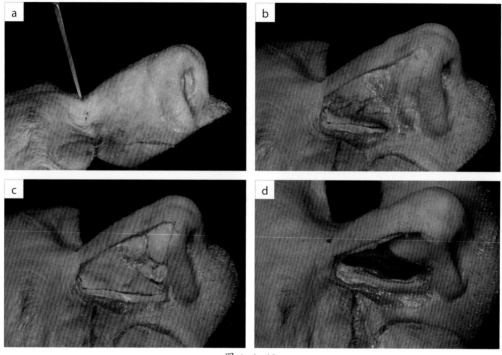

图 4-1-18

步骤4　分两步松动鼻部

用手将骨性鼻锥从一侧推到对侧，以完成骨性鼻锥的横向松动。为了进一步松动骨性鼻锥，通过经前庭的鼻内外侧入路，将骨膜剥离子置入鼻面沟处的外侧截骨线上（图4-1-19）。

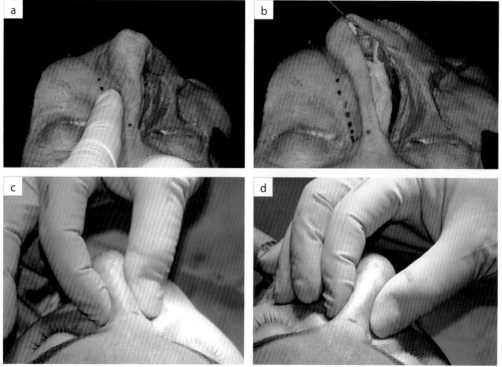

图 4-1-19

步骤 5　侧面轮廓调整

降低鼻背

　　鼻部压紧：用拇指和食指轻轻地捏紧骨性鼻基底部（图4-1-20）。

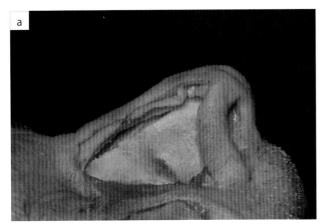
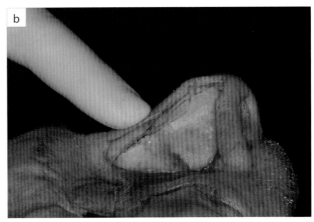
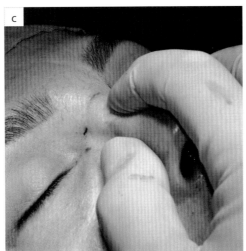

图 4-1-20

　　检查鼻背侧面高度：如有必要，可进一步行鼻中隔条带切除（图4-1-21）。

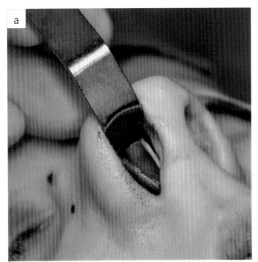
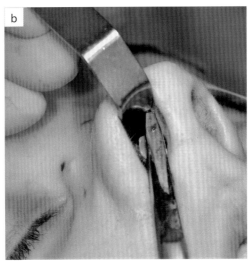

图 4-1-21

蘸湿手指检查鼻背的侧面轮廓（图4-1-22）。

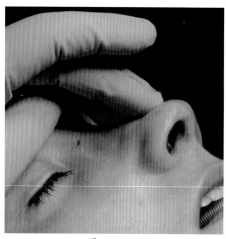

图 4-1-22

从内部抬起鼻孔，再次检查鼻中隔的高度、长度以及形状。注意上外侧软骨拱是如何与未受影响的、稳定的鼻中隔连接的，它们必须在W点处连接（图4-1-23）。

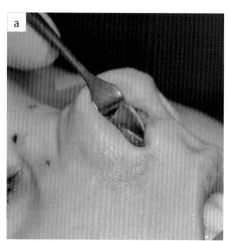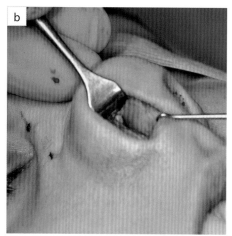

图 4-1-23

调整鼻背弧度： 为使K区有弧度，需要时可以进行以下手术操作步骤。

- 切除鼻拱下方的骨性和软骨性鼻中隔残余部分。
- 检查上外侧软骨拱是否处于半松动的状态。
- 在鼻拱下广泛剥离软骨黏膜（Robin的黏膜外技术）。
- 通过一个追加的垂直切口，来弯曲位于中央K区接合点下方的背侧鼻中隔；再次检查鼻背的形状。
- 用手术刀沿着骨软骨拱的侧面在鼻骨接合处的外侧切开梨状韧带，再次检查鼻背的形态。
- 分离外侧K区（在外侧骨帽的下方进行剥离），保持中央K区的完整性；检查上外侧软骨拱的活动性：其背侧应该是有弧度的。
- 固定：通过两种不同的贯穿缝合将K区固定到鼻中隔上：鼻骨上的十字交叉缝合以及跨软骨的"环扎"缝合。

步骤 6　体积和内鼻阀的重塑

　　评估内鼻阀的开放程度：是否存在中1/3变宽？如果鼻尖上区过宽，可以从上外侧软骨的尾侧端切除一个软骨三角来实施W成形术（图4-1-24）。

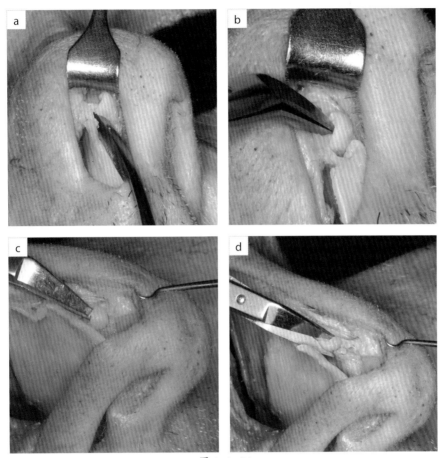

图 4-1-24

　　如果患者的K区过宽，则在上外侧软骨上进行软骨内的矢状截断/切除（Kovacevic），然后进行缝合（开放式入路）。

　　鼻尖上区的评估：游离背侧鼻中隔"W-ASA"段和下外侧软骨的穹隆上区（图4-1-25）。"游离的"鼻背鼻尖上区，调整高度（W点到鼻中隔前角ASA点）。

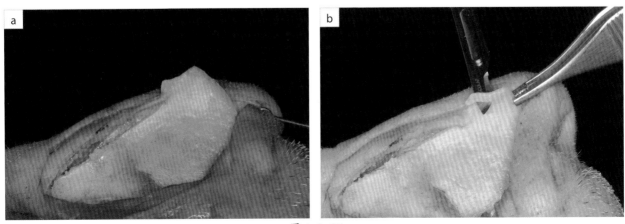

图 4-1-25

随后进行外侧脚的头侧修剪（图4-1-26）。

鼻背的固定和缝合。

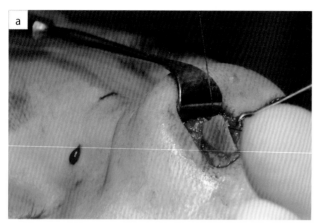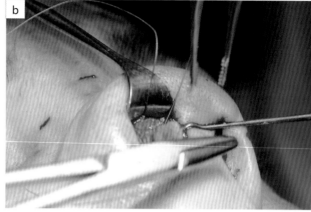

图 4-1-26

侧面轮廓的评估：是否存在鼻小柱悬垂？鼻尖旋转度如何？调整尾侧鼻中隔并切除其多余的部分。必要时应用榫槽技术并缝合（图4-1-27）。

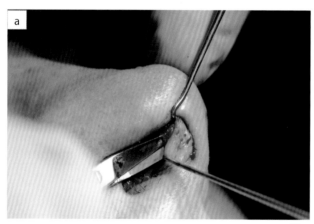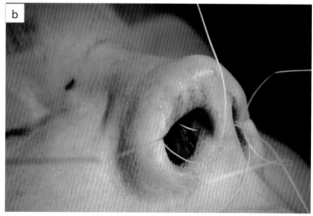

图 4-1-27

术前（图4-1-28a）与术后（图4-1-28b）侧面轮廓的比较。

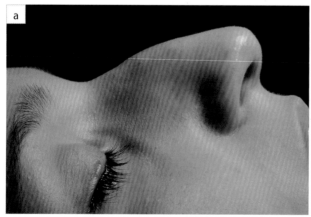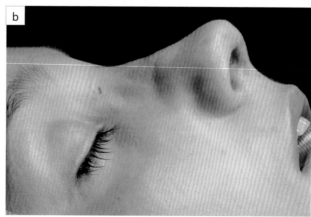

图 4-1-28

鼻尖手术：完全暴露技术

- 切口标记：鼻内延长的边缘切口（软骨下的）。
- 做皮肤切口——外侧/内侧/穹隆。
- 从外侧分离SMAS/软骨膜。
- 分离鼻小柱的皮肤。
- 暴露LLCs；检查分隔LLC区室的韧带。
- 标记LLC的解剖：穹隆/ LLC头侧端。
- 鼻尖调整技术：序贯技术。
- 外侧脚头侧端的修整。
- 穹隆：贯穿穹隆缝合和穹隆间缝合（Çakır, Kovacevic）。外侧脚窃取技术。"鼻尖菱形"技术。
- 缝合手术切口。
- 术后结果图。

必要时能用到的辅助操作

鼻部

- 打开鼻部：经鼻小柱切口。
- 检视鼻部手术情况。
- 新鼻背的超声骨刀塑形。
- 获取鼻中隔软骨。
- 鼻小柱支撑移植物。使用盾牌或帽状或双拱移植物精细调整鼻尖。
- 采集耳甲软骨。
- 采集软骨泥/软骨碎片。

鼻翼基底切除

- 鼻孔的评估：高度/宽度/厚度。
- 标记切除区（内侧皮瓣技术）。
- 皮肤切除和缝合。

下颏填充：经口入路

做垂直的黏膜切口并进行骨膜下的剥离：制作一个T形囊袋（图4-1-29）。

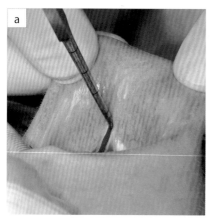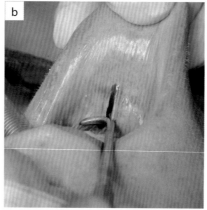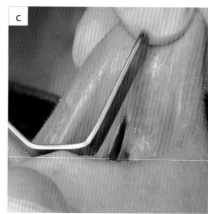

图 4-1-29

使用Aufricht拉钩将骨软骨移植物植入到掀起的软组织内（图4-1-30）。

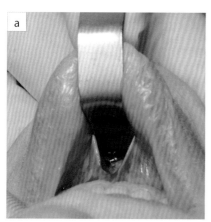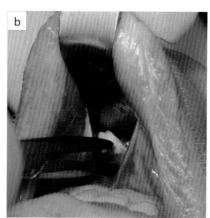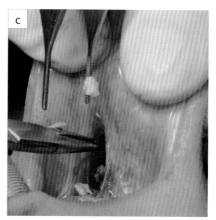

图 4-1-30

闭合时，进行双层缝合：先缝合颏肌，再缝合黏膜（图4-1-31）。

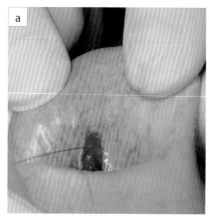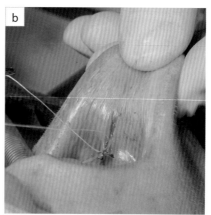

图 4-1-31

总结

保留性鼻整形术尤其是保留鼻背的鼻整形术的优点是什么？保留鼻背的技术尤其适用于有以下情形的鼻子：①鼻部直挺，有或没有一个中度的鼻背驼峰。②直型歪鼻。③软骨性鼻，鼻骨较小且鼻软骨薄弱。④张力鼻，鼻孔直立且细长（外鼻阀），合并狭窄易塌陷的内鼻阀。由于该手术方法进行起来通常较快，对于复杂的鼻尖来说，它可以节省时间。而且该手术方法很简单，不会造成组织损伤，可以避免出现非常麻烦且有难度的修复手术。由于术中既没有损伤到鼻阀又没有破坏鼻背美学曲线，因此患者术后的鼻部外观会看起来比较自然。不需要对患者进行中鼻拱重建。整形外科医师需要掌握传统的鼻部缩减整形技术，但也应该认真学习保留鼻背的鼻整形术，因为后者能带来更多功能和美学获益。

参考文献

[1]　Saban Y, Daniel RK,3, Polselli R, Trapasso M, Palhazi P. Dorsal Preservation: The push-down technique reassessed. Aesthet Surg J. 2018;38:117-131.

[2]　Daniel RK. The preservation rhinoplasty: A new rhinoplasty revolution. Aesth Surg J 2018;38:228-229.

[3]　Daniel RK, Palhazi P. Rhinoplasty: An Anatomical and Clinical Atlas. Heidelberg: Springer. 2018.

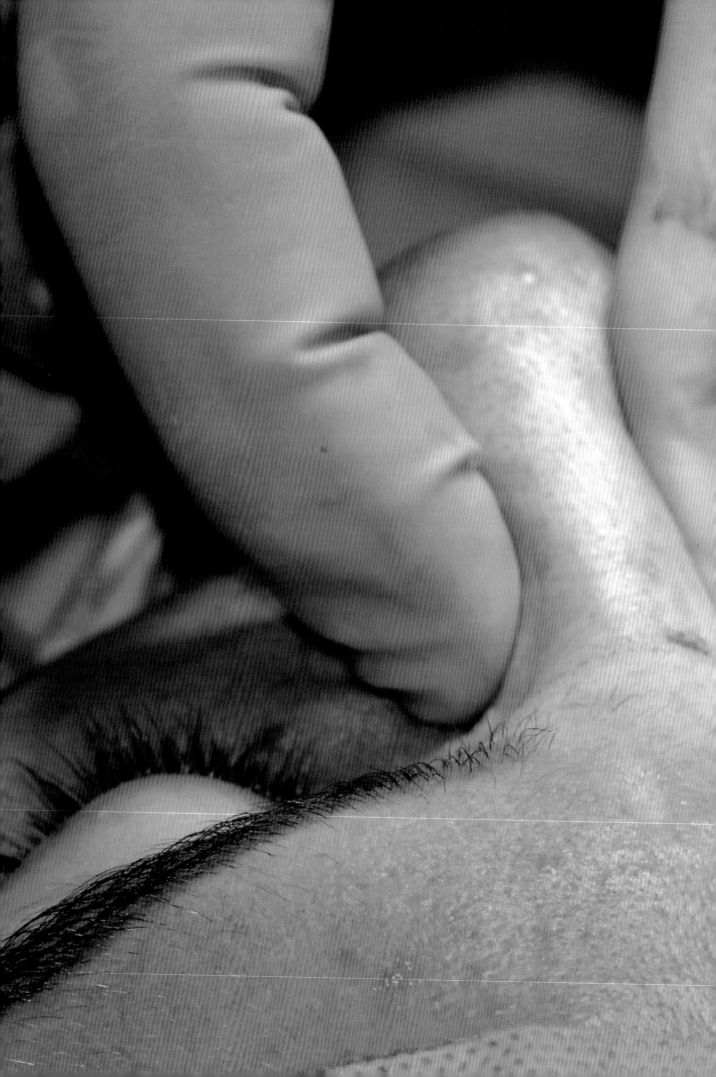

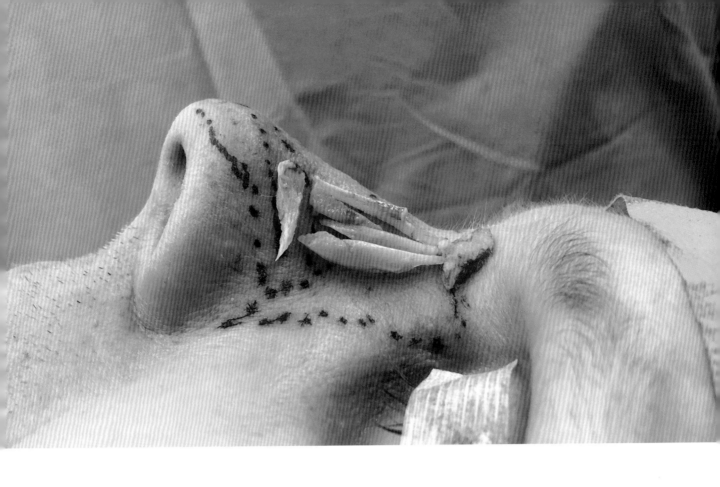

第 2 节　通过背侧鼻中隔下方条带切除技术和下推技术 / 下放技术施行保留鼻背的鼻部驼峰缩减

Yves Saban

在初次鼻整形手术中，可以通过降低鼻背来缩减驼峰，而不需要去除外部的骨软骨框架。可以减少再次鼻整形手术的发生率或者可以更加容易地在完整的骨软骨框架上进行修复手术，是保持良好且自然的鼻背完整性的主要优势。此外，它还可以改善鼻阀的功能，这点可以从术中观察到的打开的内鼻阀角以及鼻中隔–上外侧软骨间隙而被证实。歪鼻可以通过一个不对称的降低技术，即"推倒"操作来矫直。可以通过切除一个术前确定的、位于背侧鼻中隔下方的软骨条带来实现该手术效果。由此形成了一个鼻背可以下降的间隙。鼻背的形状和高度取决于保留的整个鼻中隔的大小（中间的柱状结构），这时键石区将会成为一个半活动的关节，可以使骨软骨鼻背变平甚至略带弧线。通过完全的截骨术，使鼻部从面部和颅骨完全地分离，可使骨软骨性鼻锥能够充分松动，同时可以调控鼻背高度的降低程度。本章将会介绍如何通过背侧鼻中隔下方条带切除技术和下推技术/下拉技术来进行鼻背保留的鼻部驼峰缩减。

应用鼻中隔条带切除技术进行保留鼻背的手术的历史

Lothrop发表了一篇鼻缩小成形术的病例报告，首先描述在初次鼻整形手术患者中进行高位鼻中隔条带切除，并随后施行保留鼻背的鼻整形技术（DP）。1989年，法国的Gola医师继承了这一手术原理。2002年Saban研究了鼻整形术中不同K区保留技术时患者鼻部形态的动态变化，并展示了其解剖学机制和手术效果。2006年，他发表了自己在保留鼻背的鼻整形术方面的经验，并在法国推广了该手术方法。之后，他对该技术进行了改良，将软骨条带切除的起始点移至鼻中隔–上外侧软骨交界处的尾端，并将该点命名为"W点"，这样，就可以保留软骨性鼻尖上区和鼻中下1/3完整的鼻中隔支撑。该条带切除应沿着骨与软骨性鼻背的深面进行，直至鼻根处。传统的鼻背切除术的缺陷和术后所形成的鼻部畸形，促使整形外科医师对保留鼻背技术产生了新的兴趣。

Goksel和Saban描述了保留鼻背技术的进展，以及如何在开放式入路中使用超声骨刀完成下放技术：超声动力的开放式入路保留性鼻整形术，"POP鼻整形术"，并在近两年的鼻整形会议上进行过展示。使用这种手术技术可以更好地控制截骨线，而且它提供了一种可能性，即通过使用动力钻进行十字交叉缝合，将骨与软骨性鼻锥固定在坚固的鼻中隔上，就如Haack和Gubisch所述的那样。

观念

（1）保留鼻拱、K区、软组织罩。

（2）通过高位鼻中隔切除来降低鼻背。

（3）由三维的K区（例如鼻背）转变成二维的半活动关节，可以将鼻背压平或变成弧形。

（4）固定：将鼻中隔作为中央支柱。

（5）稳定：将鼻骨和骨膜在外侧缝合固定到鼻中隔上。

保留和降低鼻背的基本原则（图4-2-1）

鼻中隔是中央支柱。

鼻中隔的高度决定鼻背的高度。

背侧鼻中隔下方的软骨条带的渐进切除。

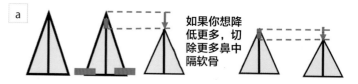

如果你想降低更多，切除更多鼻中隔软骨

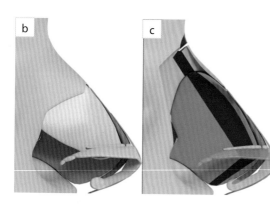
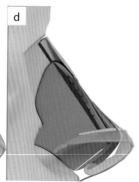
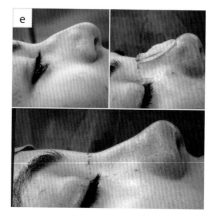

图4-2-1

患者的手术告知

该手术方法的主要优点在于，术中平坦甚至呈弧形的骨软骨鼻锥，在术后的形态是完全自然的。若需修复，外科医师所面对的将是一个有"正常"解剖结构的鼻子，可以进行任何传统的鼻整形手术，甚至再次进行保留性鼻整形术。不过，术前的一个重要工作是需要对患者进行如下告知，由于其鼻部缺乏外侧壁的固定，术后他们的鼻子形状多少会出现一些形变。鼻部驼峰部分复发的情况很少见，但是这点也要和患者进行讨论。

我们需要告知患者外科手术技术的常规选项。为了把手术原理给患者讲清楚，我们将其与埃菲尔铁塔的降低做类比：可以通过切除塔尖来获得一个较小的塔，这样，之后还需要重建塔尖；或者可以通过切除塔的基底部而直接获得一个较小的塔。然后再根据每位患者的具体情况给他们提供更多的信息。

在侧视图上，与患者一起进行多次电脑模拟（通常需要3~4次），以展示出降低鼻背、缩减鼻额角、旋转鼻尖以及切除鼻翼基底部的不同手术方案。接下来，在最终的打印照片上进行测量（图4-2-2），然后根据患者的期望和手术可行性设计手术方案。

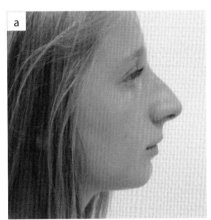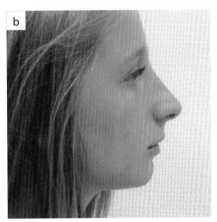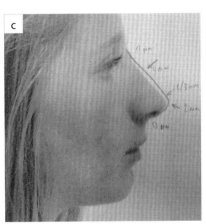

图 4-2-2

给患者展示一些案例，说明效果模拟图和术后真实结果之间的关系。大多数患者还会要求看一些其他患者术前和术后结果的对比照片。将所有这些信息都记录到患者的病历中。

手术技术

遵循与鼻尖手术相同的原则，处理鼻背的高度、形状和体积。主要步骤按照以下确定好的10步顺序进行：①选择手术入路并分离软组织；②进行鼻中隔的手术操作；③进行截骨术或骨切除术；④松动鼻锥；⑤通过渐次的鼻中隔条带切除来调整鼻的侧面轮廓：评估新的鼻背美学曲线；对可能发生的妨碍鼻背下降的摇椅效应进行调整，或者相反，对会导致鼻背驼峰复发的弹簧效应进行调整；然后，调整新的骨软骨性鼻锥，直至达到期望的手术效果；⑥固定（控制下降的稳定性，缝合）；⑦调整上外侧软骨的尾侧缘；⑧进行鼻尖手术；⑨进行最后的检查；⑩附加手术：下颏填充，缩窄鼻翼基底部，缝合和包扎。

步骤 1：显露鼻背选择韧带下或韧带后入路

除了有时较直的鼻形不需要分离鼻背以外，缩小鼻整形术和保留性鼻整形术都需要暴露鼻中隔的尾侧和背侧。与常规鼻中隔成形术一样，可以经一个鼻内的鼻中隔–鼻小柱间入路来进行。

鼻中隔切口

使用手术刀切开黏膜和软骨膜，沿着鼻中隔的尾侧缘一直切至鼻中隔前角。不做软骨间切口（图 4-2-3）。

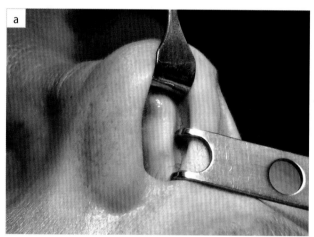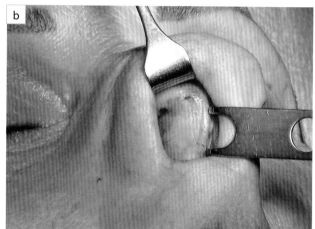

图 4-2-3

鼻中隔的软骨膜下剥离

需要使用锋利的手术器械，沿鼻中隔软骨尾侧端的两侧向上剥离，一直到鼻中隔前角处（图 4-2-4）。

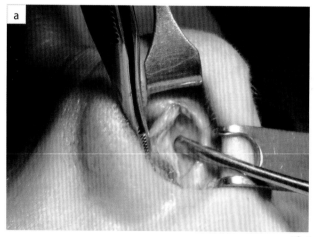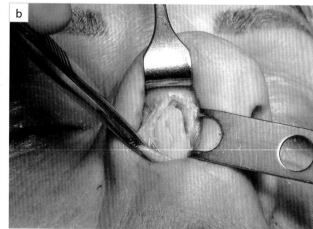

图 4-2-4

鼻背浅表软组织的分离

　　使用锋利的精细手术剪在SMAS下平面进行分离，释放鼻中隔–上外侧软骨接合点：W点（图4–2–5）。暴露W点是非常关键的一步，其相当于上外侧软骨尾侧端的内侧缘（卷轴）与鼻中隔附着的分开处。注意不要去剥离这些附着物，也不要去破坏上外侧软骨和鼻中隔之间的连接。

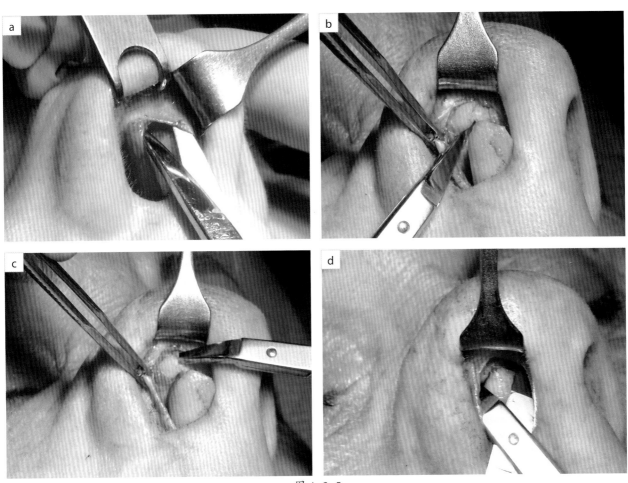

图 4–2–5

　　然后，如有需要，使用Daniel–Çakır剥离子或者Joseph剥离子，向头侧方向在骨膜下平面或SMAS下平面剥离骨性鼻背（图4–2–6）。

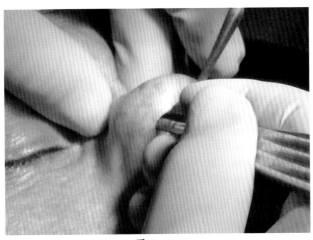

图 4–2–6

深部高位鼻中隔的软骨膜下和骨膜下分离

使用相同的剥离子，在鼻中隔的两侧进行软骨膜下分离，直至与筛骨垂直板粗糙的骨性连接区（图4-2-7a），然后继续向上直到鼻根区，形成鼻中隔上部隧道。这种方法（黏膜外的Robin技术，1973年）可以保护高位的黏软骨黏膜，且有助于释放鼻背骨架。双侧剥离出的隧道高度应在1cm左右，以便于手术器械的通过和骨软骨条带的切除。通过比较内部和外部的解剖学标志来确认手术器械向鼻根部的置入深度，这是很实用的技巧（图4-2-7b）。

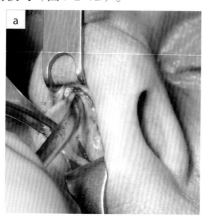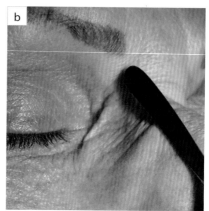

图 4-2-7

步骤 2：从鼻锥上分离鼻中隔

软骨性鼻中隔的切除

鼻中隔切除是在鼻背的下方进行的，目的是不使K区内出现任何软骨性鼻中隔的残留，因为这可能会出现"衣架效应"。必须在W点处开始进行该切除，即软骨性鼻中隔与上外侧软骨分叉的地方（图4-2-8）。这样，将保持W点尾侧端中隔的完整性；这一部分鼻中隔位于W点和鼻中隔前角之间，我们将其称为"游离的背侧鼻中隔"或W-ASA鼻中隔。

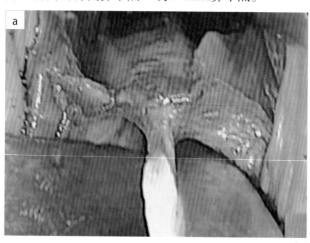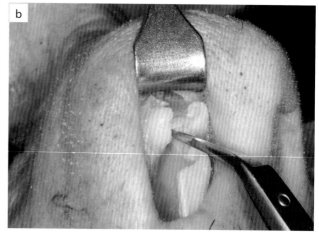

图 4-2-8

骨性鼻中隔的分离

继续向上分离鼻背下的软骨性鼻中隔，直至筛骨垂直板的骨性交界处。然后，使用一个2mm的咬骨钳剪除筛骨垂直板的前部骨角，并逐渐增加直至鼻根区。在将手术器械伸向鼻根或颅底时，一定要反复检查其尖端的位置，以避免出现筛板的松动（图4-2-9）。

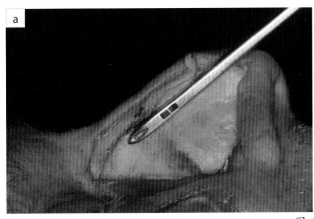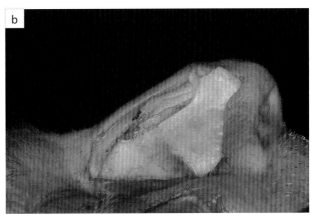

图 4-2-9

完成分离操作——检查

　　为了检查分离是否已经完成，可以将Daniel–Çakır剥离子放置在K区下方的左侧的鼻中隔上部隧道中，然后沿背侧鼻拱水平移动，一直进入到对侧的鼻中隔上部隧道。移动的过程中应没有任何阻力；否则，就需要处理桥状残余，可以对其进行切开或去除。在完成该操作后，鼻中隔和鼻背间应该就没有更多连接了（图4-2-10）。

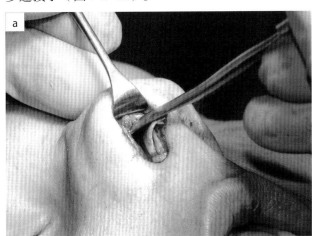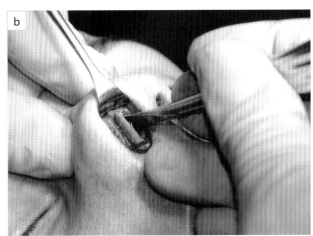

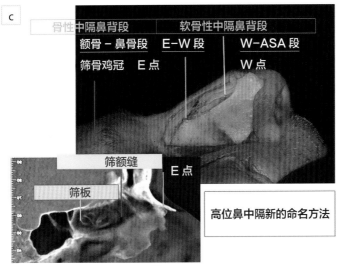

图 4-2-10

步骤3：鼻中隔条带切除

软骨性鼻中隔条带的切除

使用精细手术剪，从W点开始，平行于第一次的切开线进行第二次软骨切开。第一次切除的软骨条带的高度一般为3mm，从前到后切开，切开线与鼻背平行。到达深处的骨软骨交界时，该软骨切口将会被与之相接的筛骨垂直板所阻塞。这时，只需按压剥离子的尖端就可以使该软骨条带从硬骨上脱落下来：通过骨膜剥离子的尖端可以很容易地辨识出光滑的软骨和粗糙的硬骨之间的交界处。然后，就可以很容易地将该软骨条带拉出来（图4-2-11）。如果需要的话，可以将该软骨条带保存在生理盐水中，以后用作软骨移植物。

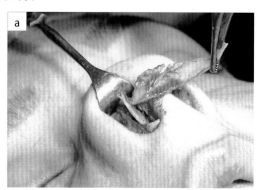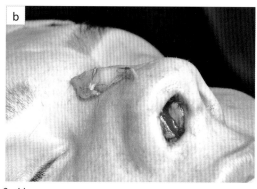

图 4-2-11

骨性鼻中隔的条带切除

可以用一把细小且精密的咬骨钳分段切除筛骨垂直板的前上角（被称为E点，筛骨英文Ethmoid的首字母）。应该在鼻骨下方精确地进行该操作，不要旋转咬骨钳，不要牵拉筛骨，以避免发生颅底的放射状骨折（图4-2-12）。

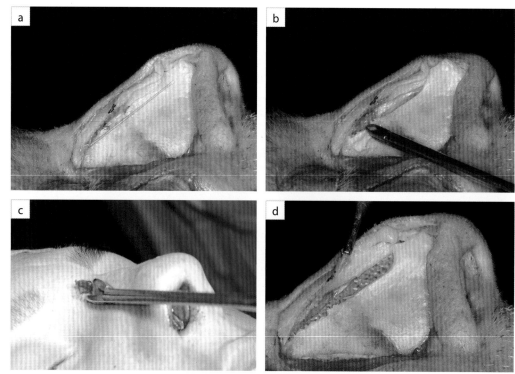

图 4-2-12

步骤 4：完成鼻锥的松动

从面部的骨骼上分离骨软骨鼻拱。在进行过该手术操作之后，就可以将骨性鼻锥完全地从鼻中隔上分离出来，这样，就能够在K区和鼻拱的下方形成一个间隙。在进行这一解剖学分离的过程中，已将一张紫色的纸板放置在对侧的鼻中隔上部隧道中。

下一步是将骨性鼻锥从颅面部的骨上分离下来。施行高位的鼻中隔切除，并完成外侧截骨术、横向截骨术和鼻根部截骨术，使骨软骨性鼻锥出现松动，从而将鼻子与颅面部分离。截骨术的顺序是很重要的：①外侧截骨术；②横向截骨术；③鼻根部截骨术。

外侧截骨术

具体技术的选择，取决于患者鼻背所要降低的高度。对于鼻背的小驼峰（<4mm）截骨可以用经皮入路，不需要使用任何鼻内入路；较大的驼峰（>4mm），在进行过外部的骨膜剥离后，可以进行鼻内入路的外侧截骨术（图4-2-13）。对于初学者来说，鼻内入路的外侧截骨术操作起来会更容易一些。

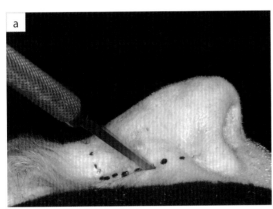
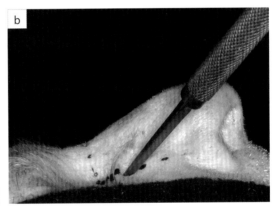

图 4-2-13

如果鼻背驼峰所需降低的高度大于8mm，那么就需要使用精密的咬骨钳或超声骨刀进行骨切除术。需要在Webster三角进行骨切除术，以避免造成梨状孔的缩窄，因为这可能会导致术后呼吸功能的障碍。第一步是在下鼻甲头侧的前部做一个鼻内切口，使用单极或双极电凝来减少出血。内层和外层骨膜剥离的方向必须朝向内眦（图4-2-14）。

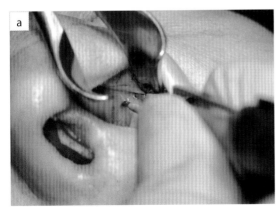
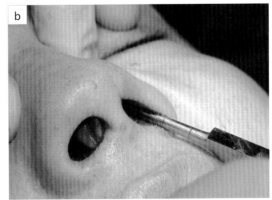

图 4-2-14

　　必须注意正确进行这些截骨操作的位置，必须在鼻面沟中进行的，做截骨线时要尽可能低，并且沿着低到低的方向进行。如果这些截骨线过高（太靠近鼻背）时，会将上颌骨的部分额突残留在那里，可能会在鼻子上触及（甚至可以看见）骨性台阶。对于这种情况，最好是马上移除或锉掉这些骨性台阶。在开放式入路的手术中，可以使用超声骨刀进行该操作。在闭合式入路的手术中，可以使用一个2mm的骨凿，经皮去除触诊可及的整个骨性台阶，并使该骨片向内骨折，然后将其保留在骨折线上（图4-2-15）。

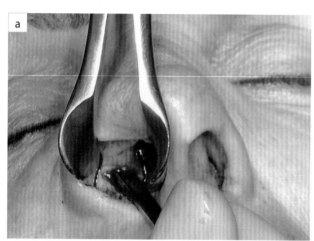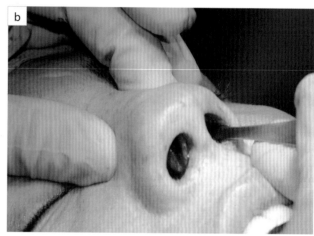

图 4-2-15

经皮的横向截骨术

　　经皮截骨术会引起出血。因此，术前需要在皮下局部注射利多卡因和肾上腺素，还需要对手术区进行冷敷。无论如何，如果使用11号刀片的尖端在一条皱纹线上进行切开，那么切口就是位于内眦间线上的（图4-2-16），瘢痕是不明显的。有时，患者会抱怨有持续几周的皮下硬结。

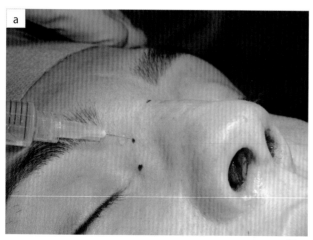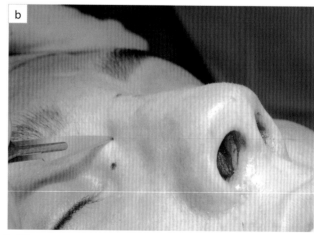

图 4-2-16

　　备好一把锋利的2mm的骨凿。出于安全考虑，并为了让术者可以更好地感受骨凿尖端的骨性阻力，在进行截骨术时，要让助手牢牢地固定住患者的头部。另外，有一些外科医师会使用专用的微型锯刀（Çakır，Tastan）通过鼻内入路来完成该手术操作；或者使用超声骨刀（Goksel、Kovacevic、Gerbault发明）通过开放入路（图4-2-17），来完成该手术操作。

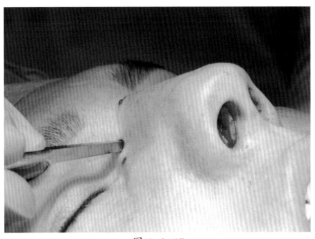

图 4-2-17

鼻根部截骨术

鼻根部截骨术可以将鼻子从面部和额骨（颅骨）上完全分离（图4-2-18a）。进行局部的冷敷和按压有助于减少出血和肿胀（图4-2-18b）。将同一把2mm的骨凿沿从头侧稍微偏向尾侧的方向进行截骨，截骨时必须进行强有力的敲击，以便使骨凿能够穿透额鼻骨性重叠区和额骨的鼻棘。对于鼻根较高（"希腊鼻"）的患者，术前必须进行CT扫描或锥形束CT检查（图4-2-18c、d），以确定鼻根区是否存在额窦。完成该手术操作后，鼻子会与鼻中隔、面部以及颅骨完全分离。这时可以很容易地通过软组织使其松动。

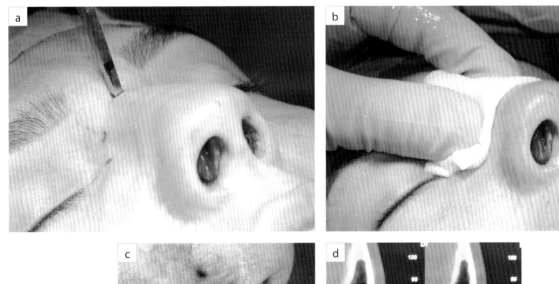

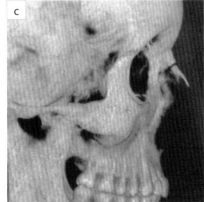

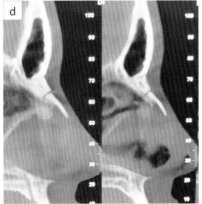

图 4-2-18

松动鼻锥

必须注意的是，这种操作手法会给初学者带来了一种很特别的感觉。第一步是水平的松动。推动鼻锥向左右两边水平晃动（图4-2-19），不对其进行任何形式的捏紧和垂直方向上的推动。如果没有完全松动骨性鼻锥，医师将会感觉到有类似骨桥一样的东西，阻碍这种向外侧的游离动作。那么，就必须重新进行截骨术，直到骨性鼻锥完全游离。必须注意不要强行松动鼻锥，否则会导致不期望产生的骨折出现，还会导致以后无法正确地处理该鼻锥。如果之前进行的是经皮截骨术，那么这时可以再进行一个鼻内入路的截骨术。

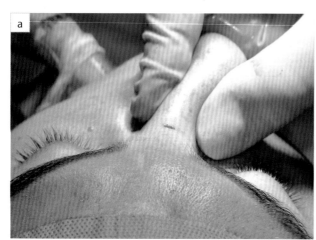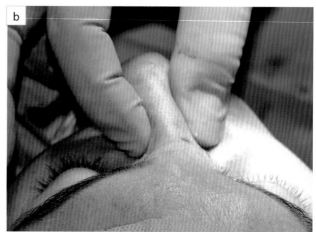

图 4-2-19

接下来的步骤是捏紧和降低。使用双手完成这种捏紧和降低的操作：一只手捏紧鼻子，另一只手将其小心地往下推（图4-2-20）。

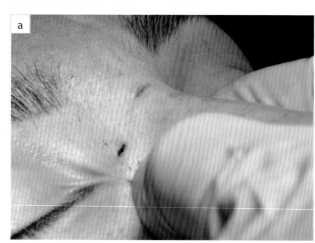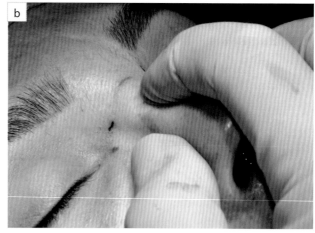

图 4-2-20

降低鼻部高度——额外的渐次性鼻中隔条带切除

为了降低鼻的高度，必须切除鼻背下方的鼻中隔条带，从而在鼻背K区的下方形成一个间隙，鼻背可以降入其中。在之前的步骤3中，我们已经进行了鼻中隔的条带切除。现在的问题是，根据需要来调整当前的鼻部侧面轮廓线，这可能需要通过进一步的条带切除来实现。第一步是降低鼻背，接下来是塑造鼻背侧面轮廓曲线。

　　检查鼻背高度。将一个Aufricht剥离子置入骨软骨鼻背下方的间隙内，以抬起之前已经游离的鼻锥（图4-2-21）。这一操作使我们可以在直视下渐次切除软骨性鼻中隔条带。可以使用成角度的手术剪或专用器械来完成该操作。必要时还可以对骨性鼻中隔进行切除。

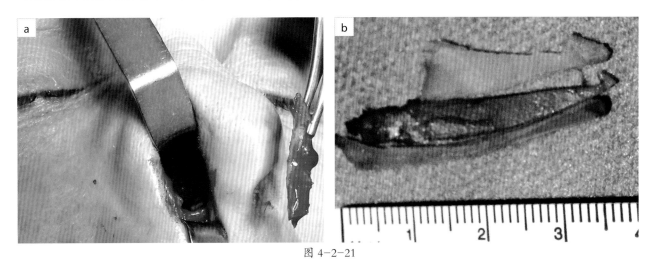

图 4-2-21

　　对于鼻背较高的患者，渐次性的鼻中隔条带切除可以使鼻背高度降低超过1cm。图4-2-22中的患者通过4步的渐次切除，其鼻背高度降低了13mm。这是该患者术前、术中以及术后9个月的照片。

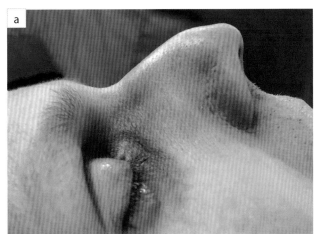

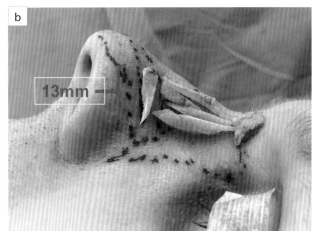

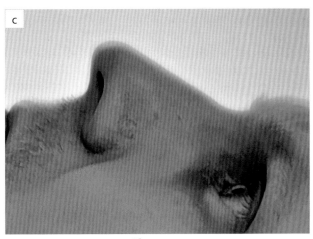

图 4-2-22

如有需要，将这些1~6mm高的软骨条保存，日后需要时按下列顺序使用：撑开移植物、鼻小柱支撑移植物、鼻翼缘移植物，下颌填充移植物。我们切除的软骨条带最大高度是18mm。始终用精密的手术钳或咬骨钳来完成后续骨性鼻中隔的切除。该切除在骨性鼻背的下方进行，直至鼻根部水平，但不要超过鼻根部平面。术中应反复检查，比较所使用的手术工具进入鼻内的长度与其到鼻根的距离，以避免损伤深处的筛骨垂直板（距离此处2cm）。这一切除也是必需的，以免骨性鼻背在嵌入的过程中松动（甚至剥离筛骨垂直板）。然后根据术前设计，向下移动鼻锥以检查手术效果。

侧面轮廓和鼻背形态的细化

进行该步骤时，鼻锥已经与面部和鼻中隔没有任何附着，鼻背降低也已完成。有待实现对鼻背的压平或弧形处理。使用Aufricht剥离子将鼻拱向上抬起（图4-2-23），在直视、双目放大镜或内镜下检查骨–软骨鼻拱的深面。将那些仍然附着在鼻拱下方的残余软骨片切除，使K区的骨软骨连接像关节一样打开。向上旋转软骨性鼻背，而骨性驼峰牢牢地固定在深部稳固且保持完整的鼻中隔上。因此，该驼峰的凸度应该会消失。

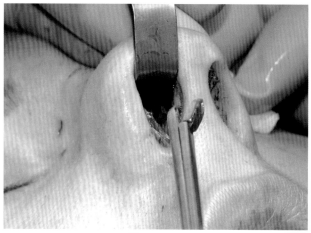

图 4-2-23

容易发生的3个主要的手术失误：骨性驼峰残余、骨性驼峰复现（"弹簧效应"）和/或中1/3凹陷（图4-2-24）。

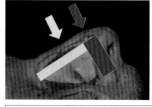

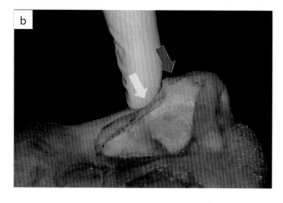

图 4-2-24

为了避免任何的中1/3凹陷出现在鼻尖上区，要在整个手术的最后根据需要适当缩减鼻中隔的W-ASA段（图4-2-25）。

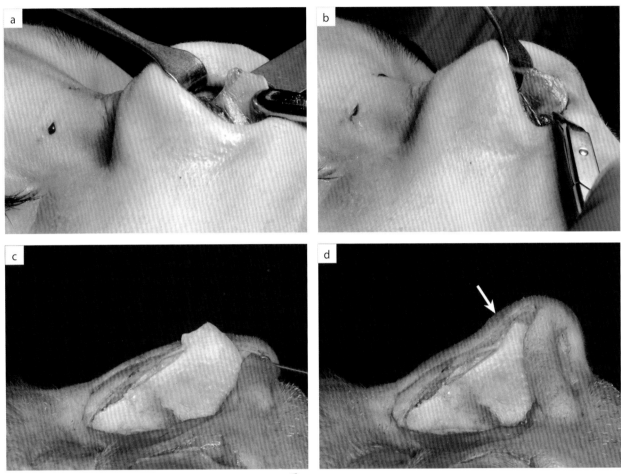

图 4-2-25

因为鼻中隔条带的切除应该始于上外侧软骨与鼻中隔连接处的W点，所以一直到前面这些手术步骤的最后，鼻中隔的这个游离的背侧部分（W-ASA段）通常都应该是保持完好的。可以将该游离的背侧鼻中隔当成自体的鼻中隔延伸移植物使用，因为它像帆船的桅杆从鼻中隔的前部探出，并且可以用于鼻尖的进一步固定，如术中照片所示（图4-2-26）。

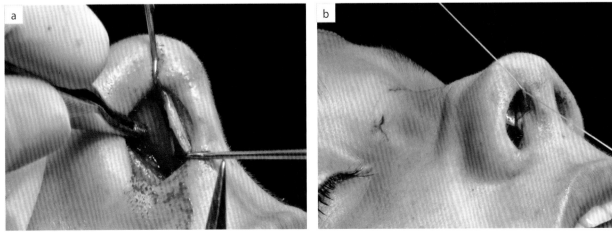

图 4-2-26

也可以对其进行切除。如果出现了凹陷，可以放置盖板移植物，或用其他掩饰方法进行矫正。这种手术失误，主要会发生在那些经验不足的外科医师身上。

侧面对比（同一患者）：W-ASA段可以使用榫槽技术（图4-2-27）。

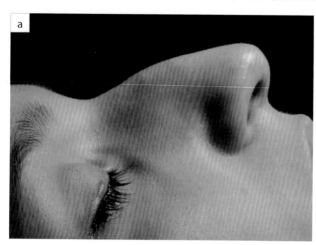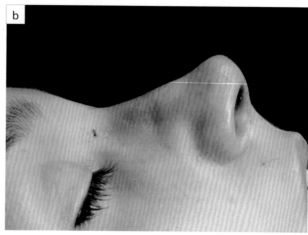

图 4-2-27

术前设计及术后早期效果。该患者接受了保留性鼻整形手术，保留了W-ASA段，并使用榫槽技术来旋转和稳定鼻尖（图4-2-28）。

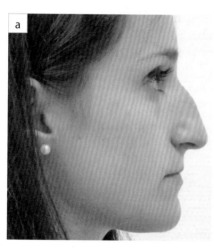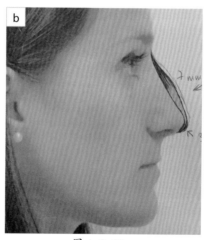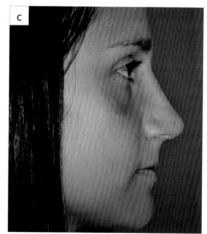

图 4-2-28

残余骨性驼峰的出现

这可能与衣架效应有关。鼻背下方的鼻中隔残余部分，阻碍了三维固定的K区向半活动的、有弹性的可以变平的二维结构转化。因此，术者应再次检查鼻背的下方是否存在残余的鼻中隔。如果存在，需要通过Blakesley手术钳去除，和/或在中央K区的深面施行小的垂直切开。

若鼻骨仍然是凸出的。这时，你可以使用传统的锉刀或超声骨刀来锉削该骨帽。为了避免在锉削过程中发生意外的移动，术者必须使用对侧手牢牢固定住骨性鼻锥。这一操作可以使鼻骨凸出变平，K区削弱，并有助于软骨性鼻拱向上旋转。

等待时间。强烈建议外科医师不要低估患者在手术室期间残留驼峰出现的概率。在检查过新的侧面轮廓线的稳定性之后，有一个十分关键的操作，那就是在嵌入骨软骨性鼻锥后等待几分钟，其间不要去触摸鼻部，然后观察是否有驼峰复现的现象。

弹簧效应。如果发现有驼峰复现的趋势，那么将一个骨膜剥离子置入骨折线内再次检查一遍所有的截骨操作，似乎是可取的。一般来说，该方法可以使我们发现释放和松动骨性鼻锥至合适位置的阻碍点。

有时，对于凸出的K区，必须使用辅助性的操作将K区的外侧面从鼻骨上释放出来，从而使软骨性鼻拱可以向上旋转。离断K区的外侧面和梨状韧带是有帮助的，而且实践证明，这样做并不会削弱软骨性鼻拱。这些都是安全的辅助操作。

鼻锥的固定

为了避免出现任何鼻部侧偏、歪斜以及驼峰复发的现象，最好将鼻背固定在比较稳固的鼻中隔上。如果采用的是鼻内入路，那么可以使用可吸收性的4/0 Vicryl圆针缝线进行两个环扎缝合：应将第一个环扎缝合得尽可能高，靠近鼻骨；而第二个环扎在靠近软骨性鼻拱尾侧端的较低处。要在将鼻背用力下推与鼻中隔紧密接触时进行该缝合，以避免形成无效腔。采用闭合式入路时，缝合的第一段从左侧上外侧软骨尾侧缘的下面开始，在皮下从下向上进行。然后第二段穿过右侧上外侧软骨的尾侧缘向下缝合，并将缝针移到鼻中隔的外侧。接下来第三段从右向左穿过鼻中隔，最后将线结打在左侧鼻中隔旁的剥离区域内（图4-2-29）。

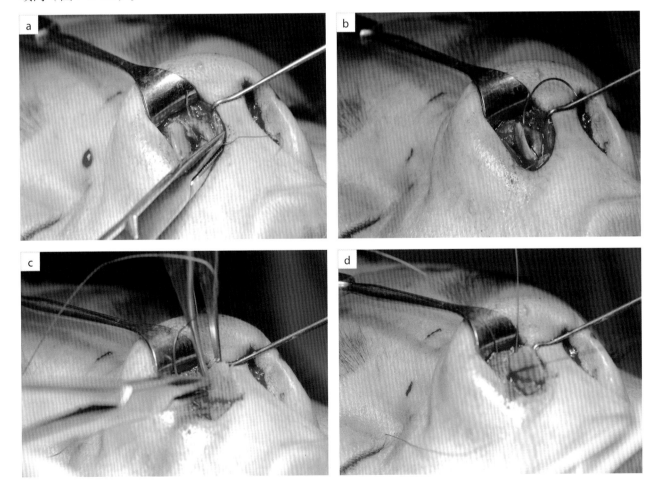

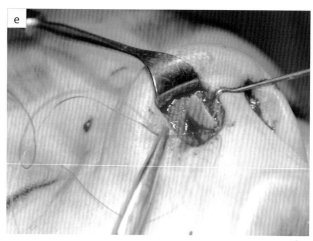
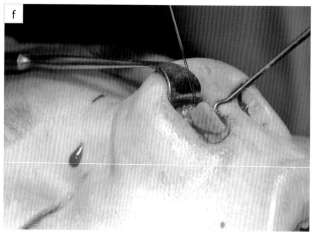

图 4-2-29

如果采用的是开放式入路，使用十字交叉的经骨固定（Haack-Gubisch）和动力电钻可以更容易地进行缝合固定。最后再进行贯穿缝合，以避免在鼻拱下方的内鼻阀内形成无效腔。不需要使用鼻内填塞和夹板，除非进行了广泛的鼻中隔软骨膜下剥离。

保留鼻背后的鼻部生物力学

鼻尖的生物力学

完成鼻内入路的鼻整形术之后，鼻部韧带和上外侧软骨-下外侧软骨连接将是完整的，鼻尖突出度会降低并向头侧旋转。同时，患者的内鼻阀和外鼻阀会开放。如果需要进一步调整鼻尖突出度和旋转度，可以使用3/0 Vicryl快吸收直针缝线施行鼻内的榫槽技术，还可以进行鼻中隔的尾侧切除。也可以选择使用自体鼻中隔延伸移植物，因为鼻中隔的W-ASA段既能用于榫槽技术，也能够提供鼻尖支撑。

鼻内的榫槽技术（图4-2-30）：

通过鼻中隔-鼻小柱间切口暴露手术野，将一个拉钩置于内侧脚的踏板位置而另一个拉钩置于靠近鼻尖下区的较高处，外翻鼻小柱。助手从侧面牵拉这两个拉钩，同时术者去牵拉鼻部的皮肤。

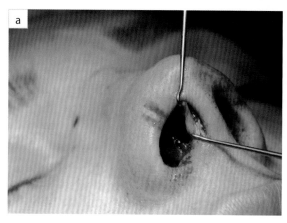
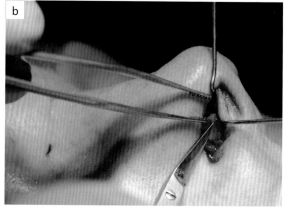

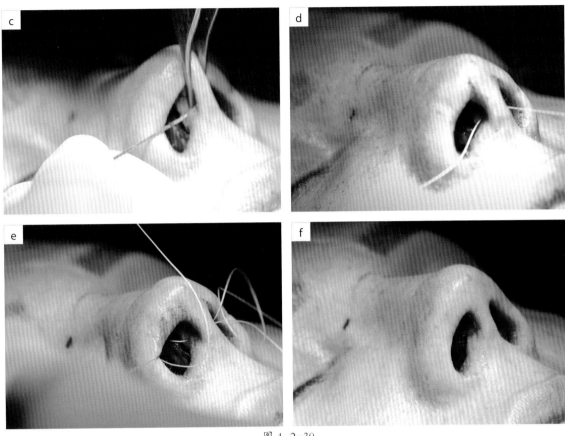

图 4-2-30

　　使用成角的Converse手术剪进行内侧脚的分离，撑开内侧脚间的软组织，有时这些存在于内侧脚间的软组织就相当于一条非常结实的深部Pitanguy韧带，可以将其劈开或切除。撑开再闭合手术剪的尖端，这样就可以在鼻小柱中线上看到它。考虑到随后要形成一个腔隙来放置鼻中隔的尾侧端，可将开口做得宽阔一些。

　　将鼻中隔的尾侧端置入中间脚的囊袋中；检查其形态。

　　然后进行贯穿缝合，将榫槽结构固定在正确的位置上。

　　在完成了榫槽操作后，患者的鼻小柱和鼻尖应该位于正确的位置（图4-2-31）。

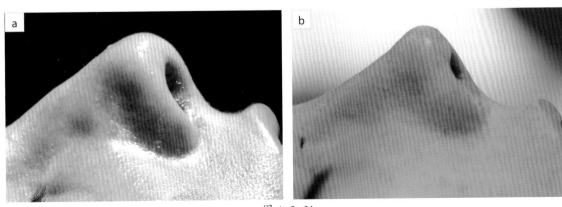

图 4-2-31

另外一个病例是一位23岁的女性患者，想要降低鼻背驼峰并获得一个自然的鼻子。对其进行了鼻内入路的保留鼻背的鼻整形手术，保留了其W-ASA段，使用了榫槽技术和外侧脚窃取技术。

为了保持或增加鼻尖突出度，在进行了"菱形鼻尖"塑形和/或外侧脚窃取技术后，需要考虑要不要放置一个鼻小柱支撑移植物。还需要考虑是否需要放置鼻尖移植物，如果有需要可使用降低鼻背时切下来的鼻中隔软骨条带。

上外侧软骨（ULCs）的生物力学

有时，在鼻子的中1/3段会存在旁正中驼峰或者变宽的情况。这通常是上外侧软骨尾侧的卷轴部残余过多或是上外侧软骨过宽导致的。通过一个鼻内的鼻中隔-鼻小柱间入路可以很容易地切除冗余的卷轴部，不需要软骨间切口。在局部分离上外侧软骨与鼻中隔后，在ULCs的尾侧缘进行一个V形切除，马上就会获得一个更好的鼻部外观。

另一方面，ULCs的外侧附着在K区外侧面的下方，这种构造可以起到一个三维阻碍的作用，阻止鼻背从凸变凹。有时，离断该K区的外侧也是一种压平鼻背部的手术方法（Goksel，Saban）。

鼻孔的生物力学

垂直下放鼻背可能会导致鼻孔外扩。这一点必须在术前跟患者讲清楚，因为鼻孔外扩可能需要进行鼻翼基底切除。

鼻尖手术 - 延长的鼻内软骨下缘切口，无须软骨间切口

若患者术前的鼻尖形状看起来十分美观，就不需要再进行鼻尖部手术了。使用鼻内入路可以免去鼻尖部手术和比较耗时的鼻背重建，使患者获得自然的鼻部形态。此外，保留鼻背和嵌入技术的生物力学还可以改变鼻尖突出度和旋转度。这说明从鼻背部开始进行鼻整形手术可能是明智之举（图4-2-32）。

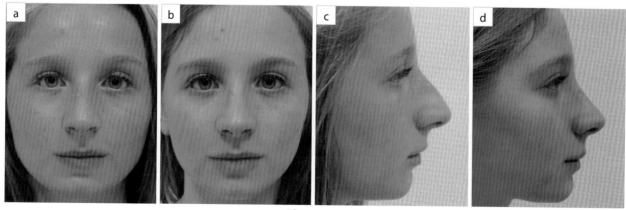

图 4-2-32

对于不需要改变鼻尖的形态或者患者不想调整鼻尖的情况，可以通过鼻内的鼻中隔–鼻小柱间入路来调整其突出度和旋转度。不需要进一步的鼻尖入路，就可以非常轻松地置入鼻翼缘移植物，完成榫槽技术，或者精准地植入鼻小柱支撑移植物。

然而，如果需要进行鼻尖部手术，那么为患者塑造出一个美观的"菱形鼻尖"就是我们所追求的目标了。可以做延长的鼻内边缘切口，经软骨膜下入路或SMAS下入路施行软骨释放技术。不需要再去做一个软骨间切口，就可以完全暴露LLC，并满足所有鼻尖技术的需要，这将尽可能地保护鼻部韧带不受之后手术操作的影响。

通常会常规进行如下的手术步骤：定位穹隆；根据鼻尖旋转的需要，在下外侧软骨的外侧脚进行一个极小的头侧修剪；使用5/0 PDS圆针缝线缝合软骨；保留软骨结构支撑，并将外侧脚调整至想要的形状和轴向；采纳Kovacevic的建议进行贯穿穹隆缝合；后部的穹隆间缝合（Gruber）。

如果想要获得更多的鼻尖突出度和旋转度，那么就可以施行外侧脚窃取，该技术能够允许我们在鼻小柱支撑移植物上收紧并构建一个新的穹隆（Çakır）。贯穿缝合可以使内侧脚和穹隆更加精准地对齐。可以通过将内侧脚部分缝合到尾侧鼻中隔上来进一步稳定鼻尖。

包扎

鼻内的缝合和包扎：使用6/0的Vicryl快吸收线来缝合皮肤。在上外侧软骨与鼻中隔接合处的下方进行主要的贯穿缝合（使用4/0的Vicryl快吸收线），Claus Walter将其称为鼻阀缝合。其他的贯穿缝合是为了防止在鼻中隔上形成无效腔。无须使用填充物和夹板。鼻孔内填塞浸湿凡士林的小棉球数个小时。

外部包扎起着一个很重要的作用，因为它可以阻止任何术后的骨性鼻锥移位。在鼻背和K区的胶布下面放置一层油性皮肤保护纸，这样在去除敷料时会更加容易且不会牵拉到鼻部。然后，在鼻子上放置一层热塑板（Aquaplast©）并向额部延伸，维持7天。

医师建议患者术后不要擤鼻涕，也不要在鼻子上做出一些增加鼻部血管压力的不恰当动作。可以使用局部软膏，也可以进行鼻部清洁。不用给患者处方类抗生素和消炎药，但可以使用止痛药。术后随访时间尽可能安排在3天后、8天后、30天后、90天后、180天后和1年后，并给患者提供一个医疗急救热线。

在术后恢复期间，可以进行鼻部按摩，从鼻尖到眉毛。如果担心有驼峰复现的倾向，可以建议患者在垂直于面部的方向上垂直按压鼻背部。有时候，再次使用胶布进行包扎也是有用的。

病例 1

　　这位25岁的女士要求降低鼻部驼峰且使鼻子术后比较自然。无特殊外伤史和鼻部疾病史：无过敏史、无鼻窦炎史、无呼吸障碍史。该患者有一个张力性的歪鼻。她接受了鼻内入路的保留鼻背的鼻整形手术：①选取鼻内单侧的鼻中隔–鼻小柱间入路；②在背侧鼻中隔的下方进行2mm的条带切除。进行外侧的内、外部骨膜剥离并切除骨性三角，从而完成下放操作。进行鼻中隔尾侧端的切除，根据其去除量做鼻中隔皮肤的切除，来达到适当的鼻尖头侧旋转。采用外侧脚窃取技术和榫槽技术进行鼻尖手术。未切除鼻翼基底部。未进行下颏填充（图4-2-33）。

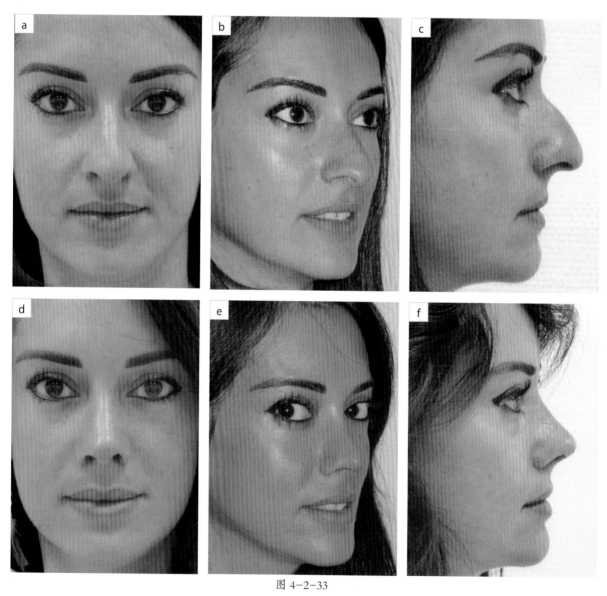

图 4-2-33

　　喉罩全麻（全静脉麻醉TIVA）的持续时间是1.25h。手术开始前10min，在洗手前进行局部麻醉和表面麻醉。该患者于手术当天住院。术中没有使用鼻内填塞和鼻外夹板。第一次复诊是在术后的第3天。于术后第8天移除了包扎敷料。其随访安排在术后的1个月、3个月、6个月和1年。

病例 2

　　一位28岁的患者，因鼻中隔偏曲相关的鼻塞寻求鼻整形手术矫正，并要求降低鼻背驼峰。该患者存在面部不对称，骨性鼻拱较宽，鼻背呈S形且鼻根过深。通过单侧鼻内的鼻中隔–鼻小柱入路和软组织剥离来离断骨–软骨性鼻拱后，再降低鼻背驼峰。施行改良的摇摆门操作后，第一步先做鼻中隔成形术。切除骨帽，然后将保存完好的软骨性鼻拱向下推。进行3个截骨术：外侧截骨术、横向截骨术和内侧斜行截骨术。未使用鼻根移植物。缩小鼻翼基底部，并缩小内侧脚踏板（图4-2-34）。

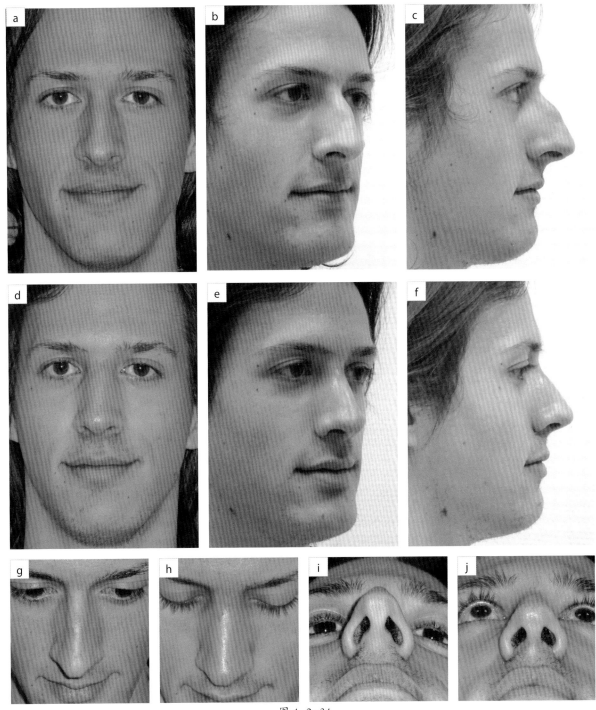

图 4-2-34

保留鼻背的鼻整形技术的技术变化

我们已经向大家普及了基本的保留鼻背技术。然而，还是可能会存在许多技术变化。一方面是由于每位患者的鼻部形态和手术期望不尽相同，另一方面是由于施行手术的整形外科医师们的个人手术技能也千差万别。

为了压平或弯曲鼻背，有许多种序贯的手术操作可供选择。Goksel医师在他撰写的相关章节中就提供了几种不同的选择，其中的多种手术选择本章都已做过描述。这些手术改良的灵感主要是来源于弯曲骨软骨连接处时产生的生物力学的多样性：

- 通过切除或垂直切开来切除位于衣架深面的骨软骨鼻中隔。这种结构弱化将会使一个3D的固定结构转化成为一个2D的半活动结构。
- 通过锉削骨帽来降低骨性驼峰，这样还可以减薄骨性重叠部分的厚度，并弱化K区的中央部。
- 离断阻碍鼻外侧壁扩张的梨状韧带。
- 离断K区的外侧部，以开放鼻外侧壁的连接处，并避免出现会导致驼峰复现的弹簧效应。

对于骨性驼峰极度凸出且鼻根部过深的患者，可能无法保留其鼻骨本身的形状。降低这样一个鼻骨的凸面可能会遗留一个较小的、需要再次矫正的残留驼峰。

虽然手术过程不同，但都引导我们去施行由Ishida医师和Jankowski医师所倡导的鼻部离断术。根据Joseph的手术原则进行了鼻背切除术，而根据Cottle的手术原则又保留了软骨性的鼻拱。该手术步骤对于那些选定的病例非常有用，主要是那些骨性驼峰极凸（被称为S形骨性鼻背）的患者。它可以使这部分患者获得极好的美学效果与功能保留。

总结

需要着重强调一些与新的外科解剖学和生物力学概念相关的技术要点。K区由一个复合的3D固定结构组成的，通过释放一些解剖阻碍结构，包括：鼻背下鼻中隔、骨帽、K区的外侧部以及梨状韧带可将其转化成一个二维的半活动结构。

我们提出了一个新的解剖学名词，它既能描述高位鼻中隔节段又能作为一个解剖标志。W点对应的是鼻中隔与上外侧软骨附着处的分叉点。背侧鼻中隔的"W-ASA"段是指位于W点和鼻中隔前角之间的鼻中隔节段。进行外科手术时，鼻中隔条带切除的第一个切口应该从该W点开始，并使其尽可能地保持在鼻拱下方。在松动骨性鼻锥之前，必须进行完全的截骨术。

保留鼻背其实并不是一个崭新的手术理念，但最近我们对其进行了重新评估和普及。通过鼻内的局部入路来降低鼻背的理念，给患者和外科医师都带来了诸多益处——非常自然的鼻形，正常的鼻背美学曲线，以及快速的愈合。相较于之前的需要在深处鼻中隔内进行的手术技术，鼻背下的鼻中隔条带切除操作起来会更加简单易行。对于歪鼻患者，在进行了不对称的剥离操作后，再将偏曲结构不对称地向过长的一侧推动，该操作快速便捷且安全可靠，能带来一个惊人的手术效果。对于那些想要获得一个看起来更加阳刚且不女性化鼻子的男性患者来说，保留鼻背的鼻整形术将会是一种非常安全的手术选择。

该技术既可以节省手术时间，而且操作起来也没有什么难度，这主要是因为：使用该技术时无须进行复杂的鼻背重建，有时还可以省去鼻尖部手术。如有需要，修复手术也比较简单易行（手术的平均持续时间是21min），这是因为，之前手术时已经完成了软骨膜下平面的剥离，且截骨线仍然是可以移动的。唯一需要进行的外科手术操作就是：锉削残留的鼻背驼峰，或者是进行一个新的鼻中隔条带切除以进一步降低鼻背，或者是使用一个穹隆上的修饰移植物。无须进行鼻背重建，无须使用移植物，无须采集耳软骨和肋软骨。在进行了保留性鼻整形手术之后，还可以在患者的鼻子上进行所有类型的鼻整形手术。

该技术最大的风险在于，新手甚至是经验丰富的鼻整形外科医师，在对鼻子的生物力学、手术技巧和手术误区了解有限的情况下，就开始实施保留鼻背的鼻整形手术，这将会导致一个糟糕的手术结果。对于所有的新的外科技术，学习曲线是非常实用的，我真诚地希望本书中的这些章节可以帮助读者避免进入一些误区。

参考文献

[1] Boulanger N et al. Septorhinoplasty by disarticulation: early assessment of a new technique for morphological correction of crooked noses. Rhinology. 2013 Mar.
[2] Cottle MH. Nasal roof repair and hump removal. Arch. Oto Laryng. 1954; 60:408-414.
[3] Daniel RK. Mastering Rhinoplasty. Springer 2010.
[4] Gerbault O, Daniel RK, Kosins A The Role of Piezoelectric Instrumentation in Rhinoplasty Surgery. Aesthetic Surgery Journal.2016, Vol 36(1)21-34.
[5] Gola R, Nerini A, Laurent-Fyon C, Waller PY. Conservative rhinoplasty of the nasal canopy. Ann Chir Plast Esthet. 1989;34(6):465-475. French.
[6] Lothrop OA. An operation for correcting the aquiline nasal deformity. The use of new instrument. Report of a case. Boston Med and Surg J. 1914 170:835-837.
[7] Saban Y, Braccini F, Polselli R. Morphodynamic anatomy of rhinoplasty. Interest of conservative rhinoplasty. Rev Laryngol Otol Rhinol (Bord). 2006;127(1-2)15-22. French.
[8] Saban Y, Polselli R, Perrone F. Rhinoplastie conservatrice a toit ferme in Bessede JP, ed. Chirugie plastique esthetique de la face et du cou Vol 2; Elsevier-Masson 2012:309-321 (French).
[9] Saban Y, Daniel RK,3, Polselli R, Trapasso M, Palhazi P. Dorsal Preservation: The Push Down Technique Reassessed. Aesthet Surg J. 2018; 38:117-131.
[10] Ishida J, Ishida LC, Ishida LH et al. Treatment of the nasal hump with preservation of the cartilaginous framework. PlastReconstr Surg. 1999 May;103,6:1729-1733.
[11] Jankowski R. La rhinoplastie et septoplastie par desarticulation; Elsevier-Masson 2015 Joseph J. Beitrage zur Rhinoplastik. Berl Klin Wochenschrift 1907 16: 470-472.
[12] Sheen, J. H. Spreader graft: A method of reconstructing the roof of the middle nasal vault following rhinoplasty. Plast. Reconstr. Surg. 73: 230, 1984.

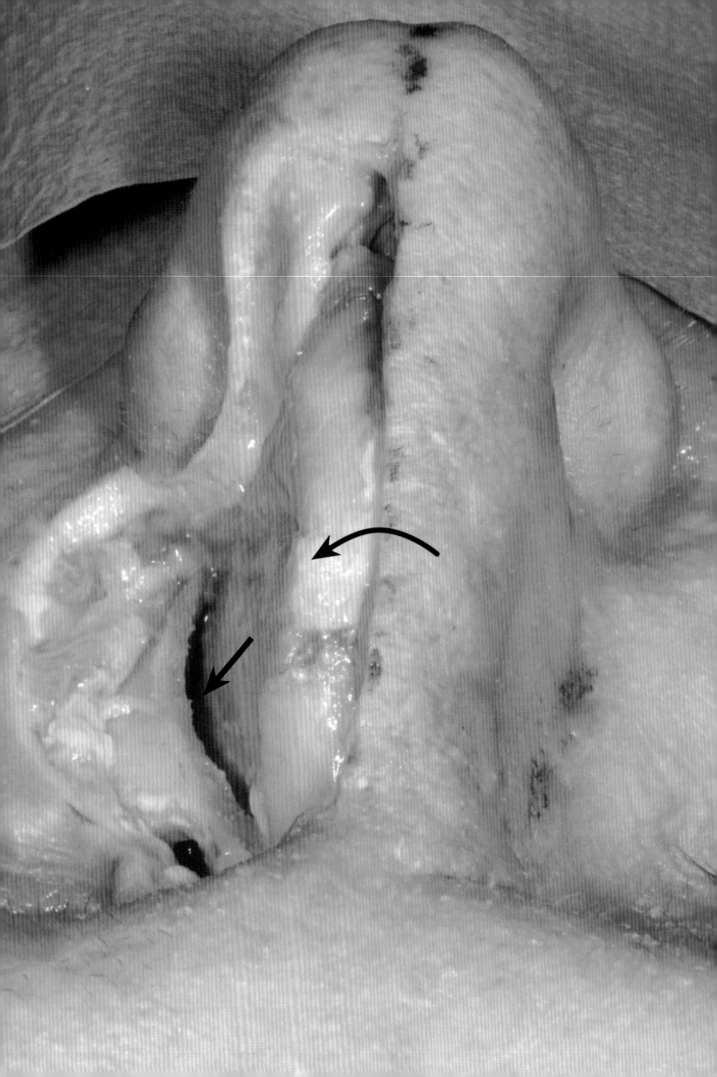

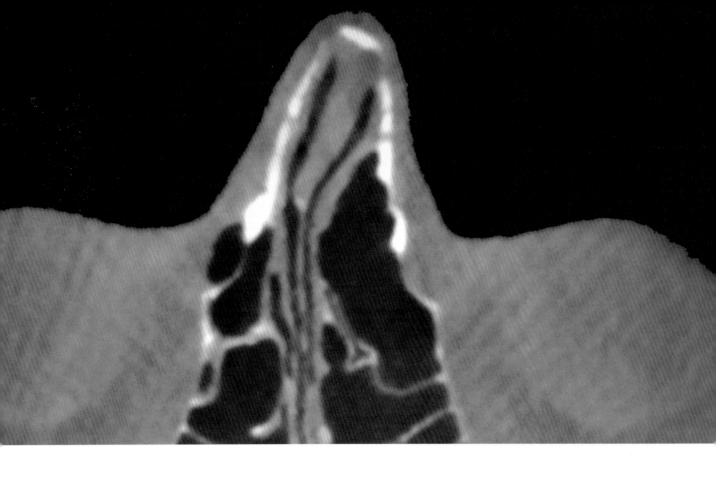

第 3 节　歪鼻的保留鼻中隔成形术和保留性鼻整形术

Yves Saban

　　歪鼻矫正对鼻整形医师来说通常都是一个挑战，他们需要面对不对称的解剖结构，并将歪鼻调整为自然、对称和有吸引力的鼻子。歪鼻患者的鼻中隔通常是偏曲或扭曲的。这些都是需要通过手术来矫正的、有难度的鼻中隔成形术。对于传统的鼻整形技术来说，"成分复合的鼻中隔成形术"是唯一能够提供稳定手术效果的解决方案。然而，这些手术操作通常经开放式入路完成，可能需要进行体外的鼻中隔成形术，而且需要将筛骨垂直板作为移植物来支撑并矫直鼻中隔的前部。此外，可能需要使用鼻中隔延伸移植物来支撑鼻尖，使用撑开移植物来稳定鼻背，不对称的平衡截骨术，经骨的十字交叉缝合，以及鼻背修饰移植物。

引言

　　与开放式入路结构鼻整形术复杂的操作相比，保留性鼻整形术更简单、更容易、更快速，在不损失质量的同时能取得很好的手术效果。然而，学好鼻部曲线是保留性鼻整形术的必修课，不能被省略，即使是对于那些施行传统鼻整形手术的专家。本章将介绍在实践中会遇到的大多数歪鼻矫正技术。

　　在确定需要进行什么样的手术时，主要问题就变成了："我能不能保留这个鼻背，即使它是偏曲的？"

　　对于鼻背部严重变形的患者，保留鼻背显然是不可能的，必须选择进行传统的结构性鼻整形手术。因此，这些技术之间并不存在冲突：它们是互补的。外科医师的技术和经验将直接决定患者手术方案的选择。因此，适应证是决定手术效果的关键因素。

　　尽管如此，经验丰富的外科医师可以进行完全的鼻中隔体外重建，甚至是鼻内重建、联合保留鼻背的鼻整形术。选择进行保留性鼻整形术，结构鼻整形术，还是成分鼻整形术，取决于鼻整形医师的技术以及下述问题的答案："我希望保持这个鼻背的完整吗？"（图4-3-1）

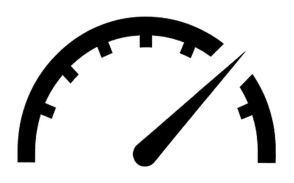

图 4-3-1

基本原则

　　歪鼻患者有着共同的畸形：骨性鼻锥偏曲、软骨性鼻拱和鼻中隔偏曲。有时，只存在软骨性的偏曲，其骨性鼻锥是直的。在进行面部分析时必须进行细致的检查，以评估鼻骨和上颌骨额突的真实形状。如果骨性偏曲和软骨性偏曲是偏向同一侧的，那么我们说它是侧斜形歪鼻（同侧偏曲）。如果鼻中隔偏曲与鼻骨偏曲的方向是相反的，那鼻子会呈C形畸形（对侧偏曲）。有时，参考鼻尖的位置，患者的鼻部会呈现出S形畸形。

患者的术前评估

（1）既往史：鼻部或面部有外伤史，既往有鼻部或鼻中隔手术史，鼻窦炎、过敏和哮喘史。

（2）临床检查将遵循视诊和触诊的一般原则。在前视图中，需要进行分析的两个主要特征是表情和微笑：人类主要是通过观察对方的表情和微笑进行相互交流的。因此，骨-软骨性鼻锥只是眼睛的一部分，而较低的鼻尖和鼻孔则是和嘴唇一起协同做出微笑表情的。在进行任何鼻内检查之前，需要进行外部检查，检查主要包括，面部的对称性、面部的协调性、正颌病理学、鼻子的外部形状、鼻部皮肤的厚度、鼻孔以及鼻前庭。触诊检查主要是确定鼻骨的长度和前鼻棘的确切位置。

（3）如果有条件，可以通过内镜对鼻甲、鼻阀以及鼻中隔畸形进行评估。

（4）整理患者的照片以备进一步的计算机模拟和文件记录（图4-3-2）。

（5）歪鼻患者应该进行全面的锥形束CT（CBCT）扫描（见下文）。

（6）签署手术知情同意书。

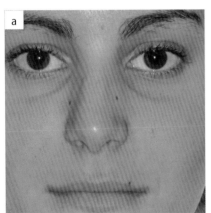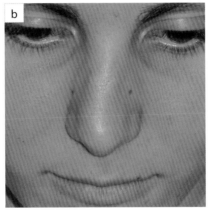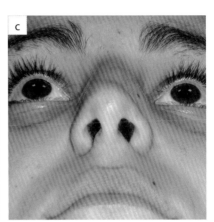

图 4-3-2

歪鼻的锥形束 CT 扫描

这项检查可以对整个鼻子进行完整的分析（图4-3-3），鼻窦的所有异常情况、泡状鼻甲、筛骨垂直板偏曲、筛骨垂直板前角的位置、筛板薄弱区或骨间裂隙、额窦凸出、外伤后畸形和鼻窦炎都是必须要在术前明确的。

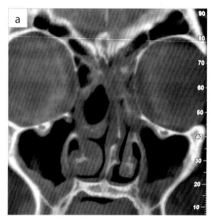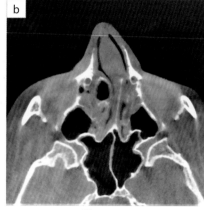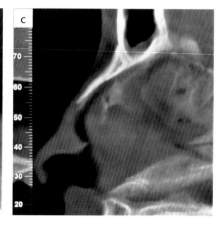

图 4-3-3

CBCT可以提供完美的三维成像、鼻阀分析以及逐层的面部重建（图4-3-4）。此外，还可以将其用于归档和病历书写。

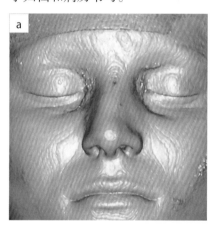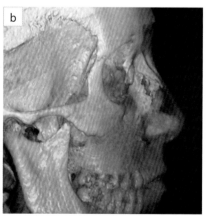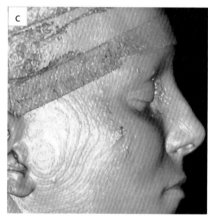

图 4-3-4

患者主诉慢性鼻塞、鼻分泌物较多、头痛，以及存在鼻锥的美学畸形。CBCT显示：双侧慢性弥漫性鼻窦炎，鼻中隔偏曲，右侧下鼻甲代偿性肥大，筛骨垂直板和上颌骨鼻棘左偏，右侧泡状鼻甲，左侧筛骨紧缩。此外，考虑到鼻中隔成形术的安全性，我们可以测量鼻缝点和颅底之间的距离（安全距离），并观察筛板的形态、不对称性以及局部的骨间裂隙。

手术顺序

为了避免鼻整形手术中出血，我们的手术操作实际上是"从深到浅"进行的，因为术中出血会增加内镜手术的难度。推荐的手术顺序是：①鼻内窥镜手术；②"保留"鼻中隔成形术；③"侧推"不对称的鼻背；④如有需要，进行鼻尖部手术；⑤其他辅助的手术操作。

鼻内手术（步骤1）

内镜手术包括鼻甲成形术，有时经验丰富的鼻外科医师还会进行一些简单的鼻窦手术（如中鼻道切开术，前组筛窦开放术）。鼻子偏曲导致了鼻内的不对称，这也殃及了鼻甲部（参考上面患者的CBCT）。在"宽的"一侧，常常可以看到代偿性肥大的下鼻甲，并需要对其进行进一步的矫正。很多时候，泡状鼻甲（中鼻甲的泡状畸形）与筛骨垂直板的偏曲有关，该垂直板看上去好像被推到了对侧的鼻前庭内（图4-3-5）。

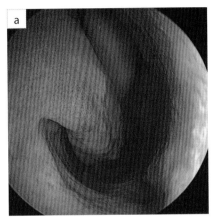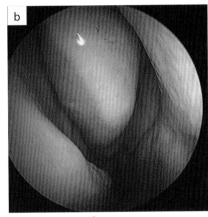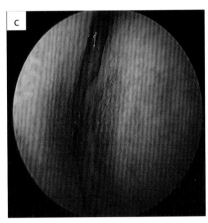

图 4-3-5

内镜手术是图4-3-5中CBCT图片所示患者的鼻中隔成形术的第一步。鼻中隔很多时候会阻挡偏曲的鼻背向对侧的鼻前庭移位，从而使对侧的鼻前庭可以留出一个自由空间，我们常常可以在该鼻前庭内观察到"代偿性"肥大的鼻甲。

下鼻甲可分为三部分：前方的头部、体部和后方的尾部。在图4-3-6a、b的解剖图中，下鼻甲是由这三部分组成的：头部、中1/3部、尾部。其前部与上颌骨的额突直接相连，并在这里形成了梨状孔。此处是不可能形成侧偏畸形的。有两种病理学机制可以缩小鼻前庭后方的气道：

（1）鼻狭窄对应过窄的梨状孔，包括附着于上颌骨的下鼻甲骨的头部。通常，这会是一个双侧畸形。这种畸形常见于那些鼻部狭长的患者，主要发生在那些存在鼻内上颌骨和上颌骨发育不全的患者身上。在图4-3-6c的CT扫描图中，红色箭头指示的是梨状孔的宽度。该横断面正好切到了上颌骨额突与下鼻甲骨（鼻甲骨）相接的部位。

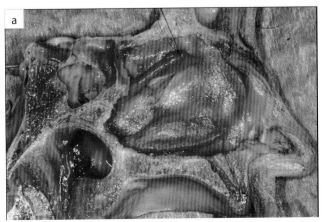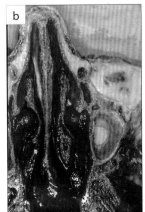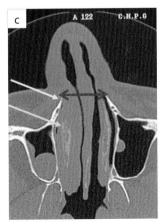

图 4-3-6

对于鼻部狭长的患者（图4-3-7），唯一的选择就是通过骨切除术开放骨性通道，包括上颌骨的额突和下鼻甲骨的头部。

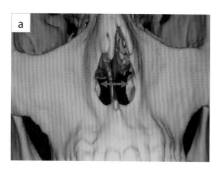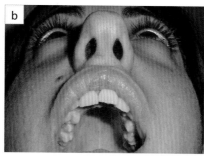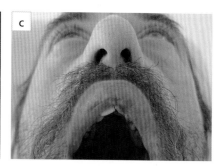

图 4-3-7

（2）下鼻甲头部的黏膜肥厚是另一种能导致鼻内气流减少的病理学机制。可以通过烧灼或部分切除多余的黏膜来改善。

对于鼻部狭长的患者，在保留性鼻整形术中施行下放技术时，必须切除在解剖学上与Webster三角相对应的骨性部分。骨性鼻锥的下降，并不会减少基底部骨切除处鼻前庭的宽度。

下鼻甲的中部刚好位于上颌窦的内侧，此处上颌窦–鼻侧壁是内凹的，这就为下鼻甲体部向外侧脱位留出了空间。可以同时进行或不进行下鼻甲黏膜的减容。

下鼻甲的尾部又会出现不同的问题：术者通常可以在此处观察到黏膜变性，并且可以在内镜下直接将其切除。由于其侧壁是由硬质的腭突骨构成的，无法向外侧移位。

（3）中鼻甲与垂直板、鼻窦腔室、筛板同属于筛骨。下拉中鼻甲是很危险的，因为这可能会损伤颅底，从而导致脑脊液漏。对于泡状鼻甲的患者，可以进行矢状切割，联合切除鼻外侧壁。蝶腭孔内走行着蝶腭动脉，它位于鼻腔外侧壁上的中鼻甲尾部的附着点处。为了使鼻中隔重新回到中线上，必须进行泡状鼻甲切除（图4-3-8）。这是因为，泡状鼻甲的内部总是覆盖着黏膜，所以，单单对鼻甲进行挤压是不够的。

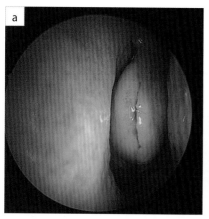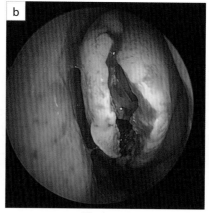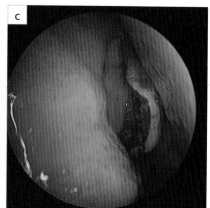

图 4-3-8

保留性鼻中隔成形术（步骤 2）

它通常在一个改良的"摇摆门"技术后进行。一般原则如下：

- 保持鼻中隔软骨的完整性：避免进行不必要的软骨切除。
- 保持鼻中隔软骨的活力：将一侧的软骨黏膜保留完好。
- 为中线上的矢状复位创造条件：分离骨-软骨连接处。
- 使用内镜在深处进行精确的分离。

手术原则和手术目标

在进行鼻中隔成形术时，外科医师们通常不会将鼻中隔软骨看成是一个重要的解剖结构，并会对其进行过度和不合理的切除。通常，他们唯一关心的就是应该如何保持或重建前部的L形支架，以及在不削弱鼻部中1/3情况下决定鼻中隔软骨的获取量。然而，最重要的手术原则就是尽可能多地保留软骨。

（1）我们主要的手术目标就是尽量去保留一个完整的鼻中隔软骨，并将它重置于上颌骨鼻嵴的中线上。进行部分切除是为了调整其高度，使其与鼻高度相适应。这样做能给"新的"鼻背提供支撑，并且可以避免鼻中隔穿孔。

（2）保留一侧的软骨黏膜，以稳定该软骨。

（3）将鼻中隔软骨从骨性框架上分离，是保留性鼻中隔成形术的一个必要步骤：鼻的骨性框架是导致出现软骨畸形的原因，必须通过分离、切除和复位来进行矫正（图4-3-9）。

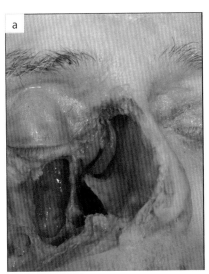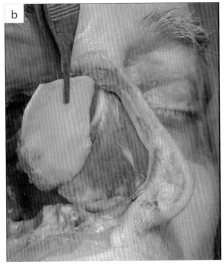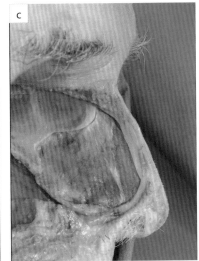

图 4-3-9

鼻中隔成形术的分类

1型：改良的摇摆门技术。不分离上方鼻中隔与上外侧软骨。保持一侧软骨黏膜附着的完整；将鼻中隔软骨与骨性鼻中隔（筛骨垂直板、犁骨、上颌嵴、鼻棘）分离；部分切除骨性鼻中隔并将鼻中隔软骨矢状重置到中线上。凸出的骨帽可以进行锉削。对于鼻部直且高的患者，可以在下方切除鼻中隔软骨条带，并将鼻背和鼻中隔一起下放。这样就不会削弱鼻中隔的中央支柱。

2型：1型+鼻背下方鼻中隔的条带切除，主要针对那些需要降低鼻背的患者，这些患者通常会存在鼻背过凸，或者是有一个高、直但偏曲的鼻子。仍然保持一侧软骨黏膜的完整性，保留软骨性鼻中隔作为中央支柱。鼻锥的稳定性由鼻外侧壁和鼻中隔共同提供。

3型：Cottle技术。在鼻中隔的两侧进行软骨黏膜和骨膜的剥离；将软骨性鼻中隔与骨性鼻中隔完全分离；向前旋转鼻中隔软骨以降低鼻背。

4型：将整个鼻中隔进行重置，如果需要，可以进行体外鼻中隔成形术。这些手术操作主要针对那些创伤后鼻中隔扭曲、无法进行保守治疗或直接复位的鼻背畸形。即使在这种困难的情况下，也可以保留鼻拱。然而，必须重建鼻中隔的中央支柱，经常会使用骨性鼻中隔来完成该重建［见下面的临床病例（图4-3-10），该患者进行了鼻中隔中央支柱的重建］。

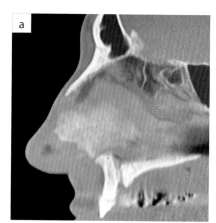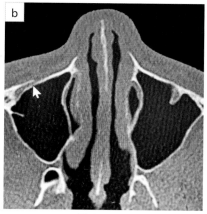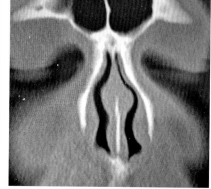

图4-3-10

保留性鼻中隔成形术：解剖学研究

入路：鼻中隔软骨尾侧缘的鼻内切口。分离：右侧的软骨膜下（图4-3-11）。

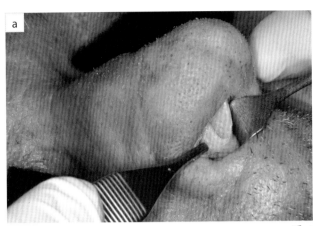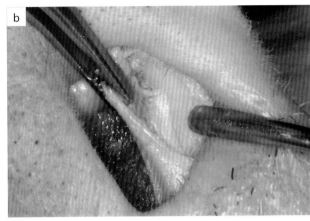

图 4-3-11

前鼻棘骨膜外入路：韧带附着段（Latham韧带）。使用Converse手术剪在鼻棘前和颌骨前进行剥离（图4-3-12）。

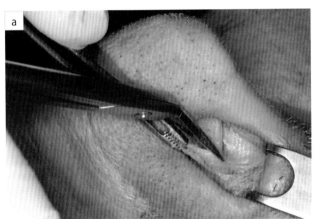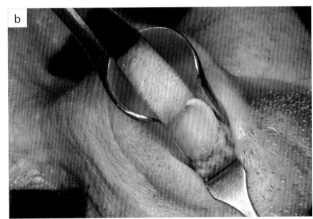

图 4-3-12

沿着右侧鼻前庭的底部，在鼻中隔和上颌嵴粗糙的骨面上进行剥离（图4-3-13）。

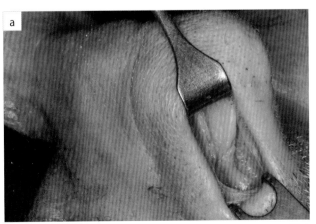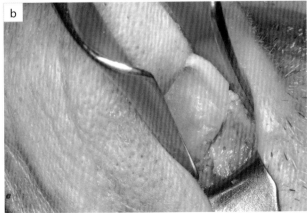

图 4-3-13

沿着光滑的软骨性鼻拱，剥离软骨性鼻中隔的上段（图4-3-14）。

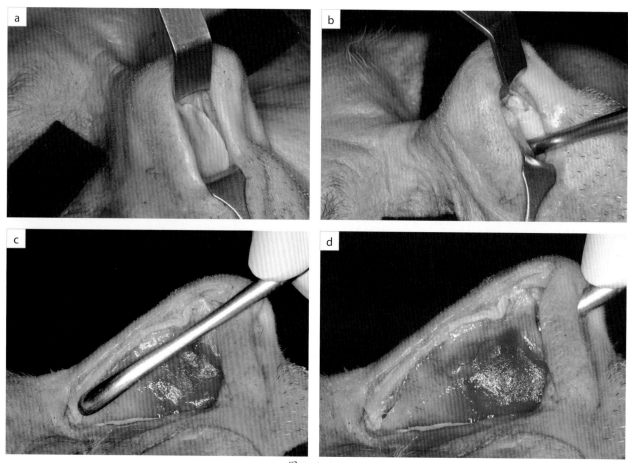

图 4-3-14

想要连接这两个剥离平面，就必须分离位于软骨性鼻中隔与上颌骨嵴之间的纤维附着。若存在偏曲或凸起，融合线通常位于最突出的部位，可以将其作为分离和显露骨软骨缝时的简易标志（图4-3-15）。

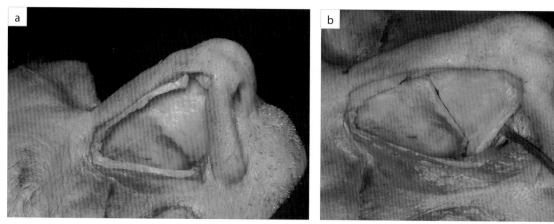

图 4-3-15

骨性鼻中隔是一个复合结构，它包括：筛骨垂直板、犁骨以及上颌骨嵴。下一步就是离断骨软骨融合线（图4-3-16）。骨性鼻中隔的切除复位，是保留性鼻中隔成形术中的一个重要组成部分。

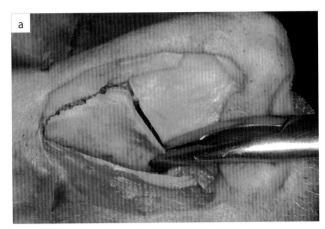
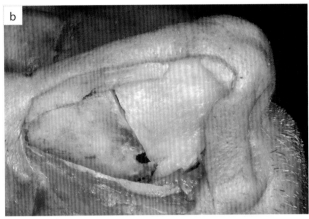
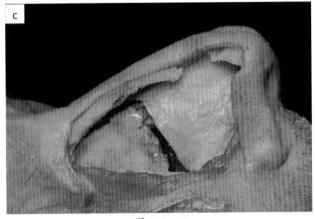

图 4-3-16

保持鼻中隔软骨的完整性的益处颇多：计划缩减驼峰时，可以为进一步的鼻背下方鼻中隔条带的切除创造条件；不需要降低侧面高度时，可以直接复位于中线上。歪鼻矫正手术，常常需矫正鼻背下方的鼻中隔偏曲。

严重的鼻中隔畸形，将获取筛骨垂直板（图4-3-17），将其固定在前鼻棘上（Gubisch的技术），从而稳定鼻中隔的前部。

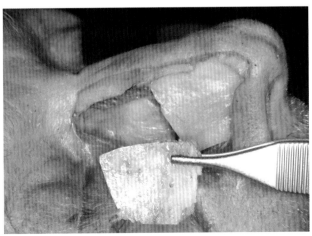

图 4-3-17

歪鼻的保留性鼻中隔成形术

一般原则

图4-3-18是歪鼻鼻中隔成形术中的第2种类型。进行鼻背下方的鼻中隔条带切除，以侧推骨性鼻锥、降低鼻背。在保留性鼻中隔成形术中，这种切除/离断并不会削弱鼻中隔的中央支柱。切除"偏长侧"骨性的外侧基底部，为进一步的鼻锥旋转提供空间；"偏短侧"简单的截骨术就足够了。

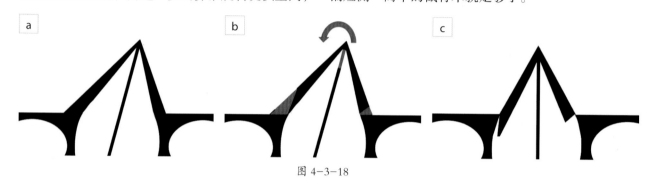

图 4-3-18

手术技术

遵照保留性鼻中隔成形术的手术原则，松动骨-软骨性鼻锥。在鼻锥长侧，为了能够侧推骨性鼻锥，需要在内侧和外侧时都进行骨膜下平面的剥离。骨膜下平面的剥离可以解除骨性鼻锥松动的阻碍。

在鼻锥短侧：无须进行骨膜下的剥离，采用经皮的直接截骨术即可。直接截骨术可以防止骨性鼻锥过度松动，像转轴一样使骨性鼻锥能够左右摇摆。

如果需要旋转和下降的高度超过6mm，可以通过在鼻锥的长侧进行单侧基底部骨切除，进行单侧的下放技术。

鼻背侧面轮廓线调整。中线上骨性鼻锥矫直后，就必须调整侧面的轮廓线。临床上会遇到各种各样的情况（参见临床病例）。

歪鼻的保留性鼻中隔成形术：解剖学研究

图4-3-19这组解剖图逐步显示在进行了上述手术操作后，鼻锥截骨术是如何使得骨-软骨鼻锥可以进行左右倾摆的。以前做过第2种类型的鼻中隔成形术。

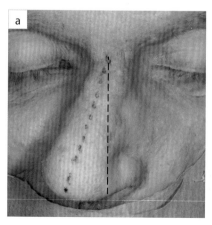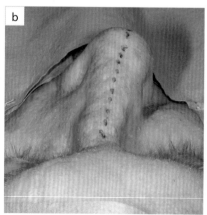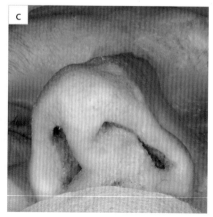

图 4-3-19

在骨性鼻锥的长侧（左侧）进行了骨膜下剥离后去除软组织，从而可以直接分析鼻部的生物力学特征。骨性鼻锥的短侧（右侧）实施了直接的经皮截骨术，并进行了双侧的横向截骨术和鼻根截骨术（图4-3-20）。

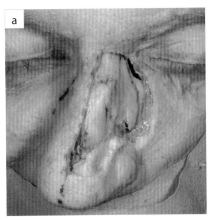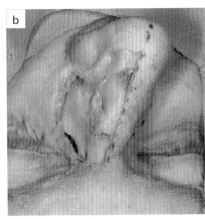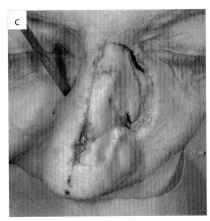

图 4-3-20

松动骨性鼻锥并将其向长侧（左侧）摆动。当鼻子变直时，这一侧的截骨线就会开放（图4-3-21）。

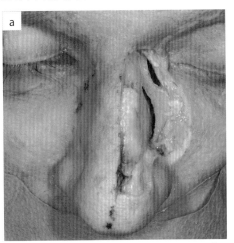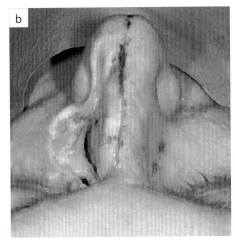

图 4-3-21

其短侧的截骨线会起到转轴一样的作用。在对其进行侧推的过程中，通过旋转本身常常可以使鼻子的侧面轮廓线下降2~3mm（图4-3-22）。

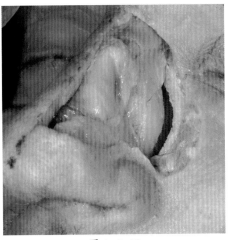

图 4-3-22

病例 1

男性侧斜形歪鼻患者，无须进行鼻尖部手术，无须降低鼻背驼峰，是一个较简单的病例。其术前照片如图4-3-23所示。

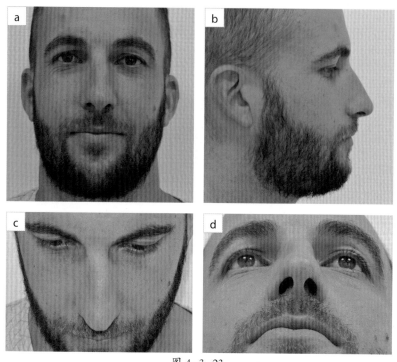

图 4-3-23

首先进行内镜下的1型保留性鼻中隔成形术。在完成简单的完全截骨术和长侧（右侧）的骨膜下剥离后进行保留性鼻整形术。在骨性鼻锥长侧进行鼻内入路骨切除术。图4-3-24为术后15个月的患者照片。

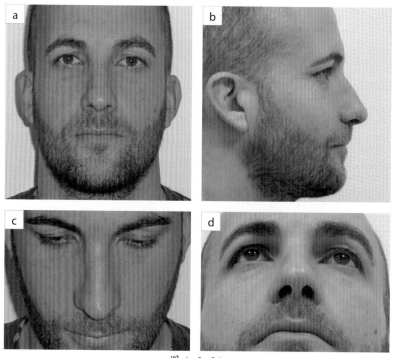

图 4-3-24

病例 2

C形歪鼻。面部不对称。对小的骨性驼峰进行了磨锉。未进行鼻尖部手术。施行1型的保留性鼻中隔成形术。经由右侧进行鼻内入路手术。在进行改良的摇摆门技术后再进行鼻中隔成形术，保持左侧软骨黏膜附着的完整性。无须分离鼻中隔和上外侧软骨，也无须在背侧下方进行鼻中隔条带切除。图4-3-25是该患者术前和术后的照片。

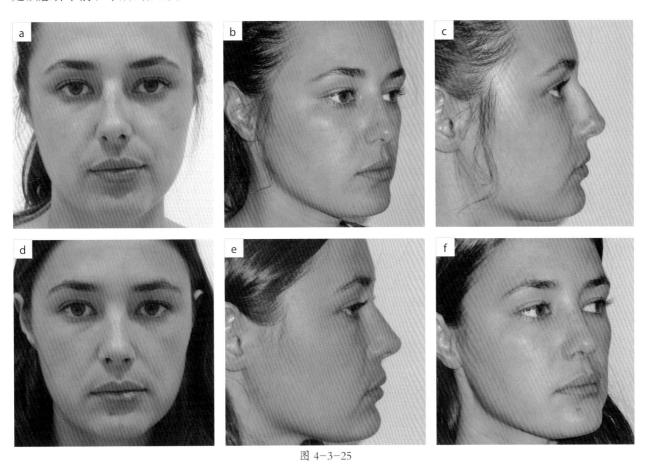

图 4-3-25

术前CT扫描显示鼻左侧存在明显的偏曲，其中包括犁骨、筛骨垂直板以及上颌嵴。鼻窦在片子上可清晰显示（图4-3-26）。

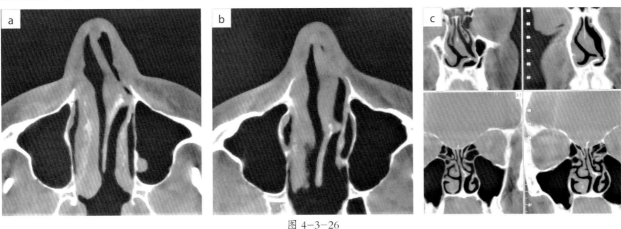

图 4-3-26

内镜下右侧的软骨黏膜下平面以及骨膜下平面分离，进行鼻中隔成形术；将软骨从骨性鼻中隔上完全分离，以进行中线上特定的骨切除和软骨松动（图4-3-27）。

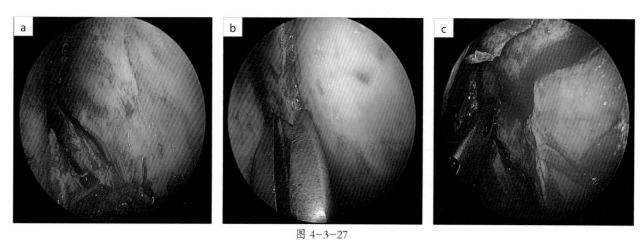

图 4-3-27

然后进行鼻内入路的保留性鼻整形术。在左侧（长侧）骨性鼻锥的内、外侧进行骨膜下分离后，进行外侧截骨术。进行直接的经皮外侧截骨术，同时进行横向截骨术（双侧）和鼻根部截骨术。

病例 3

30岁女性患者，存在S形的歪鼻，幼年时期鼻部曾受外伤，鼻中隔整个偏曲进入到右侧的鼻前庭内（图4-3-28）。医师对该患者进行了内镜下的1型保留鼻中隔成形术和鼻整形术。

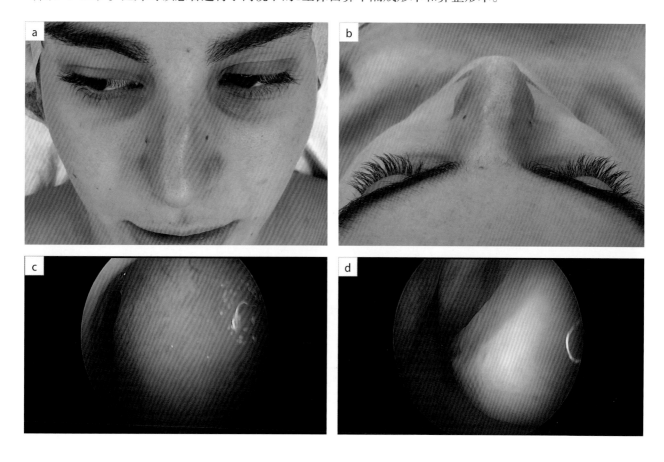

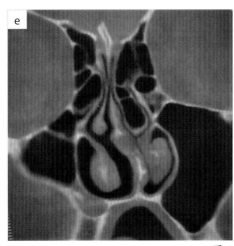
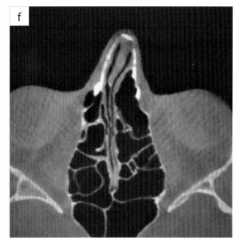

图 4-3-28

术后的即刻效果图（图4-3-29）。

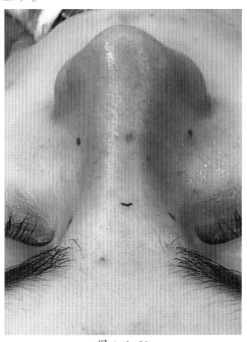

图 4-3-29

经由右侧的鼻内入路，在内镜下进行保留鼻中隔成形术。软骨膜下的剥离后，显露出骨折处，从两侧剥离鼻中隔后段，然后进行切除或复位（图4-3-30）。

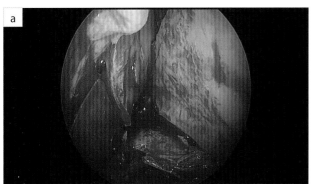
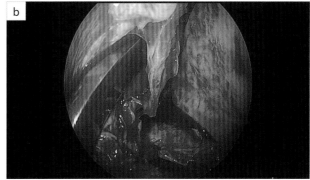

图 4-3-30

剥离一直延伸到骨性鼻中隔处。接下来将筛骨垂直板和犁骨与鼻中隔软骨进行分离（图4-3-31）。

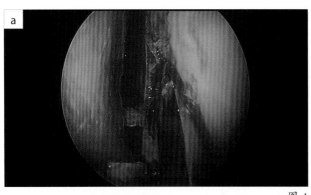
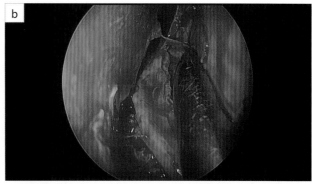

图 4-3-31

充分暴露鼻中隔畸形，并在内镜下对其进行矫正（图4-3-32）。

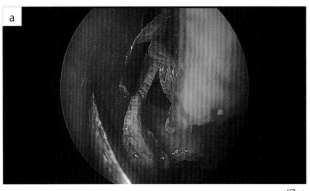
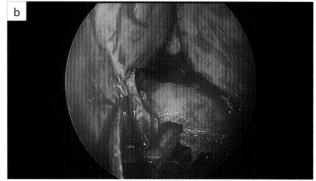

图 4-3-32

可见上颌嵴右侧脱位，使用精细的咬骨钳将其切除（图4-3-33）。

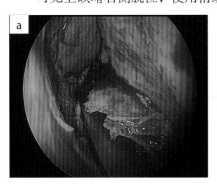
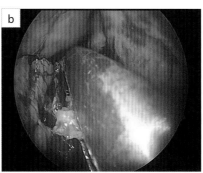
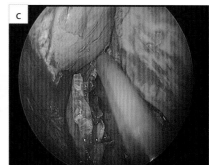

图 4-3-33

负压吸引下，继续向后方分离。移除最后的畸形，将鼻中隔置于中线上（图4-3-34）。

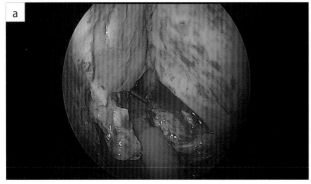
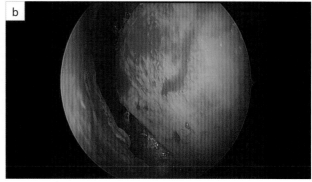

图 4-3-34

在手术的最后，检查两侧的鼻前庭。没有明显的阻碍物和骨刺。在右侧的下鼻甲和中鼻甲上，可以观察到鼻中隔畸形所致的"记忆"印痕（图4-3-35）。左侧的鼻气道没有受到鼻中隔摆正的影响，并且不需要进行鼻甲成形术。

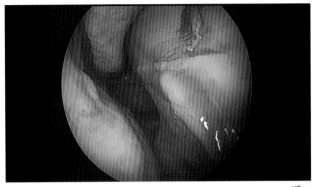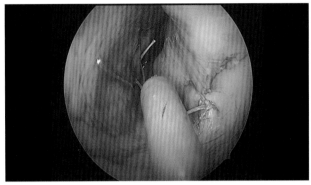

图 4-3-35

病例 4

30岁男性患者，S形歪鼻，有鼻部外伤史。对其进行了4型的鼻中隔成形术：鼻内入路完全的鼻中隔重建；鼻内入路保留鼻背的鼻整形术；通过边缘切口进行鼻尖的菱形缝合（图4-3-36）。

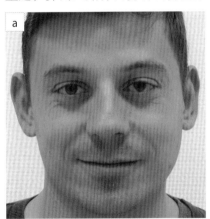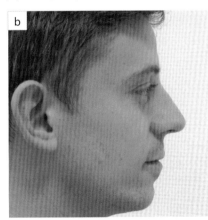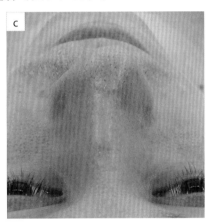

图 4-3-36

无可用的前段鼻中隔软骨，左侧泡状鼻甲，上颌骨鼻嵴左偏。鼻中隔S形畸形导致完全的鼻塞（图4-3-37）。

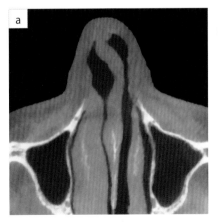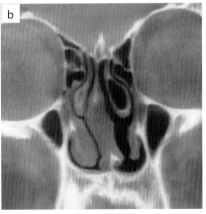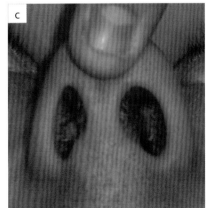

图 4-3-37

术后即刻照片。注意观察横向截骨、鼻根截骨和右侧（短侧）截骨的皮肤切口。在左侧（长侧），进行了鼻内入路截骨术（图4-3-38）。

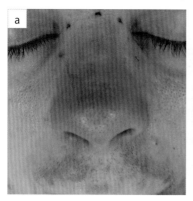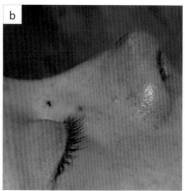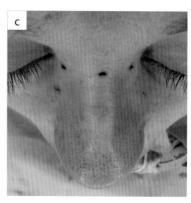

图 4-3-38

鼻内入路的鼻尖手术：延长的边缘切口，暴露下外侧软骨。施行下外侧软骨的外侧脚窃取术（图4-3-39）。

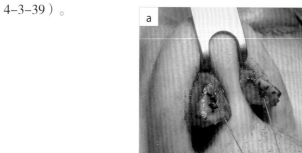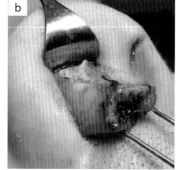

图 4-3-39

术后8天和术后1年的患者照片（图4-3-40）。

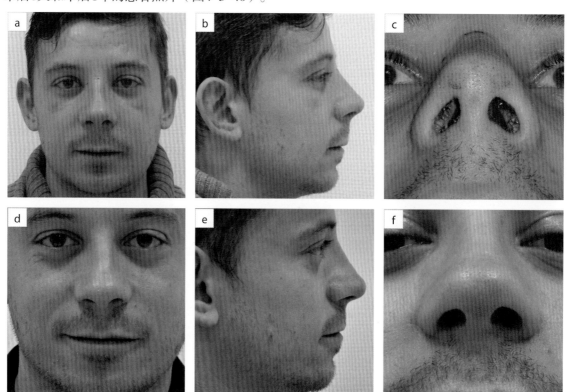

图 4-3-40

术后的锥形束CT显示出鼻根部的截骨线以及矫直的鼻中隔（图4-3-41）。

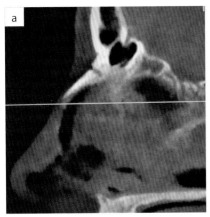 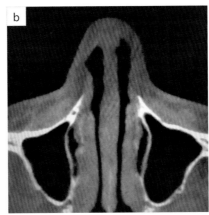 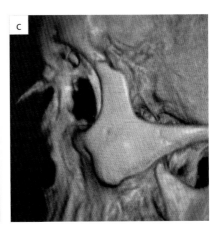

图 4-3-41

总结

　　歪鼻是保留性鼻整形手术的极好的适应证。运用保留原则进行了鼻中隔成形术，此外还遵循了改良摇摆门技术的手术原则。确定是否进行保留的鼻部手术取决于对下面这个根本问题的回答：我愿意保留这个患者的鼻背吗？甚至于严重偏曲的"匹诺曹鼻"都是极好的手术适应证。如果你的答案是肯定的，那么就需要采取以下手术步骤：

　　步骤1：鼻内手术。

　　　　　　泡状鼻甲减容。

　　　　　　下鼻甲减容。

　　　　　　鼻窦手术。

　　步骤2：保留鼻中隔成形术。

　　　　　　改良的摇摆门技术（保留软骨）。

　　步骤3：骨-软骨鼻拱的保留性鼻整形手术。

　　　　　　长侧：在骨膜下平面进行内外侧剥离，以使鼻锥可以外旋。

　　　　　　短侧：无须进行骨膜下的剥离，进行经皮截骨术。

　　步骤4：如果需要超过6mm的旋转：通过侧推和下放技术来降低鼻背高度。

　　　　　　2型的保留性鼻中隔成形术，矫正下鼻甲，鼻中隔的条带切除。

　　　　　　长侧：在内外侧的骨膜下进行剥离，进行外侧基底部的切除。

　　　　　　短侧：进行骨膜剥离和鼻内入路的外侧截骨术。

参考文献

[1]　Saban Y, Daniel RK,3, Polselli R, Trapasso M, Palhazi P. Dorsal preservation: The Push-down technique reassessed. Aesthet Surg J. 2018; 38:117-131.

[2]　Daniel RK, Palhazi P. Rhinoplasty: An Anatomical and Clinical Atlas. Heidelberg: Springer. 2018.

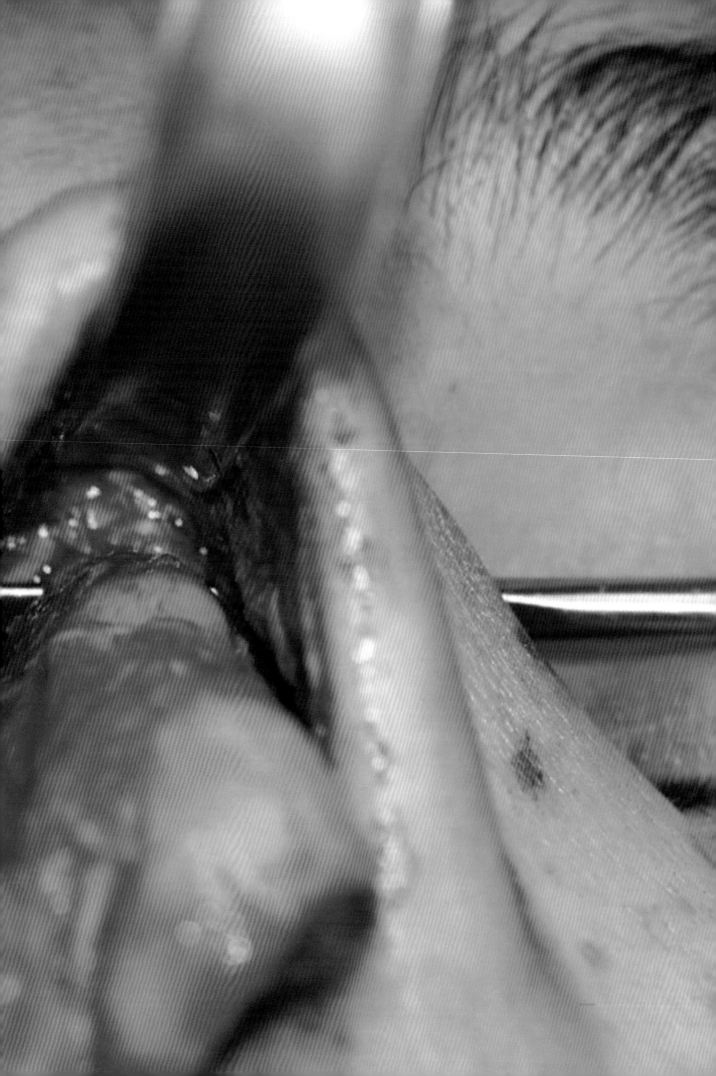

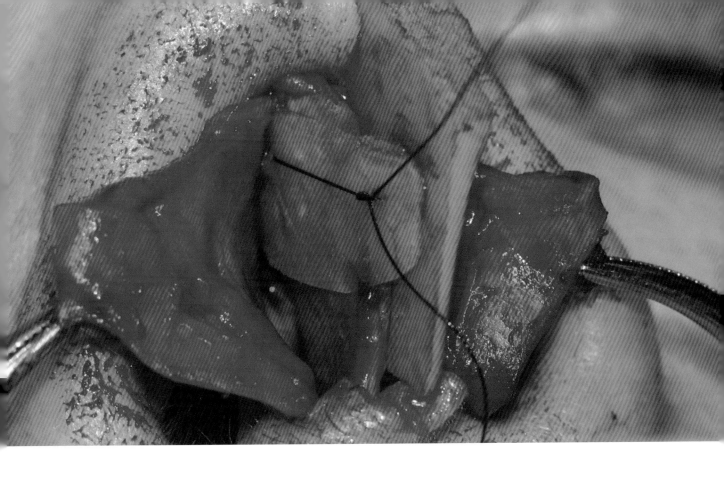

第 4 节　保留性鼻整形手术中的进阶鼻中隔手术技术

José R. P. Jurado, Leila F. R. Lima

　　本章大致描述了我如何将保留性鼻整形术（PR）合并到标准的鼻中隔偏曲手术中。许多外科医师会担心保留性鼻整形术的不稳定性以及术后的鼻部鞍化。Saban博士的保留鼻背（DP）技术是相当"经典"的，该技术仅分离一侧的鼻中隔黏膜，并在鼻背的下方形成两个小的头侧隧道。由于我在过去的15年里一直施行体外的鼻中隔成形术，所以并不担心该技术的不稳定性。在进行体外鼻中隔成形术时，我们会将鼻中隔的两侧黏膜完全分离，取出鼻中隔并将其作为游离的移植物重新植入。事实上，我们需要一个强有力的L形支架，并且坚实地固定在上外侧软骨和前鼻棘上。在保留性鼻整形术中，将这些手术操作与键石区（K区）的保留相结合，并不需要担心其不稳定性。

引言

重要的一点是，相对于下推技术（PDO）来说，我更喜欢使用下放技术（LDO）。进行下推技术操作时，鼻骨会向下与上颌骨重叠。若使用下放技术，鼻骨则会稳稳地"坐"在上颌骨的额突上，这就避免了术后的鼻部鞍化。另一个优点是，我们可以同时使用横向截骨术和外侧截骨术来矫正骨性鼻锥的偏曲。使用筛骨垂直板的有孔骨片来矫正软骨性的鼻中隔偏曲，可以预防鼻中隔偏曲复发。总之，保留性鼻整形术使我可以在保留K区并进行有限的鼻中隔切除的前提下来矫正歪鼻畸形。

在文献中描述的几种具有挑战性的美学和功能鼻整形技术中，体外鼻中隔成形术就是其中一种。它可以解决歪鼻、二次鼻整形以及先天性畸形等一系列疑难问题，但你无法在保留患者鼻背的同时完成该手术。手术技术的选择取决于外科医师的个人偏好、专业知识、手术技能以及临床经验。

保留鼻背技术保留了患者的鼻背，而不是像传统的手术技术那样直接切除鼻背驼峰，它可以通过开放式或闭合式入路进行。事实上，在矫正复杂的鼻中隔偏曲时，可能会需要完全的开放式入路来充分暴露患者的骨性鼻锥。如果术者能够正确地使用该手术技术，那么术后患者的鼻背看起来会十分美观自然。如果该技术使用不当，那么就会形成一个突出度不足、下凹的鼻背。

与其他鼻整形技术类似，PDO也有很多种不同的手术操作方法。本章介绍了我个人针对以下几个手术适应证的PDO手术方法：

- 鼻外伤。
- 唇裂和/或腭裂患者的鼻部畸形。
- 严重的先天性的歪鼻畸形。通过CT成像可以很容易地对鼻偏曲和鼻中隔偏曲进行评估。术中分开鼻尖显露出鼻中隔后，偏曲会显得更为明显（图4-4-1）。

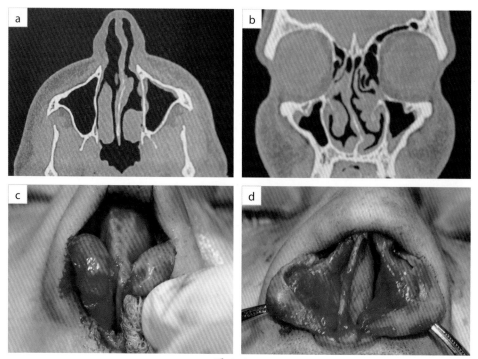

图 4-4-1

保留鼻背的优点	保留鼻背的缺点
通过开放式入路和闭合式入路都可以进行	在进行过传统的驼峰整块去除后，无法再使用该技术
可以矫正鼻中隔偏曲	高鼻根和宽鼻背
可以整块地旋转和移动骨性鼻锥	
保留了鼻背的解剖结构	
术后的鼻子看起来自然美观	
无鼻整形术后的缺陷（倒 V 形畸形）	
不需要使用撑开移植物	
保留了内鼻阀	

手术顺序

常用的手术顺序包括以下步骤（通过几个不同的病例展示）：

步骤 1　修整鼻背

使用传统的锉刀或超声骨刀在鼻背上进行一个局部的锉削（图4-4-2）。

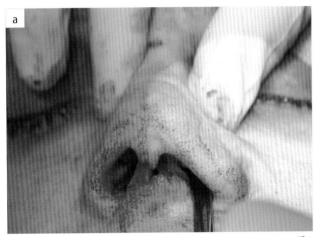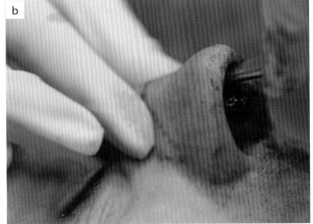

图 4-4-2

步骤 2　截骨术

可以使用骨凿或者超声骨刀进行传统的截骨术（图4-4-3）。使用超声骨刀进行的截骨术会更加精准和安全。

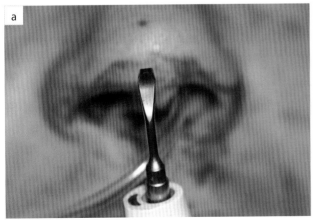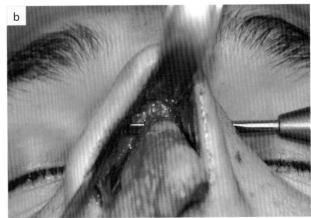

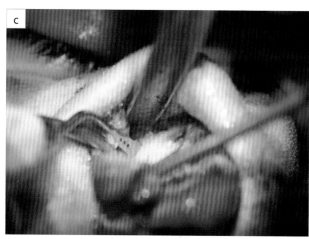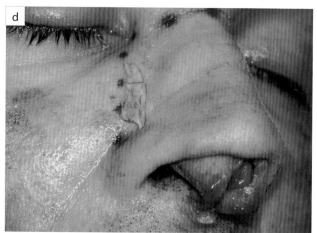

图 4-4-3

步骤 3　鼻中隔修整

　　测量鼻中隔所需的去除量。从鼻中隔的梨骨侧去除部分鼻中隔软骨（图4-4-4），为接下来要进行的下推技术/下放技术做准备。

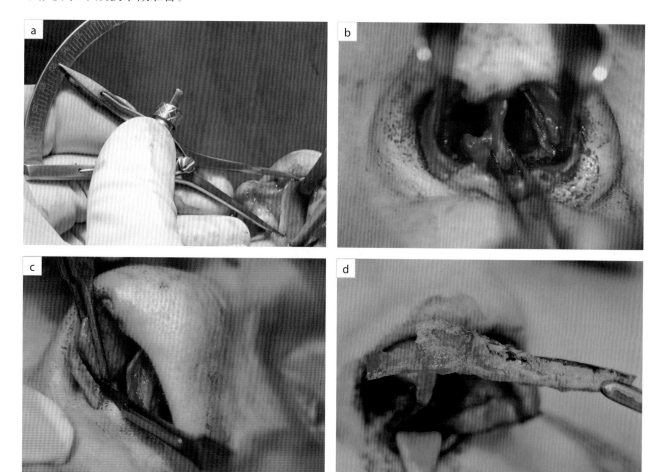

图 4-4-4

步骤 4　下推技术

完成下推操作（图4-4-5）。

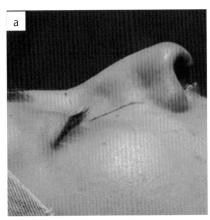 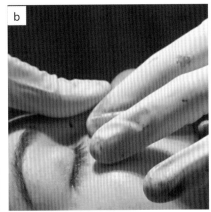 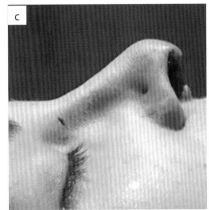

图 4-4-5

步骤 5　重置鼻中隔的尾侧端

将鼻中隔尾侧端固定在前鼻棘上，这样可以稳定鼻中隔并矫正其在中线上的偏曲。可以使用18G的缝针或超声骨钻来完成该固定（图4-4-6）。

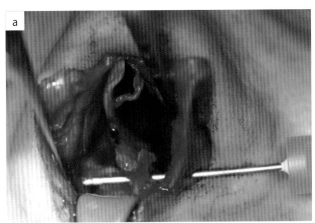 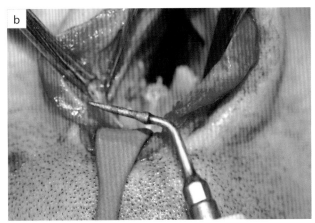

图 4-4-6

步骤 6　稳定鼻中隔

即使是进行保留鼻背的操作，有时也需要获取一块大的鼻中隔移植物。使用筛骨垂直板骨片加强鼻中隔软骨，有助于防止鼻中隔偏曲复发。使用超声骨钻进行垂直板打孔。左侧是软骨板，右侧是垂直板（图4-4-7）。

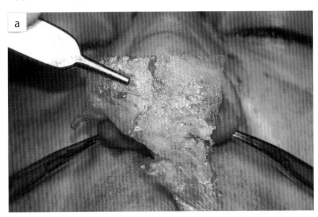 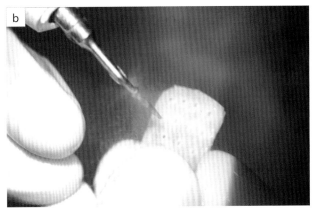

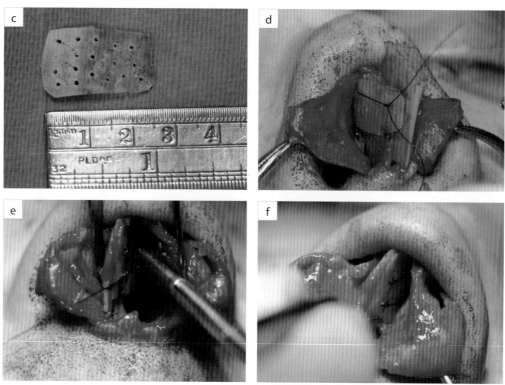

图 4-4-7

步骤 7 鼻尖手术

如图4-4-8所示。

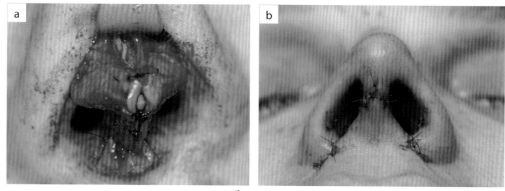

图 4-4-8

步骤 8 鼻根移植物

为了防止鼻根部出现台阶样畸形，我们可以在鼻根部放置一些游离的颗粒软骨（图4-4-9）。

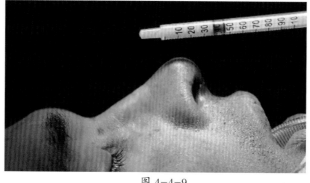

图 4-4-9

病例 1

　　图4-4-10显示了该患者鼻子的术前状态和进行过保留鼻背鼻整形术之后典型的术后效果图。这是一位35岁的女性患者，主诉鼻背驼峰、突出度过高以及双侧鼻塞。我们先用锉刀锉削鼻背部，然后进行了横向截骨术和双侧的外侧截骨术，从而使骨性鼻锥完全松动。去除鼻中隔软骨性和骨性的偏曲部分，保留了10mm宽的L形支架，来矫正其鼻中隔。将鼻中隔的尾侧端从前鼻棘上分离，切除3mm的软骨片，利于下推操作，最后使用4/0尼龙缝线将其重新固定于前鼻棘上。将一个鼻中隔延伸移植物端对端地缝合到鼻中隔尾侧端。将外侧脚支撑移植物固定到两侧的外侧脚，同时将内侧脚缝合成榫槽形状。

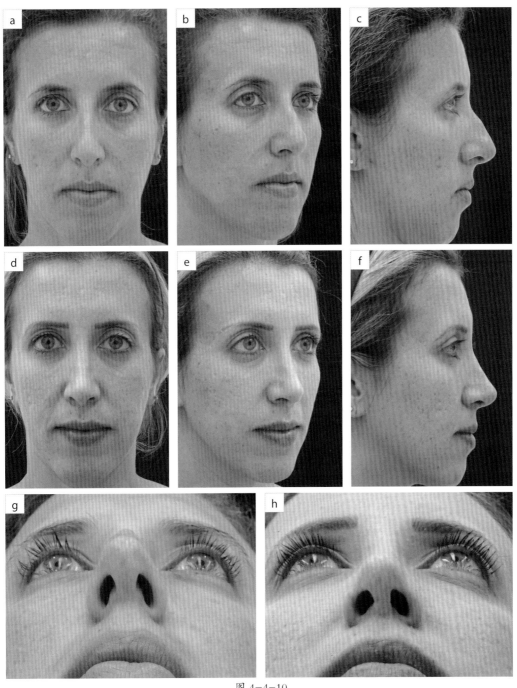

图 4-4-10

病例 2

　　图4-4-11显示的是该患者鼻子的术前状态以及保留鼻背鼻整形术后的效果图。对于这位患者，我们在术中移除了一块相当大的鼻中隔软骨。将游离的颗粒软骨植入鼻根部，抬高鼻根，从而掩盖台阶样畸形。

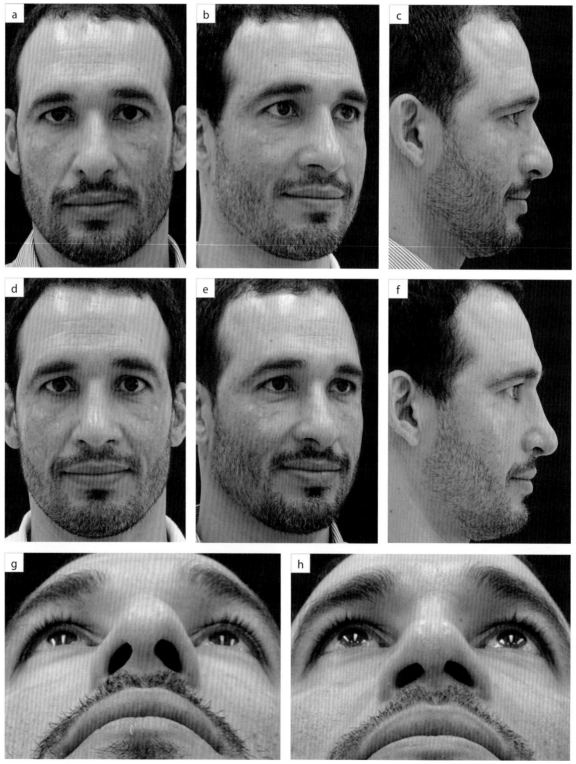

图 4-4-11

并发症

在前鼻棘处过度切除鼻中隔，会导致鼻锥的突出度不足。还可能会出现软骨性鼻背降低过度的情况。此外，下推操作可能会增加软骨性鼻背的宽度。

总结

对于复杂的鼻中隔偏曲和歪鼻患者，可以使用保留性鼻整形术进行矫正。充分暴露骨性鼻锥是正确评估并矫正畸形的关键。完全的开放式入路特别适用于歪鼻患者。超声骨刀辅助的截骨更加精准。通过侧推技术可以松动骨性鼻锥，从而使外科医师可以将其调整到中线上。筛骨垂直板可用于加固软骨性鼻中隔，与前鼻棘的固定是实现稳定性的关键。

参考文献

[1] Alsarraf R. Outcomes research in facial plastic surgery: A review and new directions. Aesthetic Plast Surg. 2000;24:192-197. Daniel RK, Palhazi P. Rhinoplasty: An anatomical and clinical atlas. Heidelberg: Springer. 2018.

[2] Palhazi P, Daniel RK, Kosins, A. The osseocartilaginous vault of the nose; anatomy and surgical observations. Aesth Surg J 2015;35: 242.

[3] Saban Y, Daniel RK, Polselli R, Trapasso M, Palhazi P. Dorsal preservation: The push-down technique reassessed. Aesthet Surg J. 2018; 38:117-131.

[4] Toriumi DM, Checcone AM. New concepts in nasal tip contouring. Facial Plast Surg Clin North Am. 2009;17:55-90.

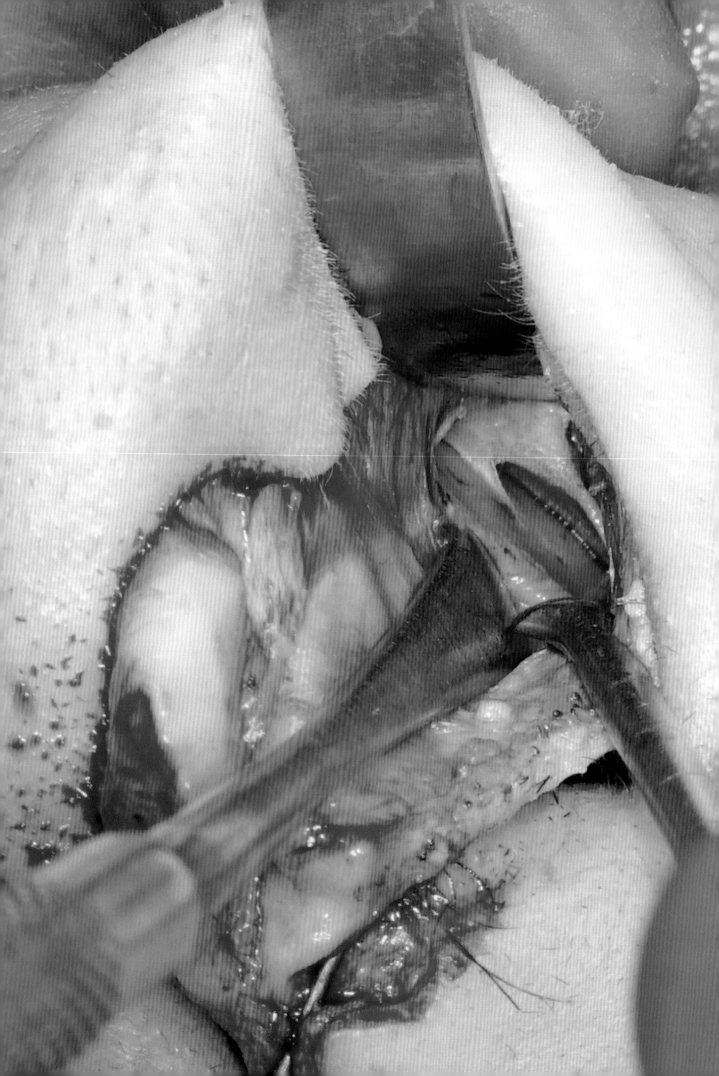

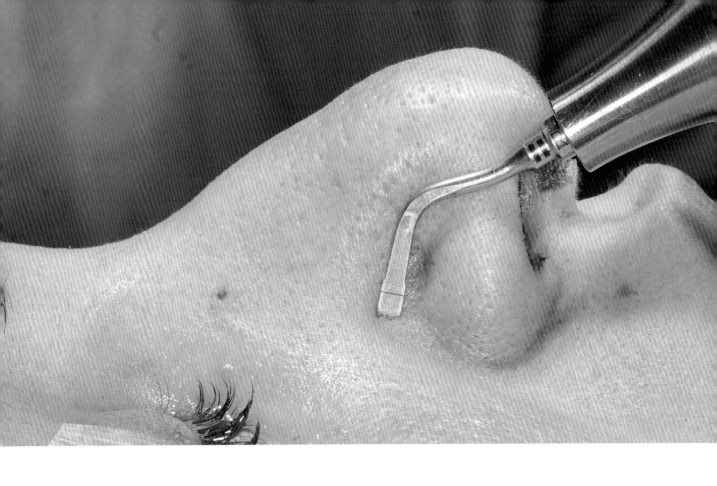

第 5 节　超声骨刀辅助的下放鼻整形技术

Abdülkadir Göksel

构建良好的鼻背美学曲线是鼻整形术中最重要、最具挑战性的内容之一。尽管降低鼻背最常用的手术方法是驼峰切除，但是该方法可能会导致一些潜在的并发症，例如鼻背不规则。具体来说，通过截骨或锉削的方法来降低鼻背的侧面轮廓线，常常会损伤到键石区的结构，必须重建中鼻拱。即使是最好的重建也无法恢复自然的解剖结构。综合考虑，如果能在保留患者本身解剖结构的同时，获得令人满意的手术效果（在美学和功能两方面），并且患者的鼻部解剖条件适合，那么我们就会自然而然地提出两个疑问：为什么我们要先制造缺损，然后再进行修复？为什么不能在保留鼻背侧面轮廓线的同时重塑鼻部呢？保留鼻背结构就不会破坏其自然的解剖，而且还可以避免许多或大或小的并发症。

引言

　　自从开放结构鼻整形技术问世以来，由于它易于学习、易于进行解剖评估且有多种技术可供选择，因此，许多鼻整形医师都选择使用这种技术。具体来说，开放式入路技术可以提供一个更好的手术视野，而且可以使鼻尖、鼻背以及鼻中隔手术更加容易进行操作。此外，该技术还引入了一些新的手术方法和手术器械。超声骨刀可用于骨性鼻背的塑形，也可用于准确且精细的截骨术。在本章中，读者将会学到保留性鼻整形术（PR）中如何修整和保留鼻背部的手术细节。它能使外科医师更容易、更可控地施行Saban的下放技术（LDO）和下推技术（PDO）。我们首选的方法是，在开放式入路技术和超声骨刀（PEI）的协助下完成这些手术操作。在学习过程中，我自始至终都会强调该手术方法的优点、难点以及技术要点。注：以下所有病例都使用了超声骨刀，鉴于它们的精确性，我强烈建议大家在术中使用。

患者的选择

　　患者鼻背及其畸形的评估是决定是否保留鼻背的关键。此外，还必须对鼻背凸出的严重程度和结构成分进行详细评估。其他的决定因素包括：外科医师的个人经验，其惯用的手术技术，以及患者的具体要求和期望。在临床实践中，我们所认为的手术禁忌证如下：①需要进行完全或部分鼻中隔重建的患者；②二次手术的患者；③之前接受过开放顶板缩减鼻整形术的患者；④鼻骨与上外侧软骨间的夹角小于150°的患者。在选择患者的过程中，我们根据软组织和鼻背畸形情况将患者分为3组。

第1组

　　这类患者拥有一个良好的鼻背美学曲线，只需降低其侧面轮廓线即可（图4-5-1）。这组患者可以通过开放式入路进行保留性鼻整形术，术中无须掀起鼻背部的皮肤，并且可以保留几乎所有的鼻部韧带。如图4-5-1所示，红色区和橙色区是要进行分离的区域。绿色区域保持完整，无须掀起皮肤。Gola Raymond博士于1989年首先描述了这种有限分离的技术，土耳其的Huseyin Guner博士和Teoman Dogan博士通过闭合式入路进行了类似的分离。

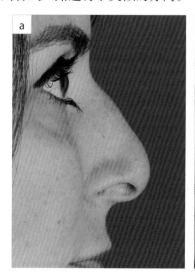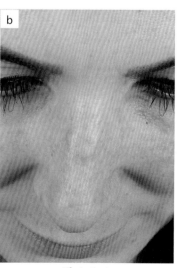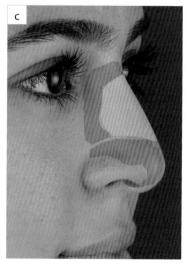

图 4-5-1

第 2 组

　　这些患者同样拥有一个良好的鼻背美学线，不过，他们还需要修整鼻背骨性驼峰的高度。这组患者需要掀起鼻背皮肤并部分切开鼻部韧带。如图4-5-2所示，红色区域代表需要进行分离的区域。为了进入鼻背区域，我们在Pitanguy韧带的深层和垂直卷轴韧带（VSL）之间建立隧道。通过这种手术手法，我们可以在保留鼻部韧带的同时改善鼻背美学线。绿色区域未分离，未掀起该区的皮肤。

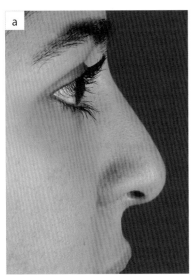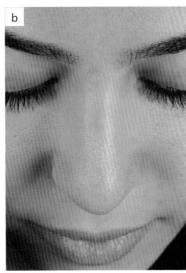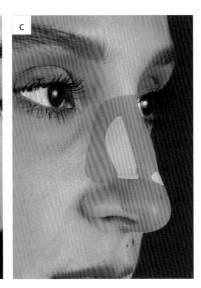

图 4-5-2

第 3 组

　　尽管此类患者的鼻背部既不规则，也不对称，但仍有可能保留其鼻背。这组患者可以通过分离鼻背皮肤来保留和重塑鼻背部，同时保留Pitanguy韧带的深层和垂直卷轴韧带。图4-5-3中的红色区域代表需要分离的区域。如果患者的鼻背存在严重的畸形，我们会改变手术方法，不保留鼻部韧带，进行完全的分离，掀起皮肤罩。

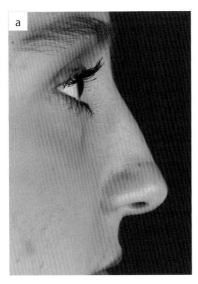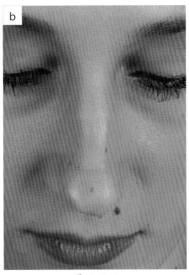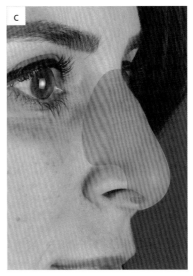

图 4-5-3

手术技术

在开放式手术入路中，我们倾向于对所有患者都使用倒V形的切口。在进行皮肤和SMAS分离时，首先确定鼻背的手术计划，这非常关键。我们有3种不同的软组织分离方案。如果我们没有计划改变患者的鼻背，就可以继续使用保留韧带的手术方案。

当需要对骨性鼻背进行锉削时，我们保留韧带，但在Pitanguy韧带和垂直卷轴韧带之间进行分离，以进入鼻背区域。当需要在骨和软骨性鼻背上进行额外的手术操作时，我们需要切开Pitanguy韧带的深层，并保留垂直卷轴韧带，从而在软骨膜上平面掀起鼻背部。

（1）在分离皮肤或SMAS的过程中，如果不需要锉削或修饰鼻背部，那么我们可以在不分离鼻部皮肤的情况下，在垂直卷轴韧带和Pitanguy韧带间形成一条骨膜下隧道，从侧面进入梨状孔，然后进行外侧截骨术和横行截骨术。外侧隧道需要足够宽，以使术者能够在直视下使用超声骨刀。

（2）对于那些需要进行鼻背塑形的患者，我们会根据手术操作的需要，在垂直卷轴韧带与Pitanguy韧带之间进行分离，从而在软骨膜平面上掀起鼻部的皮肤。为了锉削骨帽，我们在骨膜下分离骨性鼻背。

（3）对于需要重塑骨和软骨性鼻背的患者，我们会离断Pitanguy韧带，但保留垂直卷轴韧带。我们在软骨膜上平面分离软骨性鼻背的皮肤罩，并在骨膜下平面分离骨性鼻背的皮肤罩。皮肤广泛分离一直到鼻根和梨状孔处，其中包括内眦韧带的表浅部分，从而可以在术中使用超声骨刀。

鼻背驼峰修整

我们所收治的患者以高加索人居多，其主要鼻整形手术适应证就是鼻背驼峰。Joseph医师首创了鼻背锉削和切除的手术技术。一旦进行了鼻背切除，键石区的鼻背线条就需要修复，顶板开放畸形也需要闭合。患者的鼻骨和上外侧软骨在被锉削过程中，原有的解剖结构受到破坏，需要使用撑开移植物、撑开瓣或修饰性移植物从美学和功能方面修复这些缺损。

相较于鼻背重建，通过保留鼻背的方式矫正鼻背驼峰在美学和功能两方面都更加容易。保留鼻背的鼻整形手术可以缩短手术时间，并减少移植物的使用需求。为了保留鼻背，我们改良了Saban博士的闭合式入路下推技术。我们采用开放式入路，并在超声骨刀的辅助下完成该手术操作。

进入鼻中隔软骨

在开放式入路的保留性鼻整形术中，我们会保留所有的鼻部韧带，并经一个半贯穿切口进入鼻中隔软骨。如果我们计划切断Pitanguy韧带并做鼻背修整，那么不需要额外做切口就可以通过其尾侧端进入鼻中隔软骨。我们在鼻背驼峰正下方分离出宽约1cm的双侧隧道，然后通过该隧道进入鼻中隔软骨。我们在软骨膜下平面从鼻中隔尾侧端开始分离。非常重要的是，鼻中隔软骨的条带切除应该从鼻背驼峰下方的区域开始，保留鼻中隔软骨的尾侧端；一直延伸到上外侧软骨和鼻中隔尾侧部分的交界处。在进行驼峰切除时，鼻中隔软骨的切除是通过手术刀或解剖剪来完成的，使用鼻镜在直视下将切口一直切到筛骨与垂直板的交界处。沿鼻背驼峰的下方剪开，将鼻中隔软骨条带从筛骨上分离并切除下来。在鼻背下方遗留一些尽可能小的鼻中隔软骨碎片，这一操作是非常必要的。骨性的鼻中隔驼峰是由鼻骨下方的筛骨垂直板形成的，可以使用超声骨刀（图4-5-4）或2mm的小型咬骨钳将其切除。自此，我们就完全暴露了由鼻骨、上外侧软骨以及鼻中隔所构成的鼻背支架。这样，我们在移动鼻背时没有在筛骨和垂直板之间留下连接，因此就避免了在截骨术和骨切除术之后出现意外骨折或脑脊液漏的可能。

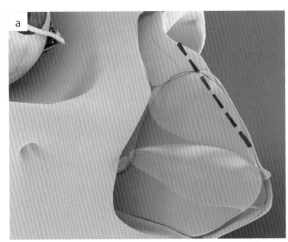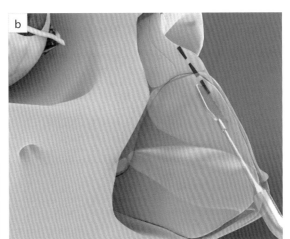

图 4-5-4

超声骨刀辅助下的截骨术／骨切除术

超声骨刀（PEI）已经在颌面外科和牙科手术中使用了很长时间，常被用于切割像骨骼这样的坚硬组织。得益于这些设备的使用，骨的重塑、切割以及锉削等手术操作可以更快、更容易地进行。此外，PEI不会损伤软组织和黏膜，也不会在骨塑形过程中导致出血。因此，患者术后皮肤上的瘀青明显减少。此外，超声骨刀还有助于避免截骨过程中的、由骨凿所致的一些意外骨折，也就是说，它可以避免骨重塑过程中发生典型并发症。Gerbault所发表的超声骨刀辅助技术相关文章是该主题的重要资料来源。

　　我们所有的患者进行外侧截骨术和骨切除术时，都使用了超声骨刀。为避免造成外侧截骨区可视或者可触及的台阶样畸形，我们截骨时尽可能靠近上颌骨；将截骨线置于鼻面沟的正上方，进行一个低到低的截骨。对于第1组和第2组的患者，我们会使用Tastan-Çakır手锯和2mm骨凿完成横行截骨术。对于第3组的患者，我们使用超声骨刀来完成所有的截骨术，包括横向截骨术（图4-5-5）。

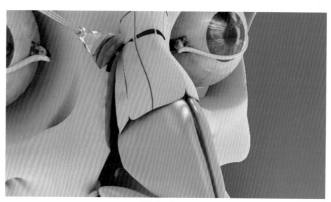

图 4-5-5

　　由于我们是在矢状面上进行的外侧截骨术，因此在截骨术和骨切除术时都可以轻易地推动鼻背；此外，由于截骨后的断面是平行于矢状面的（图4-5-6），所以该操作还可以降低鼻背并避免术后的驼峰残留和复现。

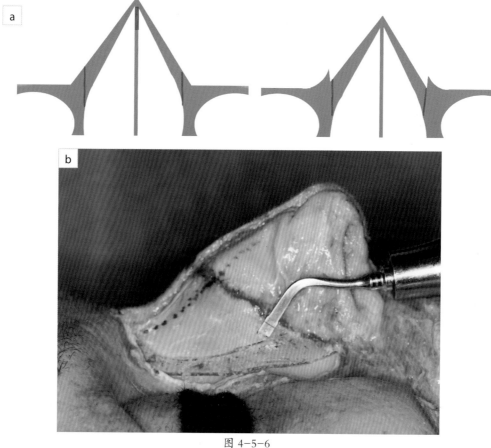

图 4-5-6

值得注意的是，鼻骨切除量并不是鼻背下降量的决定因素。鼻背下降量的决定因素是背侧鼻中隔的条带切除量。如果需要额外地切除驼峰，则可以从鼻中隔的背侧区切除更多的软骨。骨切除术和截骨术后，可以分离上颌骨内表面的骨膜，以减少鼻背下降的阻力；该剥离从梨状孔开始，并向头侧延伸。

对于接受了下放技术和下推技术的患者，我们对其行低到低的截骨术。使用有刀片的、直的和成角的超声骨刀来完成该手术操作，是最简单、迅速和精准的方法。对于施行PDO的患者，我们会先削薄鼻骨并留下一层完整的薄骨片，再进行截骨操作。对于施行LDO的患者，我会先用刮刀削薄鼻骨，然后根据需要切除细的骨条带。之后，通过鼻根部横向截骨，连接两侧的外侧截骨线和骨切除线。横向截骨的水平面对于预防鼻根部的台阶样畸形和不规则外观非常重要。如果横向截骨的水平面从低于鼻根部的水平部开始，从驼峰的末端开始，就可能会导致鼻根靠下部分的台阶样畸形或者鼻根部突出度不足。确定横向截骨水平的最佳方法，是将内眦作为参照。

当我们保留韧带且进行鼻背分离时，想要到达横向截骨区并使用超声骨刀是比较困难的。因此，对于第1组患者，我们使用超声骨刀在矢状位进行外侧截骨术，但进行横向截骨术时使用了Tastan-Çakır手锯和2mm的骨凿。进行双侧的横向截骨术后，使用11号刀片在鼻根区的皮肤上做一个2mm的切口，并通过外部截骨完成鼻根部截骨。这样，整个鼻背部都可以松动了。

如果鼻根部过度突出，在完成横向截骨并降低鼻背高度后，高突出度的额突和鼻骨可能会导致台阶样畸形。在这些情况下，我们使用超声骨刀来将其磨平。此外，对于鼻根过度凸出的患者，应该记住，该区域的SMAS下层可能更厚，还有降眉间肌的存在。对于这些患者，如果已经实施过锉削鼻骨来降低鼻根部，那么切除降眉间肌将有助于鼻部皮肤的复位，这将使我们能够构建出一个轮廓更加分明的鼻部起始点。

如何控制新的鼻背形态

根据期望来调控鼻背形态，新形成的鼻背可以是直的，也可以是凹的。事实证明，通过Cottle所发明的手术技术来改变鼻背形状是行不通的，但使用Saban改良技术却可以。首先，关键的是要松动上外侧软骨（ULC）与鼻骨之间的骨软骨连接。为了改变鼻背键石区（DKA）的形态，需要削弱其与鼻中隔软骨的连接。可以通过划痕技术松动鼻背下的残留鼻中隔。

外侧分离：如果想要鼻背部变得更直或更凹，可以通过松解纵向的梨状韧带来进一步移动键石区。鼻背驼峰并不是一个二维的解剖结构，外科医师能够充分理解这一点对手术实践至关重要。除了松解DKA之外，我们还应该松动外侧键石区（LKA），以更好地改变鼻背的解剖形状。从患者的鼻背形状和当前的驼峰高度来看，有时需将上外侧软骨从鼻骨上分离。为了确定分离的范围，我们将驼峰高度和期望的鼻背形状用蓝色进行标记，这样就可以明确侧面分离的截止水平。从图4-5-7a的左侧可以看到，蓝线标志着鼻背驼峰，同时也确定了侧面分离的截止线。图4-5-7b显示LKA的分离。

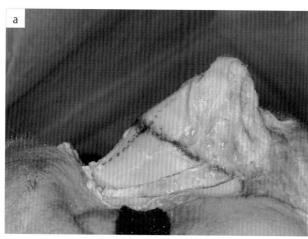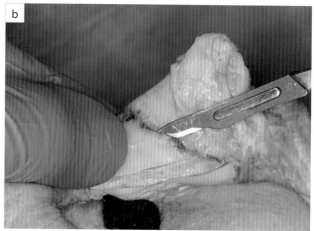

图 4-5-7

　　触诊并检查新的鼻背形态以及它的活动度。在鼻骨上钻孔之后，通过十字交叉缝合将新定位的鼻背固定到鼻中隔上（图4-5-8）。

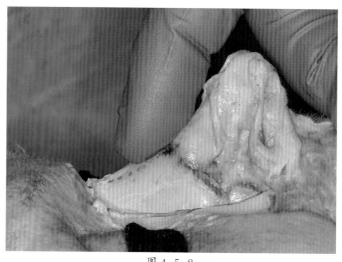

图 4-5-8

　　通过这些手术操作，就可以充分松解鼻侧壁的连接，不存在什么区域会对鼻背塑形产生阻力，也消除了驼峰复发的可能性。图4-5-9所示为侧面分离区域。该侧面分离可使LKA在驼峰降低的过程中能够进行自由分离活动。这一系列的操作可以避免出现驼峰残留。

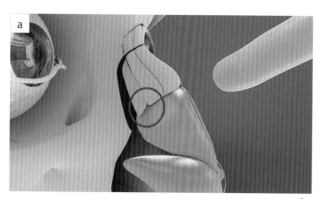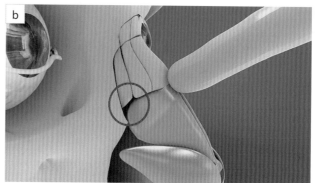

图 4-5-9

　　另外，锉削鼻骨的背侧区域，并削弱其与上外侧软骨的连接，是另一种有助于鼻背塑形的操作。如果想要进一步降低鼻背高度，就需要从背侧鼻中隔上移除额外的小的软骨条带。由于鼻背高度的决定因素是鼻中隔的高度，因此，无论从骨性鼻基底部位上切除了多少骨质，鼻背高度的下降值还是取决于鼻中隔的软骨切除量。

固定新的鼻背

　　完成了所有这些手术操作之后，鼻背会变得完全松动。尽管已经通过分离消除了所有阻力区域，但仍然有必要使用缝线将鼻背固定在其新的位置上。在某些病例中，松动的鼻背还必须固定在中线上。根据手术开始时确定的分离类型，我们运用不同的方法固定鼻背。对于第1组患者，我们在术中保留了鼻部韧带，因此会使用特殊的缝合技术来固定其鼻背部。首先，我们将缝线穿过上外侧软骨，穿过鼻腔直至对侧皮肤。再次将缝针在之前的出口点处穿入，在皮肤的外侧移行并穿到对侧的上外侧软骨。然后将缝线从对侧的皮肤上穿出，再将缝线穿过第2个出口点（方法同上）后完成该缝合，使缝线回到鼻腔内。使用5-0的PDS缝线来完成该缝合（图4-5-10）。完成了该缝合后，将鼻背固定于鼻中隔上。

　　对于第2组和第3组患者，可以使用超声骨刀在双侧的鼻骨上钻孔。从任意一侧开始，将5-0的PDS缝线分别穿过鼻中隔软骨的背侧区和对侧的上外侧软骨。然后在对侧进行相同的操作，缝线穿过对侧鼻骨上的钻孔，经鼻中隔软骨从起始侧的上外侧软骨穿出。缝合完成后，就将鼻背固定于其下稳定的结构——鼻中隔软骨上了。注意：顶板开放畸形只是为展示用。一般情况下，鼻背要加以保留。

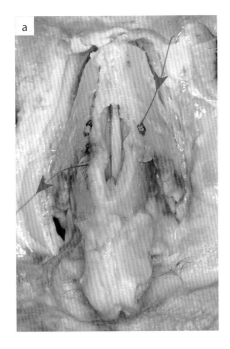 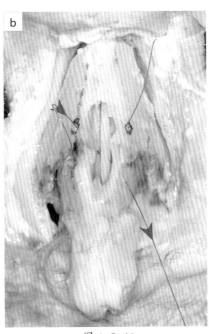 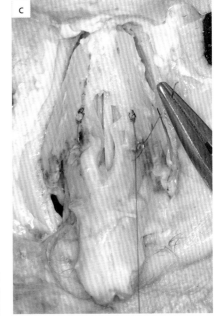

图 4-5-10

病例 1

图4-5-11是患者术前和术后的对比照片，这组照片展示了超声骨刀辅助下的、开放式入路保留性鼻整形术的操作顺序。该患者适合采用保留韧带、皮肤以及鼻背部的鼻整形手术。该患者存在骨性和软骨性驼峰，鼻背是直的，鼻中隔的尾侧缘存在轻微的偏曲。可以通过外侧脚窃取技术来矫正鼻尖下垂。外侧脚凸出通过放置外侧脚支撑移植物来进行矫正。

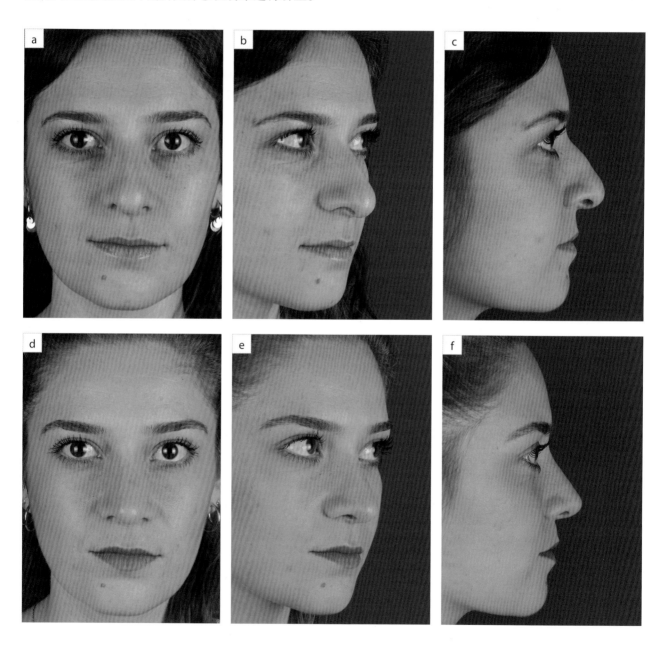

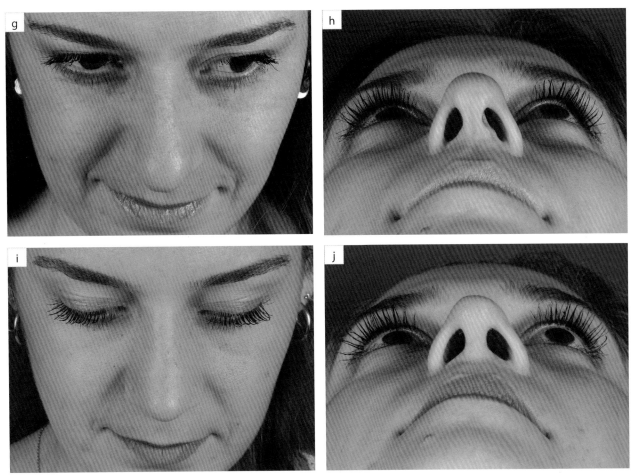

图 4-5-11

　　先注射利多卡因和肾上腺素进行麻醉，等到患者的鼻部完全变白且血压完全稳定之后开始施行手术。等待时间通常需要15min。我们更喜欢使用一个倒V形的鼻小柱切口。如果该切口是直的或者角度不够，就会导致过度的瘢痕增生。分离鼻小柱皮肤时，我们运用锋利的手术刀切开"倒V"的各个转角，并用锋利的手术剪分离皮肤（图4-5-12）。

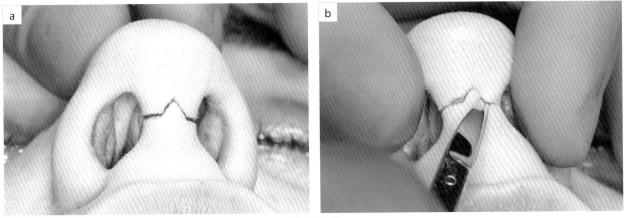

图 4-5-12

使用双极对鼻小柱动脉进行电凝止血。外侧脚的尾侧缘显露后，使用手术剪沿着软骨进行切开，形成软骨前边缘切口（图4-5-13）。

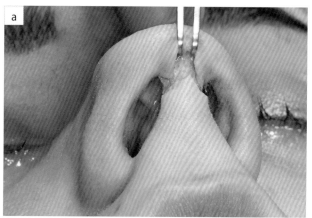
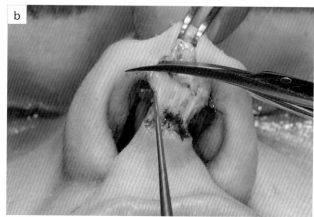

图 4-5-13

助手使用小拉钩牵拉外侧脚，协助我在软骨膜顶部（软骨膜上）的平面上进行剥离（图4-5-14）。以梨状孔为起点，在骨膜下平面剥离鼻骨，从而使我们可以更容易进行超声骨刀辅助的截骨术。如果截骨尽可能靠近鼻面沟，那么施行下放技术产生可触及的台阶样畸形的可能性就会降低。

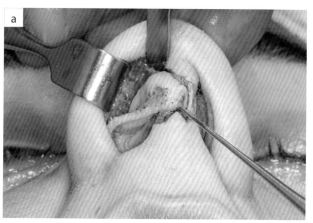
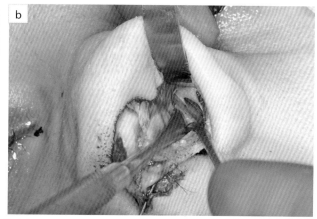

图 4-5-14

使用Frier剥离子分离直至内眦韧带处，然后转到中线上，在鼻根处连接两侧所分离的隧道。在对侧进行相同的分离后，我将可以在矢状面上进行超声骨刀辅助下的截骨术（4-5-15）。

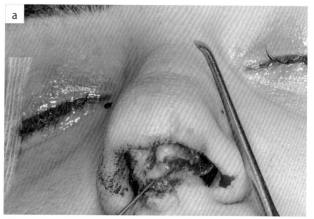
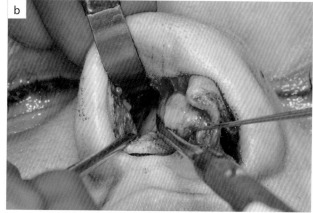

图 4-5-15

通过半贯穿切口进入到鼻中隔。在其两侧进行软骨膜下的分离。一侧的鼻中隔黏膜进行完全的软骨膜下分离，对侧黏膜只需要分离出上方隧道即可（图4-5-16）。这种手术方法可以保持一侧黏膜的附着，能够获得更大的结构稳定性。

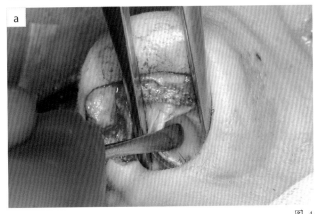
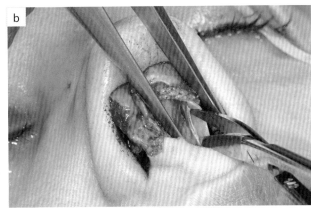

图 4-5-16

切除W点（ULC的最尾端）和垂直板之间的软骨性鼻中隔条带，以降低背部。在这个阶段，不要切除W点和ASA之间的鼻中隔软骨（图4-5-17）。

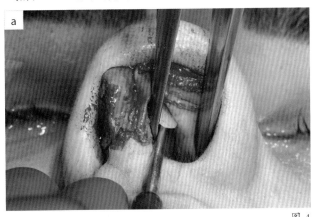
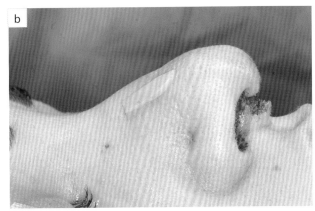

图 4-5-17

我们使用2mm的咬骨钳来切开位于鼻骨下方的骨性鼻中隔结构，从而松解鼻骨与鼻中隔之间的连接（图4-5-18）。在进行外侧截骨术和横向截骨术之前完成该手术操作非常重要。如果在截骨术后进行该操作，就可能会出现垂直板意外骨折。使用一个直的超声骨刀沿着鼻面沟进行外侧截骨术。矢状的切割会使鼻骨更容易向下移动。这样，鼻骨后缘的骨层就不会被推入鼻气道内。

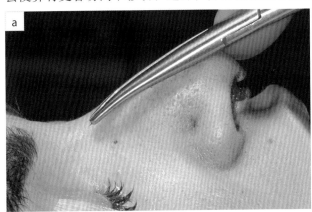
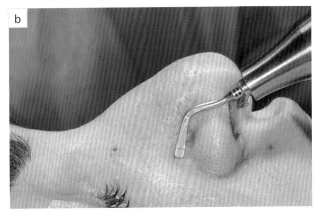

图 4-5-18

横向截骨术从鼻根的最低点（Sellion）开始，通常与内眦韧带处于同一水平（图4-5-19）。精确地评估截骨水平对预防鼻根部的台阶样畸形具有重要意义。我们更倾向于选择使用Tastan-Çakır手锯来完成该截骨术，因为对于第1组患者我们通常无法安全使用超声骨刀。

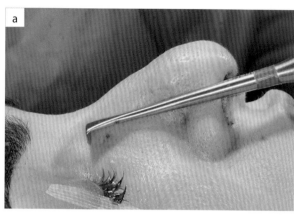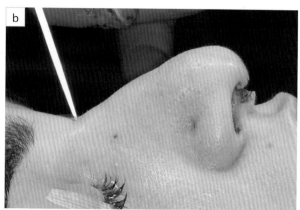

图 4-5-19

分离上颌骨内表面上的黏膜会降低软组织阻力，这样鼻腔内的鼻骨移位更容易（图4-5-20）。

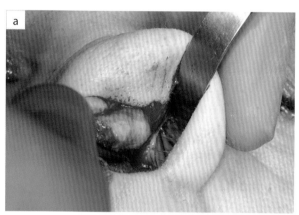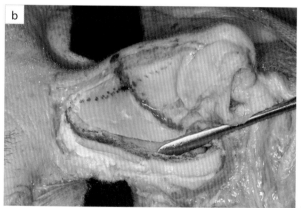

图 4-5-20

向下按压骨性鼻锥时，注意不要用手指用力按压鼻侧壁（图4-5-21a）。如果术者挤压时过于用力，可能会导致骨性鼻锥骨折，从而形成意想不到的畸形。然后，标出外侧脚头侧端切除的边界线，要确保双侧所保留的鼻翼软骨外侧脚是一致的。此外，可以看到Pitanguy中线韧带的深层以及外侧的垂直卷轴韧带的完整性（图4-5-21b）。

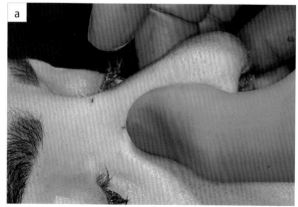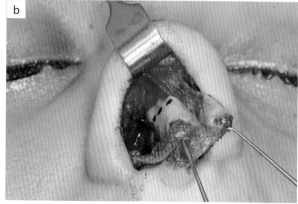

图 4-5-21

　　我们通常会使用外侧脚支撑移植物来使外侧脚变平（图4-5-22a）。另外一种选择是使用翻转瓣，该手术方法适用于那些外侧脚凸出且无法从鼻中隔获取足够的软骨移植物的患者。在确定了鼻尖表现点之后，我们开始处理切取的鼻中隔软骨，形成软骨移植物。然后制备好外侧脚支撑移植物（图4-5-22b）。注意不要使用附着在上颌嵴上的鼻中隔软骨来制作软骨移植物，因为此类移植物会发生骨化，并导致相应的畸形外观。

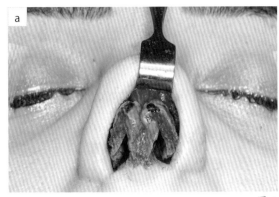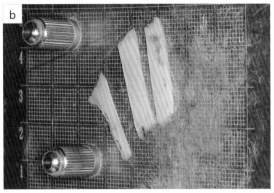

图 4-5-22

　　在水分离后，使用解剖剪分离前庭部位的皮肤。采集鼻中隔软骨薄且直的部分来制备软骨移植物，将该移植物植入备好的囊袋中，并使用6-0 PDS缝线进行固定（图4-5-23）。

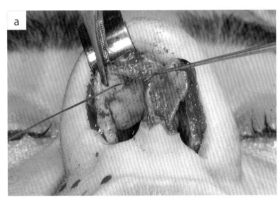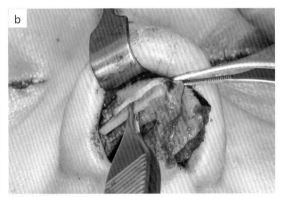

图 4-5-23

　　移植物放置好后，沿着外侧脚标记线进行头侧切除。然后进行头侧鼻尖缝合（CTS），这是由Kovacevic首创的鼻尖塑形方法。不同于传统的水平褥式缝合，该技术不仅能使外侧脚变平，还能使外侧脚的尾侧缘外翻。我们选择使用5-0 PDS缝线完成该缝合（图4-5-24）。

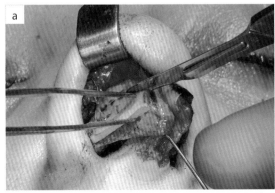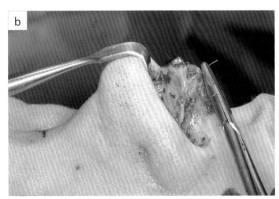

图 4-5-24

在去除了头侧端的猫耳畸形后，可以使用6-0 PDS缝线进行附加的半穿隆缝合。使头侧缘变得更加平顺（图4-5-25a）。这也是一种比较安全的缝合方法。下一步就是放置鼻小柱支撑移植物，该移植物可以改善鼻尖支撑并增加内侧脚的稳定性（图4-5-25b）。我们建议移植物制作不宜过宽，且在内侧脚间尽可能靠后放置。

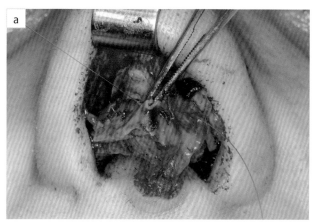
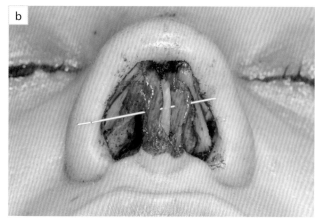

图 4-5-25

对于那些需要调整鼻尖突出度和鼻小柱小叶角的患者，我们切断内侧脚，将其重叠，使用6-0 PDS缝线缝合固定，从而使内侧脚回缩（图4-5-26a）。这种手术手法可以降低鼻尖突出度。最后，使用6-0 PDS缝线来闭合鼻小柱切口，每个转角处至少需要打5个结。闭合切口时，助手不断使用生理盐水清洗切口表面。使用6-0快薇乔缝线关闭边缘切口（图4-5-26b）。

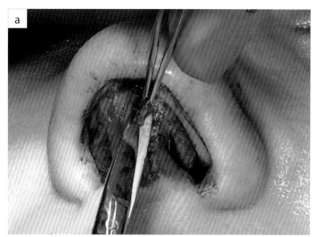
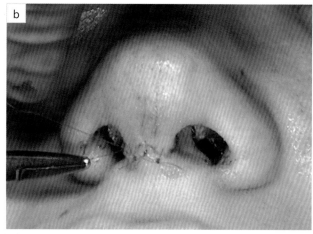

图 4-5-26

病例 2

该患者是保留性鼻整形术的合适人选（图4-5-27）。鼻背存在骨性和软骨性驼峰，鼻尖突出度不足。我们保留所有的鼻部韧带，通过开放式入路保留性鼻整形术来获得良好的手术效果。此外，可以通过鼻尖缝合，必要时结合鼻尖移植物来改善患者的鼻尖形态。

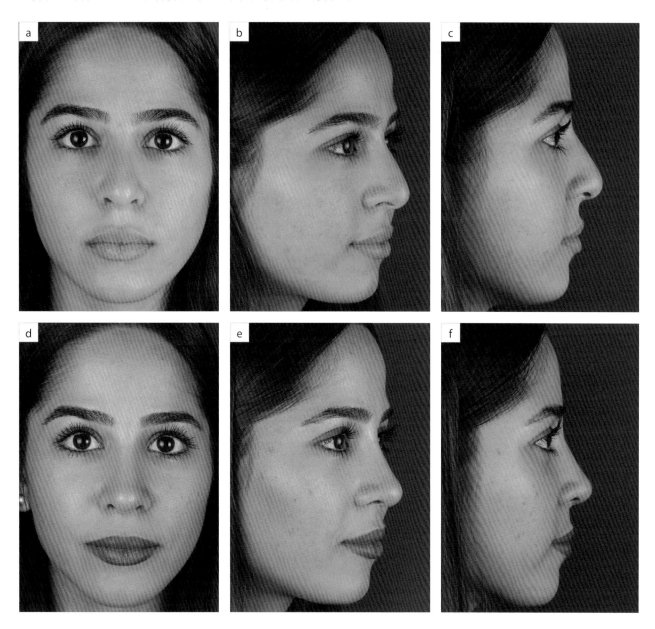

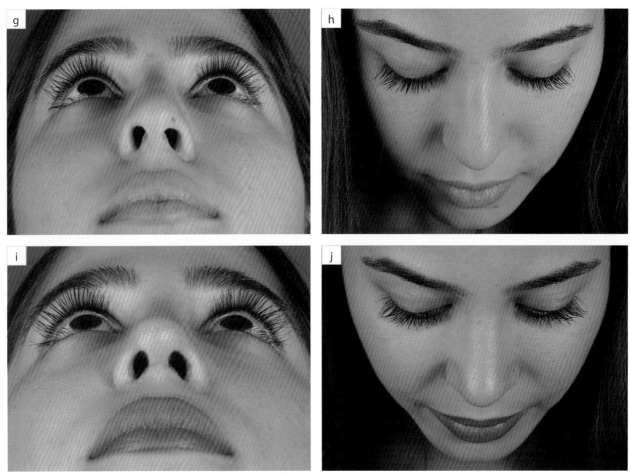

图 4-5-27

　　在手术开始前30min，我们在患者鼻内使用羟甲唑啉喷剂，以收缩其鼻部血管。注射局麻药后需要等待患者的血压和情绪稳定下来再开始手术。等待期间，我们用笔标记出预期的鼻尖表现点的位置（图4-5-28）。因为手术结束时需要重塑鼻尖，所以我们采用了边缘切口开始该手术。

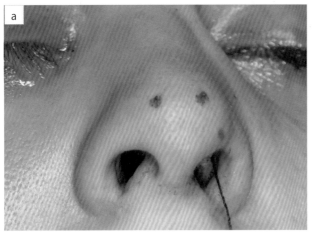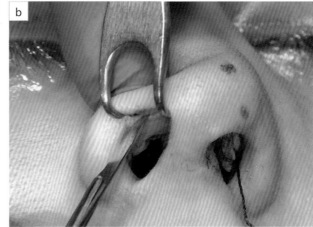

图 4-5-28

我们在鼻小柱处沿着内侧脚的尾侧缘继续切开。在软骨膜上平面分离鼻翼软骨（图4-5-29）。

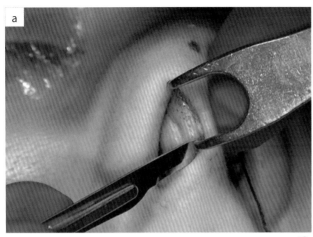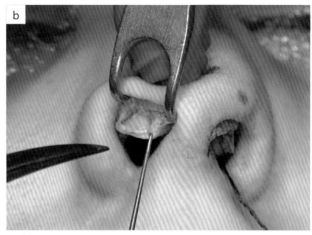

图 4-5-29

分离过程中，助手用拉钩牵拉前庭部位的皮肤，这可以使分离操作变得更易进行。分离到梨状孔时，就形成了一条足够宽的隧道，以便在骨膜下平面上进行超声骨刀辅助的截骨术（图4-5-30）。

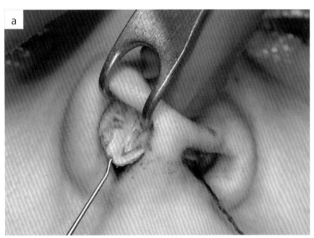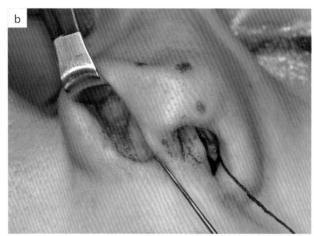

图 4-5-30

通过半贯穿切口，在软骨膜下分离进入鼻中隔。切除驼峰正下方的鼻中隔软骨背侧条带。这样，鼻中隔和鼻背的连接就被离断了（图4-5-31）。

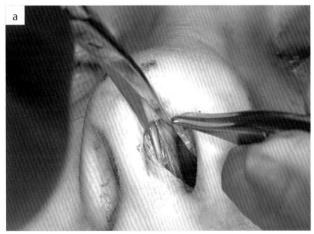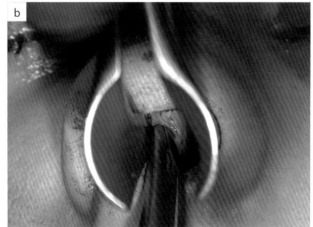

图 4-5-31

使用超声骨刀直锯，在鼻面沟水平上进行截骨术。分离上颌骨的黏膜，这样就可以创造一个空间，供鼻背自由下放（图4-5-32）。

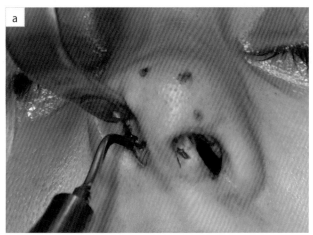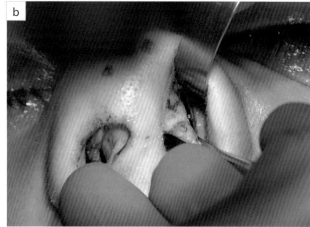

图 4-5-32

Tastan-Çakır手锯对于横向截骨术来说是非常实用的。为了连接两侧的横向截骨术操作，需要做一个额外的切口，随后使用2mm的骨凿进行鼻根截骨术（图4-5-33）。

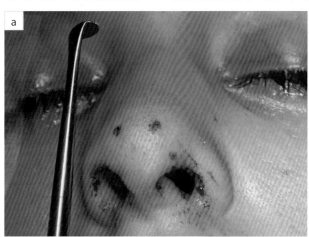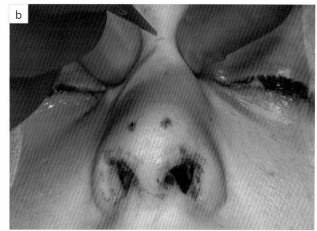

图 4-5-33

下面的内镜视图显示了由Tastan-Çakır手锯所形成的横向截骨线和由超声骨刀所截的外侧截骨线（图4-5-34）。

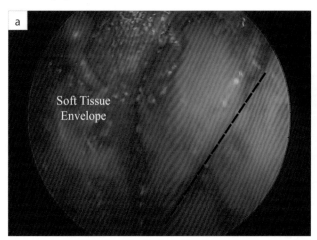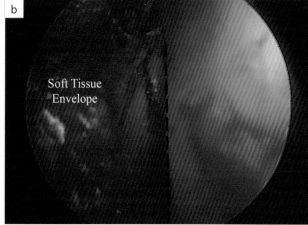

图 4-5-34

我们从梨状孔（PA）处开始进行外侧键石区（LKA）的分离，以消除下压鼻背驼峰时可能出现的组织阻力。在完成所有这些操作之后，鼻背部就可以自由移动了，轻压鼻背，就可以下推鼻背驼峰并完成塑形（图4-5-35）。

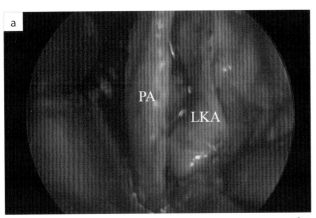
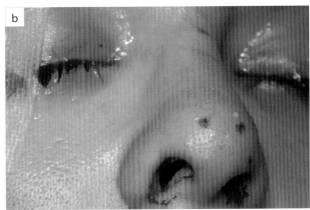

图 4-5-35

在完成了所有鼻背部的手术操作之后，经鼻小柱倒V形切口对下外侧软骨进行软骨膜上的分离。我们使用鼻小柱支撑移植物来额外地支撑并平衡双侧内侧脚的高度（图4-5-36）。我们试着修薄该移植物，并尽可能往后放。

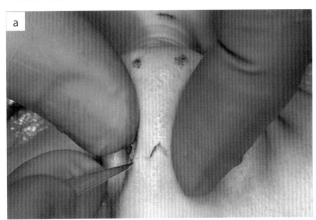
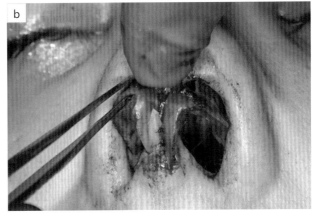

图 4-5-36

将外侧脚和前庭皮肤分离，植入外侧脚支撑移植物，重塑并使外侧脚变平。将该移植物置入经外侧脚形成的囊袋中，并使用5-0 Vicryl缝线将其缝合固定（图4-5-37）。

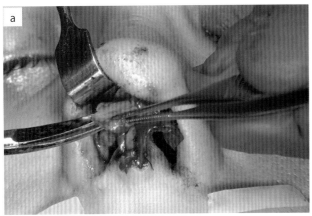
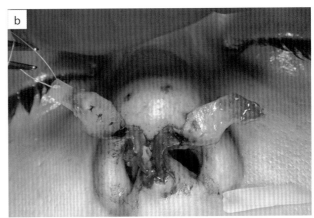

图 4-5-37

通过缝线经皮固定双侧外侧脚（图4-5-38）。这有助于固定外侧脚位置，并更加准确地塑造外侧脚的形态。

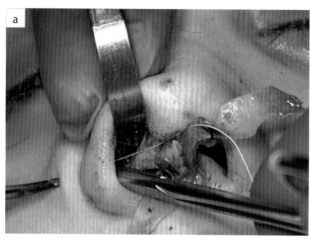
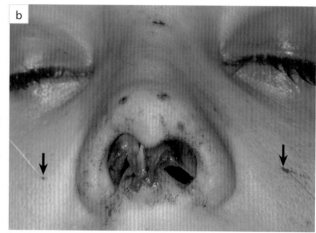

图 4-5-38

对于鼻尖缝合方法的选择，我们更倾向于使用头侧鼻尖缝合（CTS）。在去除猫耳畸形后，我们通常会进行头侧穹隆缝合（图4-5-39）。

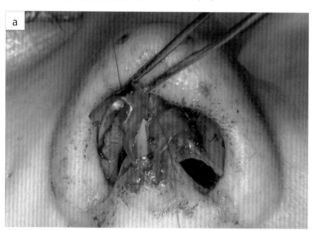
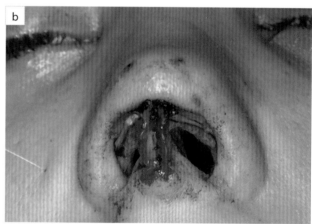

图 4-5-39

为了使外侧脚的尾侧缘获得更柔和的光影，使用15号刀片在两侧进行切割，并将1~2mm的软骨翻转进去（图4-5-40）。

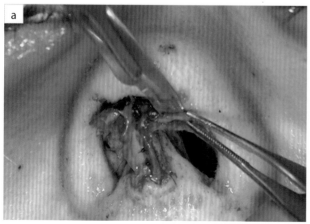
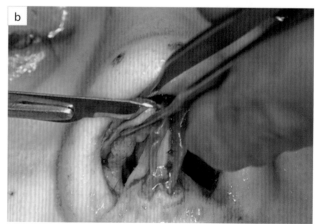

图 4-5-40

将切除的外侧脚软骨重新缝合到两侧穹隆上，这样可以获得更好、更自然的鼻尖光影，同时还可以增加鼻尖突出度（图4-5-41）。

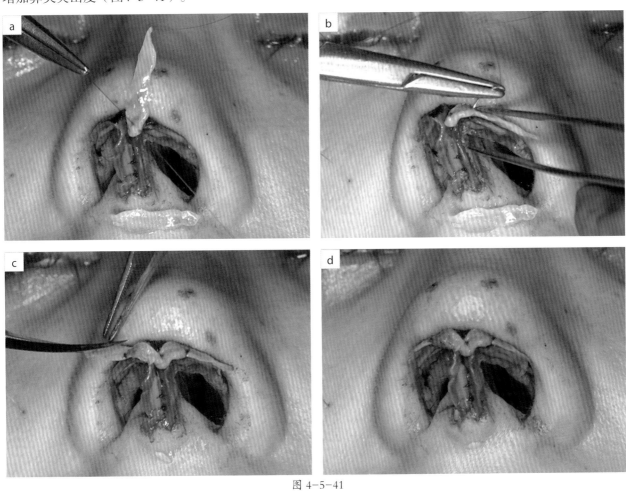

图 4-5-41

使用6-0 PDS缝线闭合鼻小柱切口。在鼻中隔软骨上使用鼻内Doyle硅胶夹板（图4-5-42）。

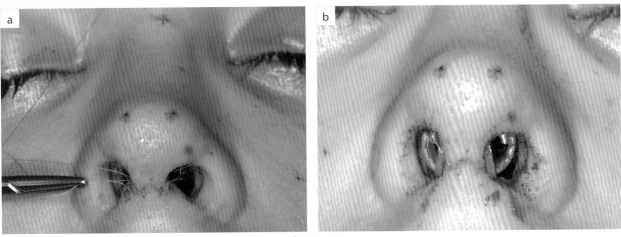

图 4-5-42

对于前庭皮肤与软骨完全分离的患者，我们会将止血海绵片置于硅胶夹板和前庭皮肤之间，以防止愈合过程中出现血肿（图4-5-43）。

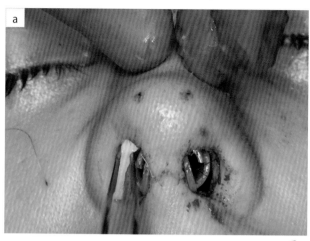
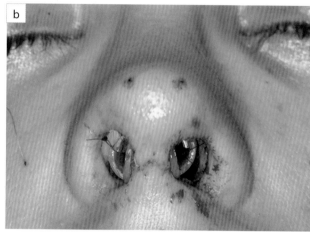

图 4-5-43

为了进行外侧截骨而分离的区域（软骨膜下平面）需放置引流管（由静脉导管制作而成），并保留1天。鼻背先放置一层薄薄的棉垫，以防止在移除热塑夹板时牵拉到鼻子（图4-5-44）。

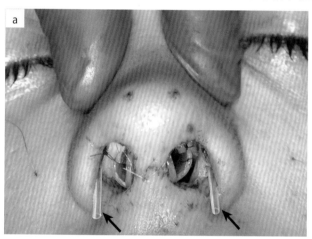
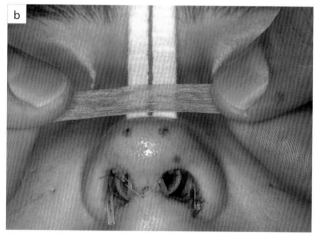

图 4-5-44

在放置夹板之前，我们会在鼻背覆盖一层海绵，加压鼻背以稳定其形态（图4-5-45）。

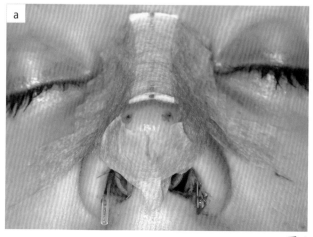
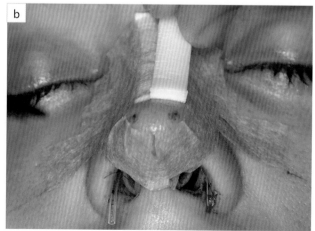

图 4-5-45

2 型患者

　　一位2型患者的术前和术后对比照片如图4-5-46所示。我在术中保留了其Pitanguy韧带和垂直卷轴韧带的完整性。我在这两条韧带之间分离出一条隧道，并通过超声骨刀来完成鼻背重塑。此外，我对鼻侧壁上的软组织罩也进行了有限的分离。

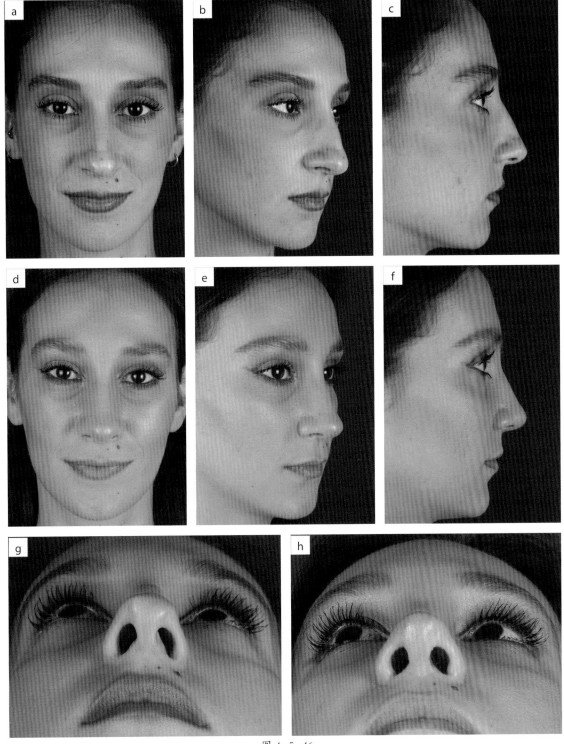

图 4-5-46

3 型患者

一位3型患者的术前和术后对比照片如图4-5-47所示。为了重塑鼻背部，我分离了患者的整个软组织罩，没有保留其鼻部韧带。我使用超声骨刀来重塑骨帽，并额外使用了颗粒软骨修饰移植物来矫正中鼻拱的不对称。

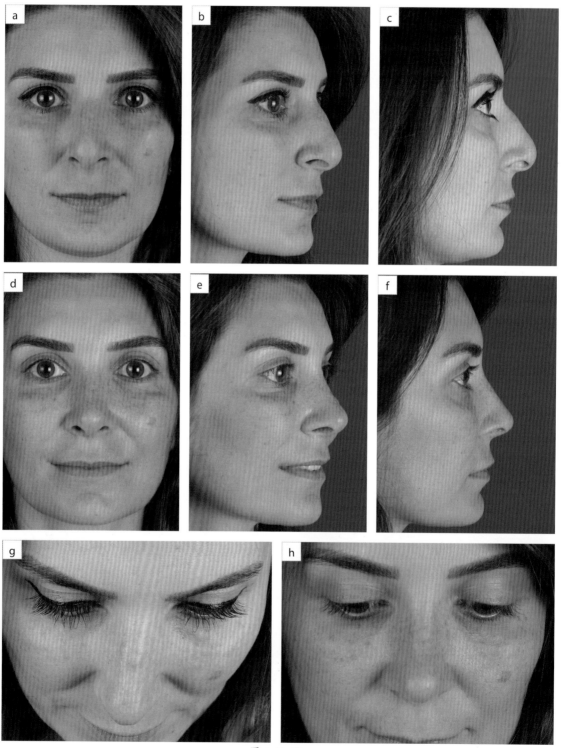

图 4-5-47

总结

如本章所述，"闭合–开放"的手术入路是完全行得通的，先通过一个闭合式入路进行保留鼻背的鼻整形术和截骨术，然后再通过一个开放式入路进行鼻尖重塑。我们已经介绍了超声骨刀在至少3种保留鼻部韧带的不同分离手术中的应用。另外，根据患者鼻部畸形类型的不同而选择不同的截骨器械（手锯、骨凿、超声骨刀）也是一个很重要的手术概念。最后，外科医师们应该将保留性鼻整形术融入到自己的鼻整形技术中去，并且需要意识到外科手术是在不断发展进步的。

参考文献

[1]　Cottle MH, Loring RM. Corrective surgery of the external nasal pyramid and the nasal septum for restoration of normal physiology. Ill Med J 1946;90:119-135.

[2]　Cottle MH. Nasal roof repair and hump removal. AMA Arch Otolaryngol 1954;60:408-414.

[3]　Daniel RK, Palhazi P. Rhinoplasty: An anatomical and clinical atlas. Springer, 2018.

[4]　Gerbault O, Daniel RK, Kosins AM. The role of piezoelectric instrumentation in rhinoplasty surgery. Aesthet Surg J 2016;36:21-34.

[5]　Gerbault O, Daniel RK, Palhazi P, Kosins AM. Reassessing surgical management of the bony vault in rhinoplasty. Aesthet Surg J 2018;38:590-602.

[6]　Palhazi P, Daniel RK, Kosins AM. The osseocartilaginous vault of the nose: Anatomy and surgical observations. Aesthet Surg J 2015;35:242-251.

[7]　Saban Y, Daniel RK,3, Polselli R, Trapasso M, Palhazi P. Dorsal preservation: The push down technique reassessed. Aesthet Surg J 2018;38:117-131.

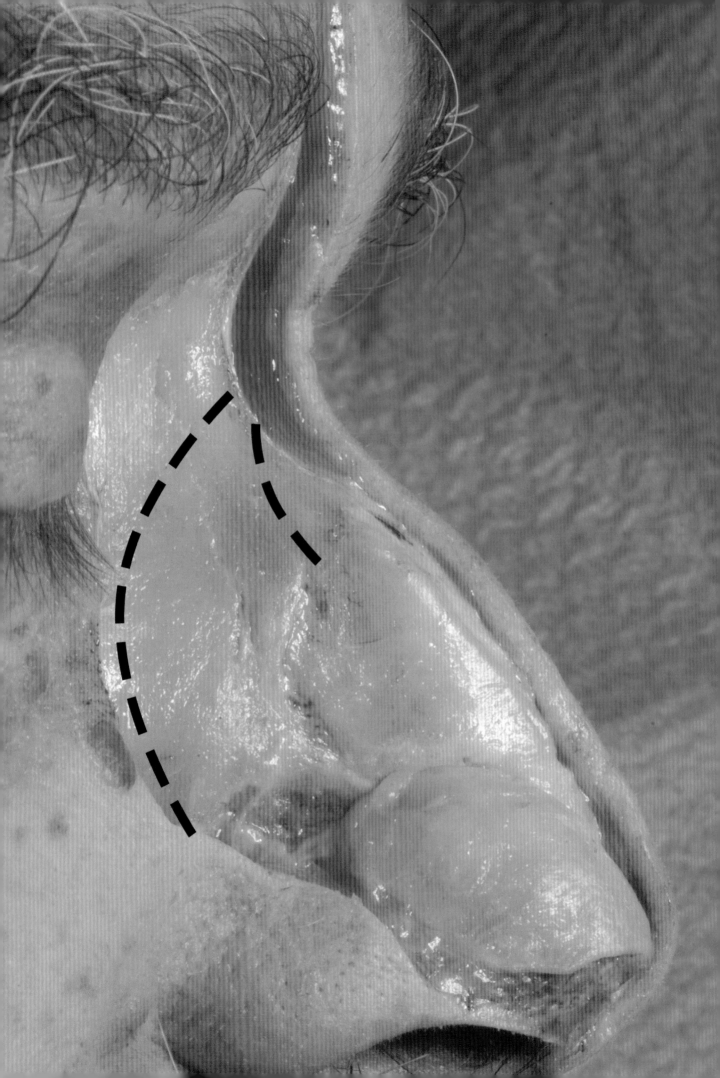

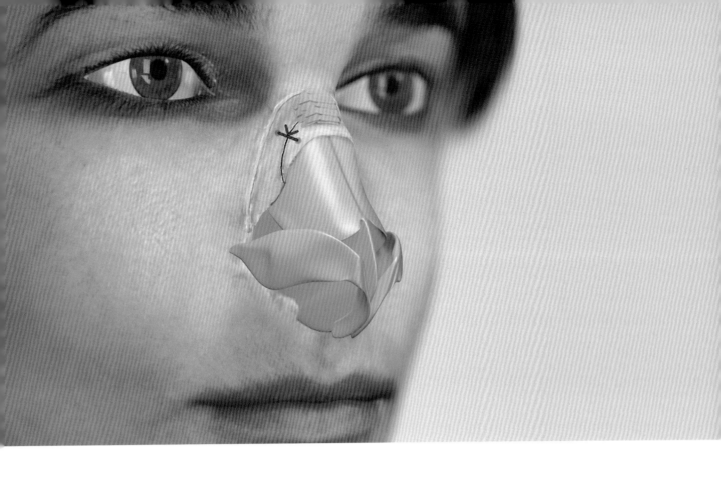

第 6 节　保留鼻背的鼻整形手术的细化

Milos Kovacevic

　　和所有的外科技术一样，某些技术使用多年以后，就会被更新的、更好的技术所取代。现在，我们发现一项古老的鼻整形外科技术被重新发掘并做了重大的改进，从而使人们开始重新接受并使用它。可以说，传统的下推技术（PDO）由于Saban的改良而得以重生。他对于该技术做的第一个改良就是切除了直接位于驼峰下方的鼻中隔骨和软骨条带，这样就可以更好地控制残余驼峰的形态。他将高位鼻中隔条带切除技术与下推技术（PDO）和 下放技术（LDO）结合在一起进行操作，从而保留了患者自身的鼻背（DP：保留鼻背的鼻整形术）。保留患者的鼻背，就不需要再通过撑开移植物或撑开瓣来进行鼻背重建，而由于无法完全控制手术的愈合过程，长期观察这两种鼻背重建技术会导致大量不满意的结果。因此，Saban对该技术做的第二个改良是，在鼻中隔上做一个水平的切口在驼峰下方的2.5~3mm处。对于驼峰不太凸出的患者，需要在鼻中隔软骨的下方至少2.5mm处进行该切除，以保留患者的"鼻背形状"。如果患者的鼻背驼峰严重凸出，则应该进行垂直的条带切除以降低张力，从而使鼻背可以进一步变平。这两个重要的改良，增加了PDO的可控性。我会在什么情况下使用该技术呢？对于张力鼻患者，保留鼻背是最明智的选择，因为该类患者进行手术治疗的目的就是降低鼻背高度。如果我们保留并降低其鼻背高度，那么就可以塑造出最好、最自然的鼻背形态，并且修复最少。

手术原则

在消毒、局部麻醉（罗哌卡因）以及收缩鼻部血管（肾上腺素）后，开始进行标准的手术操作。

经半贯穿切口对软骨膜进行广泛的分离，在此手术野下可评估出鼻中隔所有潜在的形态不规则。从最高点开始，向外侧对上外侧软骨和骨性驼峰进行4~5mm的黏膜下剥离。这样，术者就可以在直视下观察骨性鼻背最高点和其在筛骨垂直板的上部延伸部分的截骨线。处理完鼻甲后，如有必要，可以在鼻小柱上做倒V形切口，通过完全的开放式入路暴露整个骨性鼻锥。我们通常会先在右侧进行超声骨刀辅助的外侧截骨术，然后将截骨线穿过鼻骨延伸成横向截骨线，并到达鼻根水平。手术根据此续贯顺序，可以使我们在鼻内准确地观察到所预期的筛骨垂直板连接切口的位置，并保持了骨–软骨性鼻拱（OCV）的稳定性。

截骨后，切除鼻背驼峰下方的鼻中隔软骨条带（通常为2~4mm），然后使用超声骨锯或Caplan剪穿过筛骨垂直板向鼻根部截骨线进行锐利的切割。术者需要通过内镜检查来确定这两条截骨线是否已经相互连接。

接下来需要进行的就是左侧鼻锥的横向截骨术和外侧截骨术。完成该操作之后，鼻锥就会松动，这时需要将其垂直向下滑入鼻中隔上部的间隙中。如果需要进行较大的切除（大于3mm），可以将一个被称作"曲棍球棒式的超声骨锉"插入外侧截骨线和横向截骨线，并逐渐扩大截骨间隙，或者也可直接切除一条骨条带。对于那些鼻部存在些微偏曲的患者，在其偏长侧的鼻骨上使用该技术再合适不过了。间隙不对称地增大，直到骨骼边缘没有阻力。对于这种情况，在驼峰的下方保留一个软骨条带很有用，这样术者就可以在鼻中隔的左侧或者右侧（这取决于所期望的位置）更容易地对其进行缝合。

局部撑开瓣

对于那些下推技术操作术后存在小的驼峰残留和鼻梁略宽的患者，推荐使用下面的手术方法。首先，使用超声骨锉去除骨帽，这样可以避免鼻锥出现较大的移动，且不会损伤下方的软骨性鼻拱（图4-6-1）。在移除骨帽之后，术者常常可以观察到中鼻拱的Y形结构，它有软骨弓的两个轮廓分明的圆形突起，也被称为鼻缝点突角。对于这种情况，使用单侧或双侧的局部撑开瓣，可以构建出更满意的鼻背。如有必要，可以在软骨突起处将上外侧软骨与鼻中隔部分分离，以便缩窄和重建鼻背。注：上外侧软骨和鼻中隔软骨的尾侧附着保持完整。将分离出的上外侧软骨的突起轻柔地旋转推入鼻中隔与上外侧软骨的间隙中，恢复期望的形状。使用水平褥式缝合（5-0 PDS缝线）将上外侧软骨固定在新的位置上。

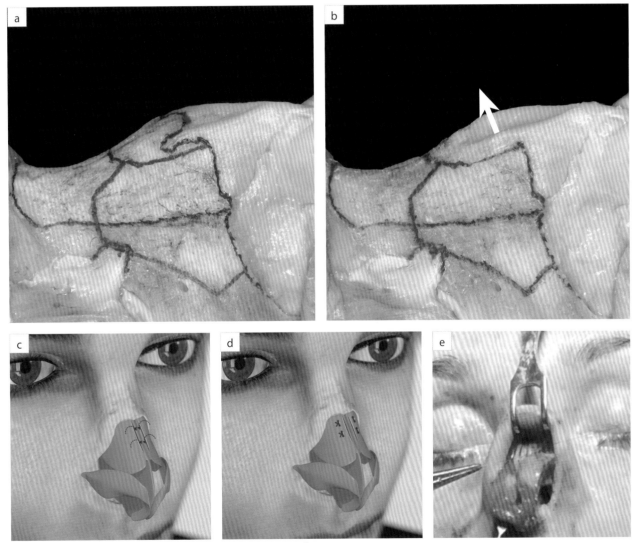

图 4-6-1

双平面的下放技术

对于侧面观驼峰明显的患者，即所谓的S形鼻骨（Lazovic），常需要通过附加手术操作来防止驼峰残留。如果完成下推操作（PDO）后仍有驼峰残留，术者可以使用锋利且较薄的超声骨锯，在鼻根截骨线最头侧的远端4~5mm处切开。从这个点开始进行鼻骨的二次截骨，此时无须剥离上外侧软骨。然后，将曲棍球棒式的超声骨锉置入骨缝隙中，增宽间隙直至鼻背驼峰变平。触诊并观察新的鼻背，之后在骨性鼻背的残余部分和鼻骨上钻两个孔，并使用5-0 PDS缝线进行固定（图4-6-2）。注：当DPO术后仍有驼峰残留时，此技术也可用于二次鼻整形术患者。

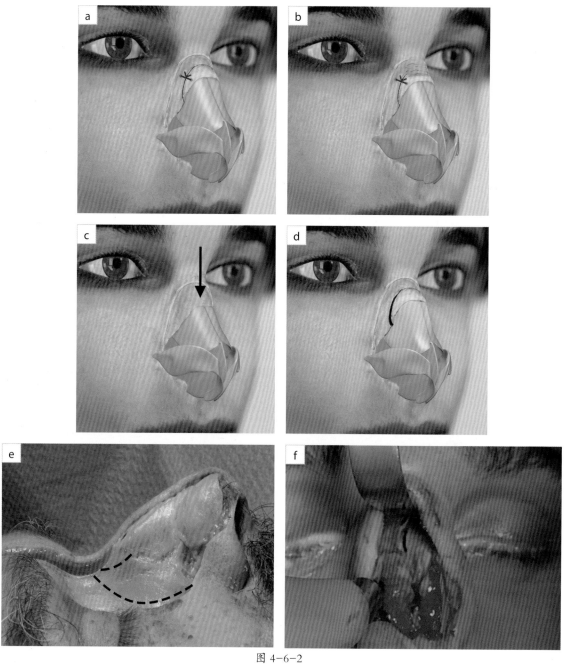

图 4-6-2

富血小板纤维蛋白（PRF）和软骨移植物

由于下推技术中驼峰凸出度的降低，会导致鼻根的延长，这会导致一些患者形成所谓的"幼态化鼻"（Kosins）。对于鼻部S形后凸的患者，尤其为了达到满意的美学效果，可能会在鼻根部截骨线上出现台阶样畸形。当鼻凹点（Sellion）和降低的驼峰之间的骨性台阶高度超过2mm时，可能需要使用鼻根移植物。为此，我们会使用颞筋膜包裹颗粒软骨（DC-F）或者富血小板纤维蛋白（PRF）包埋颗粒软骨/软骨末。我们使用了Choukroun方案，该手术方案只需要用到患者自身的离心血液，不需要额外添加任何抗凝剂或牛凝血酶。使用这种方法，可以在8~10min内快速获得纯的同种异体移植物。该制备方法简单易行、成本较低，且制作的移植物更易于适应移植床。

首先，使用高纤维蛋白浓度的注射型PRF（I-PRF）将软骨移植物颗粒彼此粘连在一起。然后将它们整合进加强型PRF（A-PRF）纤维蛋白膜，以获得更高的稳定性。进行第一步（I-PRF）操作时，需要预备两个特定的I-PRF离心管，装有患者5~10mL的外周静脉血。然后立即以700r/min的速度离心3min。之后将其喷洒在软骨移植物上，在3~4min内就会发生纤维蛋白的凝固。使用Telfa纱布包裹在该移植物上，轻压挤出残留的液体。

与此同时，两个装有血液的特殊A-PRF离心管，以1300r/min的速度离心8min。取出离心管中的所有PRF血凝块，然后用剪刀去除含有红细胞的红色底段。之后将PRF血凝块置于移植物表面，并用纱布轻轻按压，以确保纤维蛋白膜能与软骨移植物融为一体。在另一边重复这些手术操作。随后，将该柔性移植物（可以较好地适应移植床）小心地放置在鼻根处，以矫正台阶样畸形，从而降低出现可见畸形的风险。

根据我们过去3年中应用PRF/颗粒软骨移植物的经验，术后没有观察到明显的移植物吸收，也没有观察到明显的移植物容积流失。将制备好的PRF和软骨末置于鼻根上（图4-6-3）。

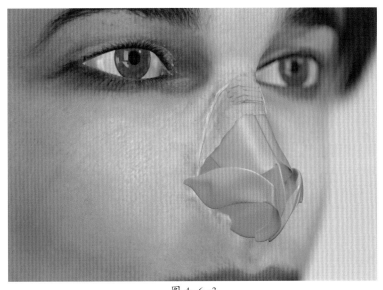

图 4-6-3

液态PRF黏合的颗粒软骨（DC）上覆盖一层A-PRF凝胶。用纱布轻轻压出凝胶中的水分，从而形成纤维蛋白膜，该纤维蛋白膜与颗粒软骨融合在一起，这样可以防止颗粒散开。在颗粒软骨（DC）的另一侧重复这一系列操作，从而为该软骨移植物构建出一个包膜。这种移植物容易适应移植床。必须将该移植物横向放置在鼻背上，以防止它从中线上移位（图4-6-4）。

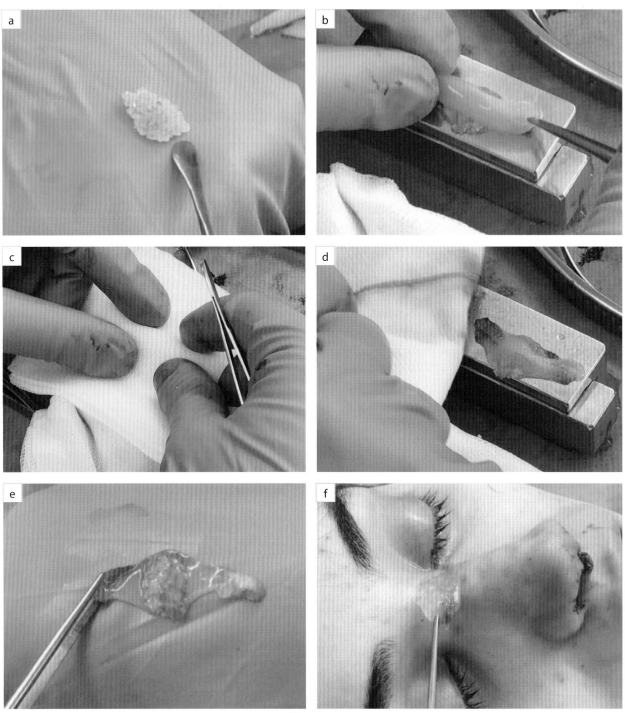

图4-6-4

外侧盖板移植物

有一些存在鼻背美学曲线轻微不对称的罕见病例，可以在上外侧软骨相对不凸出的那一侧使用软骨性的盖板移植物，来改善鼻背轮廓。将软骨移植物（大部分是鼻中隔）切成薄片并放置于上外侧软骨的凹面，然后使用5-0 PDS缝线进行固定。在某些情况下，也可以将软骨末和PRF作为盖板移植物（图4-6-5）。

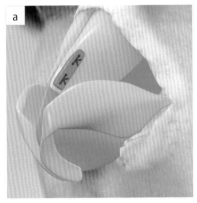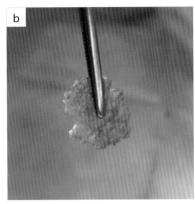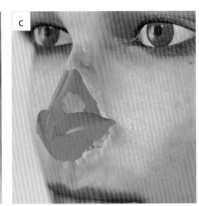

图 4-6-5

病例 1

通过完全的开放式入路来进行鼻中隔成形术和鼻中隔复位。使用超声骨锯进行保留鼻背的下放技术。切除的楔形骨块，左侧要比右侧更多一些。切除驼峰下方2~3mm的鼻中隔软骨条带。放置重叠的鼻中隔延伸移植物。使用尾侧翻转瓣进行鼻翼转位。进行双侧的头侧鼻尖缝合。在鼻根部放置软骨/PRF移植物，在左侧上外侧软骨（ULC）上放置盖板移植物（图4-6-6）。

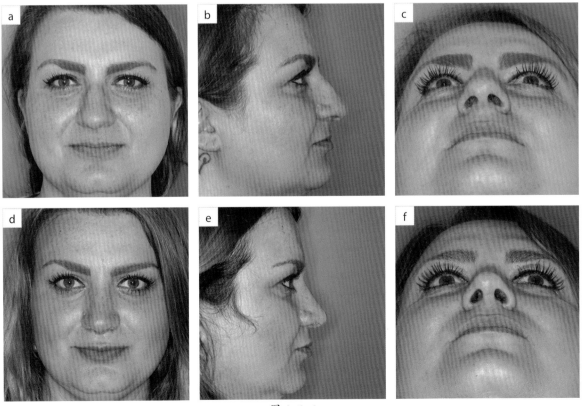

图 4-6-6

病例 2

使用超声骨刀，经完全的开放式入路，完成下放操作和鼻中隔成形术。在两侧进行骨的楔形切除，切除驼峰下方3mm的鼻中隔条带。通过1.5mm的外侧切除完成双平面的下放技术，从而降低残留驼峰。放置端到端的鼻中隔延伸移植物（SEG）。在两侧进行头侧鼻尖缝合。在鼻根部放置软骨/PRF移植物。在尾侧鼻中隔上切一个阶梯切口，并在移植物上做一个对应的切口，这样长期来讲可以防止移植物向下滑动，也可以避免突出度的丧失。放置两个小的软骨片并进行额外的尾侧缝合，从而稳定该移植物位置（图4-6-7）。

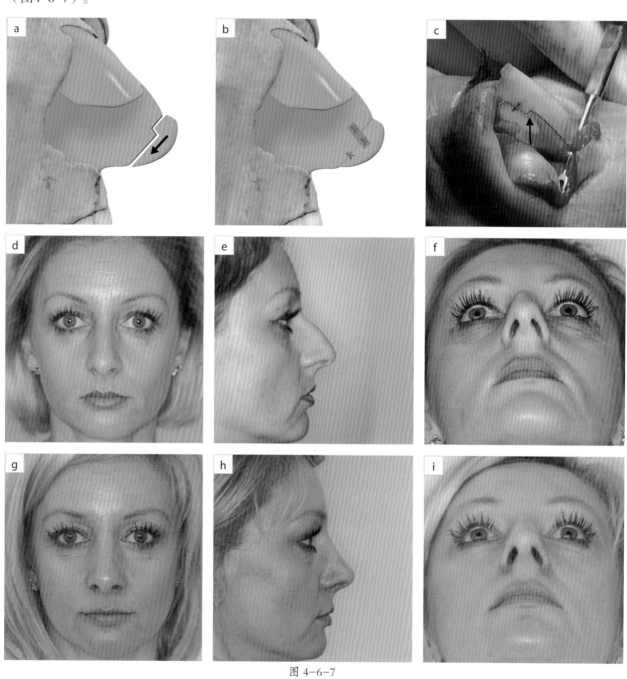

图 4-6-7

结论

关于适应证和局限性的问题有："我们是否只对那些鼻背美学曲线近乎完美且鼻背过高的患者使用这项技术？我们是否应该对该技术进行改良，并使用一些防护性措施，比如放置撑开移植物或撑开瓣？"目前，我给我所收治的近60%的初次鼻整形患者施行了保留鼻背的鼻整形术，因为我的患者大部分都是北欧人，很多人都有一个高耸的张力鼻。然而，我还是对基本的技术进行了改良，以使其能够适合以下3个具有挑战性的鼻部畸形：驼峰后凸鼻、歪鼻以及中度不对称鼻。后凸性驼峰可以通过一个附加的二次高位中间截骨术来矫正，我将其称为"双平面下放技术"。通过将鼻背下方的高位鼻中隔的凸缘与鼻中隔在中线处转位缝合，可以将鼻偏斜拉回中线上。如果患者的鼻背是向右偏的，就将其重叠缝合到鼻中隔的左侧，而不是直接垂直进行缝合。患者鼻子不对称的严重程度是各不相同的，因此治疗方案也应因人而异。当然，骨性鼻背的不规则可以通过超声骨锉来矫正，而软骨性鼻背的不规则可以通过切除或修整（如前所述）来矫正。使用部分长度的撑开移植物和盖板移植物则是另外一种选择。综上所述，保留鼻背的鼻整形手术的适应证和手术技术都在不断扩展和改良。患者自身的鼻背比任何手术重建的鼻背都要好。

参考文献

[1] Daniel RK, Calvert JW. Diced cartilage grafts in rhinoplasty surgery. Plast Reconstr Surg. 2004 Jun;113(7):2156-2171.
[2] Daniel RK. Diced cartilage grafts in rhinoplasty surgery: Current techniques and applications. Plast Reconstr Surg. 2008 Dec;122(6):1883-1891.
[3] Kovacevic M, Riedel F, Wurm J, Bran GM. Cartilage scales embedded in fibrin gel. Facial Plast Surg. 2017 Apr;33(2):225-232.
[4] Kovacevic M, Riedel F, Goksel A, Wurm J. Options for middle vault and dorsum restoration after hump removal in primary rhinoplasty. Facial Plast Surg. 2016;32:374-383.
[5] Lazovic GD, Daniel RK, Janosevic LB, Kosanovic RM, Colic MM, Kosins AM. Rhinoplasty: The nasal bones - anatomy and analysis. Aesthet Surg J. 2015 Mar;35(3):255-263.
[6] Saban Y, Daniel RK, Polselli R, Trapasso M, Palhazi P. Dorsal Preservation: The Push-down technique reassessed. Aesthet Surg J. 2018 Feb 17;38(2):117-131.

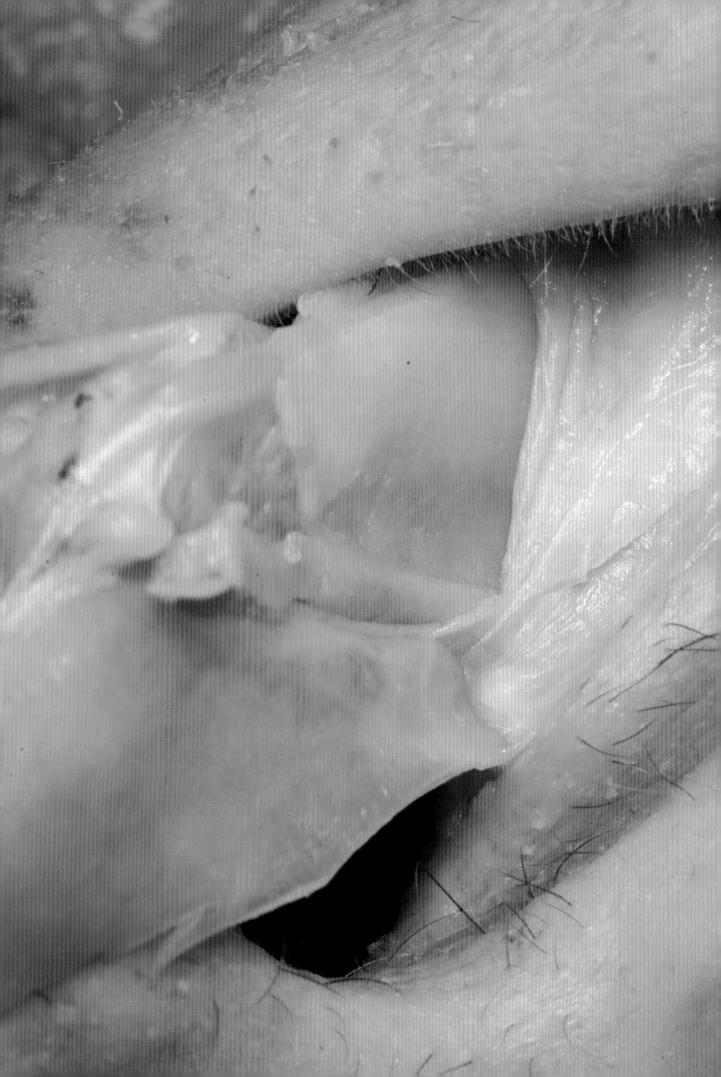

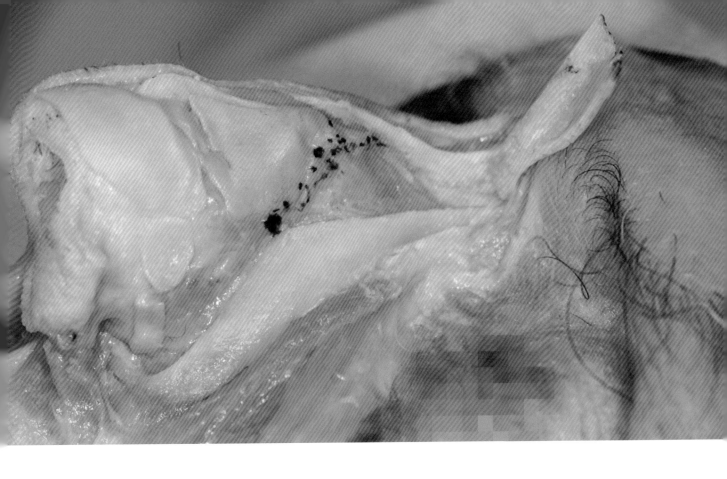

第 7 节 保留性鼻整形术：适应证和禁忌证

Charles East, Lydia Badia

在缩减鼻整形手术中，保留鼻背部的骨软骨性鼻拱以及键石区（K区）可以获得一个更自然的手术效果，还不需要进行中鼻拱重建。对于一些特定的初鼻患者，这项技术应该成为外科医师技术手段的一部分。在规划缩减鼻整形手术中，关键的问题是：鼻背是否拥有满意的美学线？如果我们能够在术中保留鼻背，那么没什么比原生的鼻背更加美观。可以通过开放式入路（鼻外切口）或者闭合式入路（鼻内切口）来完成该手术。保留性鼻整形术的理念延伸到深层解剖平面，在软骨膜和骨膜下平面保留、保护或重建所有与深层SMAS相关的鼻部支持韧带。

在决定是进行把骨性鼻锥挤压进梨状孔内下推操作或是进行直接切除或截骨切除上颌骨额突的下放操作时，我们的依据是患者的外侧美学曲线是否需要缩窄，即骨性鼻基底部是合适还是过宽？

在本章中，我们将探讨并展示具有良好适应证、相对适应证以及禁忌证患者的术前、术后对比照片。我们还将通过术中照片来讨论下推技术和下放技术操作后的一些技巧。既往手术导致K区被破坏的患者，不适合进行保留性鼻整形术。

切除技术可能会存在的问题

- 过度切除。

- 开放顶板畸形。

- 鼻部中1/3部塌陷：倒V畸形以及鼻阀的功能障碍。

这些美学和/或功能上的问题需要进行鼻部重建。使用筋膜，软骨移植物（软骨末、颗粒软骨、PRF）进行鼻部修饰，或使用撑开移植物、鼻中隔延伸/鼻小柱支撑移植物进行鼻部重建。

适应证（初次鼻整形术患者）

（1）自然外形鼻背伴过度突出（张力鼻），鼻中隔居中。

（2）短鼻骨伴有软骨性驼峰，鼻根位置正常。

（3）鼻背美学线直，但偏离中线，特别是男性患者。

（4）老年驼峰鼻患者，皮肤罩薄。

相对适应证（初次鼻整形术患者）

（1）鼻中隔尾侧不位于中线。

（2）鼻中隔畸形：鼻中隔不稳定风险，垂直方向成角/棘突。

（3）鼻根部低而侧面轮廓过凸的患者：S形鼻背。

（4）宽鼻背的患者。

（5）鼻中1/3轻度不对称的患者。

禁忌证

（1）以前的鼻整形手术是另外的医师做的；二次手术的患者。

（2）有黏膜下鼻中隔切除史的患者。

（3）鼻中1/3部存在明显不对称的患者（鼻中隔偏曲，凸出/凹陷的鼻背美学曲线，倒V畸形）。

（4）需要进行隆鼻的鞍鼻畸形患者。

适应证（初次鼻整形术患者）

自身鼻背过度突出的患者

正面观鼻梁直挺、主要愿望是降低侧面鼻背高度的患者。鼻中隔过度发育所致的"张力鼻"是该技术的最佳适应证。该技术的一个额外获益就是可以改善通气，因为手术操作扩大了狭窄的鼻阀，且不会加宽外鼻轮廓。鼻背部的大幅缩减可能会造成鼻背美学曲线的轻微变宽。

图4-7-1患者32岁，女性，10个月之前接受了开放式入路下推式，降低鼻背高度，改善鼻唇角。手术并未分离鼻尖——只是对其进行了重新定位，将鼻尖进行了后移。

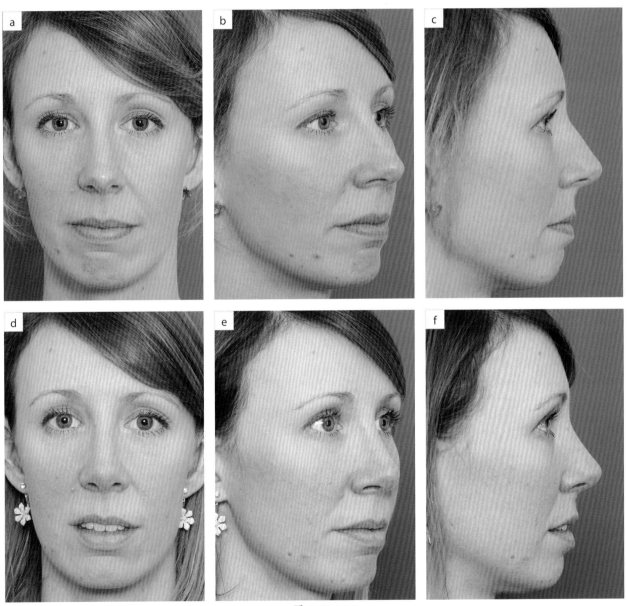

图 4-7-1

鼻骨较短的患者

　　鼻骨较短而鼻部以软骨为主的患者，其鼻形正面观通常纤细。这些患者接受传统驼峰切除手术存在鼻部中1/3塌陷的风险，他们是最适合接受保留性鼻整形术的患者。此外，由于垂直板/软骨交界处（鼻背键石区）位置通常靠近头侧，特别是在年轻患者中，所以过度加深鼻根的风险较小。因为鼻背更为柔软，所以更容易使用下推技术或下放技术塑造一个直或凹的轮廓。横向截骨术、鼻根部截骨术以及外侧截骨术的截骨长度，意味着鼻骨发生高位嵌塞的风险较小。在分离内部的软骨黏膜后进行真正的下推技术操作，可以使降低鼻背变得更加简单。不切除垂直板，鼻背可以在选定的鼻根截骨点"铰接"，因此可以避免台阶畸形的形成。理想情况下，外侧截骨是在矢状面而非垂直于上颌骨的鼻突上施行的，这样，骨性侧壁就落在梨状孔内部。

　　图4-7-2患者24岁，她在6个月前做过保留鼻背的下推技术操作。鼻中隔延伸移植物、穹隆缝合联合穹隆旁头侧端切除进行鼻尖成形。

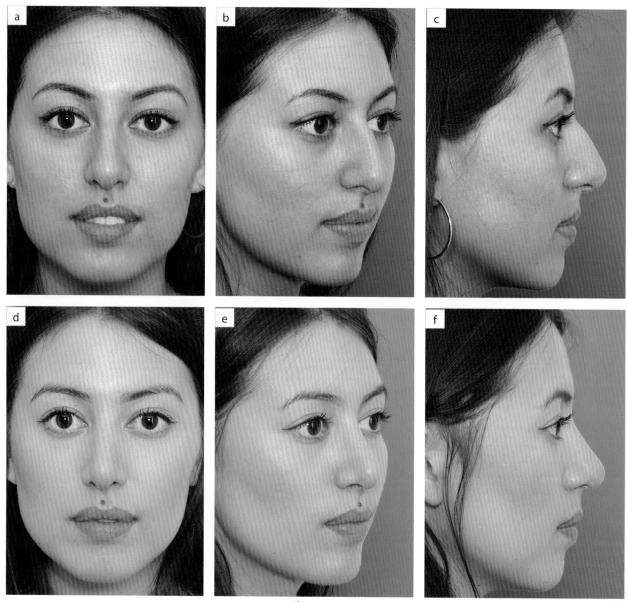

图 4-7-2

术中照片显示了鼻中隔的切除量，可以看到切除的鼻中隔完全是软骨性的（图4-7-3）。

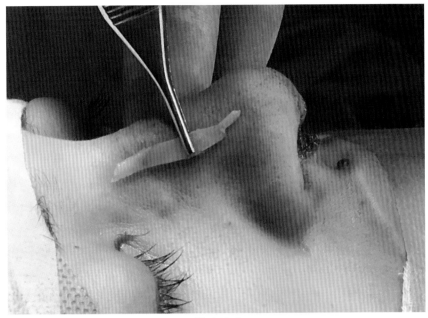

图 4-7-3

偏斜伴过度突出的直鼻患者

尽管这种类型的鼻部一般会有高位的鼻中隔偏曲，但它是保留性鼻整形术的一个很好的适应证，可以使正常的软组织韧带所受的破坏降至最低。对于高位鼻中隔偏曲，可以切除偏曲部分（有时是陈旧性高位骨折的部位），下推或下拉时根据情况一侧多于对侧，使鼻背向中线轻微旋转。

固定的关键点是确保上外侧软骨与鼻中隔的分叉点在中线上是安全稳固的，为了达到这个目的，需要先将鼻中隔的软骨黏膜瓣与鼻背边缘闭合，使用U形缝合固定该位置点（图4-7-4），以防止重新定位的鼻背被压垮、重叠或者发生轴向位移。

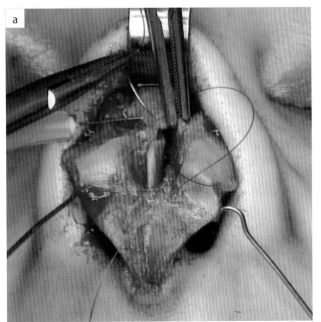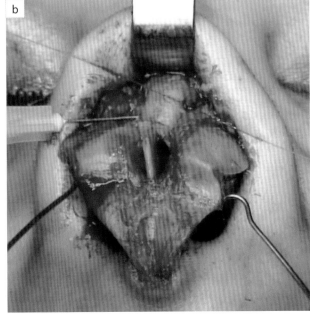

图 4-7-4

图4-7-5患者采用的是软骨膜/骨膜下进行广泛分离的外入路术式，用超声骨刀进行横向截骨、鼻根截骨和矢状外侧截骨。我们将左侧矢状切口下方的内侧软骨黏膜掀起更多，从而使两侧的内推嵌入出现轻微差异，使鼻轴线更接近中线。头顶位的俯视图可以最清晰地显示变化。切除包括筛骨垂直板在内的5mm鼻背鼻中隔。为了将鼻背凹陷畸形的风险降到最低，只有在鼻尖稳定后才开始降低鼻尖上区的鼻背。在本例中，通过使用内侧脚抬升的榫卯技术结合完整的外侧脚外侧剥离操作，才使得在没有破坏下外侧软骨完整性的情况下，使鼻尖发生旋转并降低了其突出度（图4-7-5）。

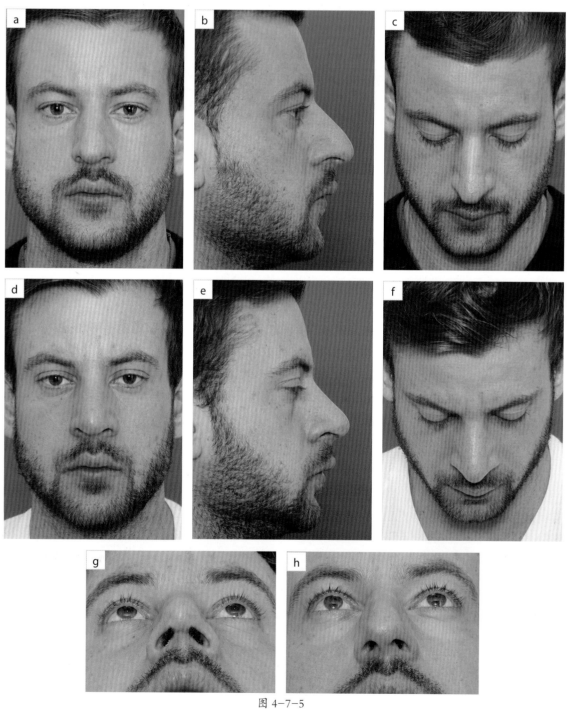

图4-7-5

在皮肤较薄的老年患者中进行保留鼻背的鼻整形术

皮肤/皮下组织罩较薄的患者，在接受经典的鼻部驼峰切除后，更容易观察到轮廓异常和形态不规则。老年患者的鼻骨较为脆弱，增加了他们在常规截骨术中发生意外骨折的风险。通常需要进行额外的修饰操作——例如使用颞筋膜加厚皮肤罩，以避免出现可见的轮廓问题。通过软骨膜下、骨膜下分离保留所有软组织，同时保留鼻背、降低高度，可以避免大多数此类问题。在鼻根和鼻面沟处进行截骨的另一个优点是该部位软组织罩覆盖更厚。

图4-7-6患者55岁左右，她并不想做出太大的改变，只是想降低其极其突出的鼻尖突出度。手术采取的是开放式入路，术中充分松解鼻背软组织罩，然后施行超声骨刀辅助的横向截骨、外侧截骨和鼻根截骨，在切除鼻背下鼻中隔但进行骨切除的情况下施行下推技术操作。切除穹隆旁鼻翼软骨头侧缘，将外侧脚向后滑动到梨状孔上，运用榫槽技术将鼻尖固定在尾侧鼻中隔上，保守地对鼻尖进行塑形。通过超声骨刀辅助的颏骨成形术进一步改善了患者的面部平衡，不仅增加了颏部向前的突出度，还改善了颏下部位的饱满度。

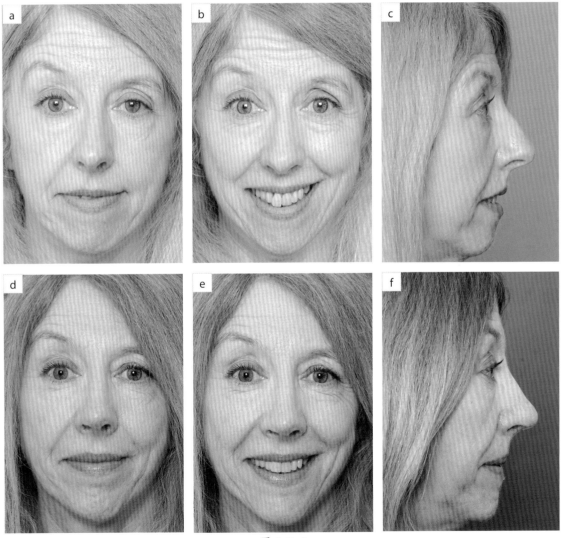

图 4-7-6

相对适应证（初次鼻整形术病例）

歪鼻伴尾侧鼻中隔移位和鼻背驼峰，鼻根较深

需要进行鼻中隔成形术联合鼻背重置手术是保留性鼻整形术的相对适应证。在大多数情况下，鼻中隔决定了鼻背的高度，稳定的鼻中隔绝对是施行下推技术或者下放技术操作的先决条件。我们认为鼻棘的位置和鼻中隔后角的附着是关键点。如果鼻棘偏离中线或鼻中隔后角未附着，则首先需要对鼻棘进行塑形或截骨，或者松解鼻中隔后角并将其缝合固定在前鼻棘新制作的孔洞上。因此，必须正确评估鼻内部和鼻中隔的结构。内镜检查非常有用，通过检查可以确定是否有必要完全松动鼻中隔，或者将鼻中隔通过有限的前部复位固定至已摆正的前鼻棘就已足够。

广泛的鼻中隔手术包括大范围分离鼻中隔、从筛骨垂直板上离断、从犁骨上释放以及重新附着到鼻棘上等操作，都存在很大的鼻中隔不稳定的风险，最坏的结果是会产生鞍鼻畸形。因此，我们建议，当需要进行广泛的鼻中隔手术时，外科医师可以通过对驼峰进行成分缩减和翻转撑开瓣来进行更稳固的修复。

图4-7-7患者18岁，有明显的歪鼻、鼻背驼峰，并伴有鼻塞症状。她的软组织罩非常松弛，使我们可以对患者鼻拱的背侧和外侧进行完整的软骨膜下/骨膜下分离，还可以将鼻中隔从犁骨嵴和鼻棘上释放出来，并重新缝合固定到前鼻棘上。我们没有在犁骨嵴水平之上离断鼻中隔软骨和筛骨垂直板之间的骨-软骨连接。

使用超声骨刀对骨帽和凸出的外侧壁进行重新塑形，需要进行横向截骨和鼻根截骨，对斜向骨的外侧行矢状位骨切除，对垂直骨施行矢状位截骨术。一旦将鼻背下鼻中隔和筛骨垂直板释放出来，骨性鼻锥即可旋转。由于鼻根较深，我们使用了颗粒软骨鼻根移植物来塑造新的鼻额角。

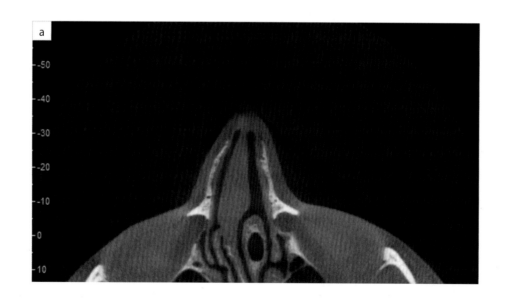

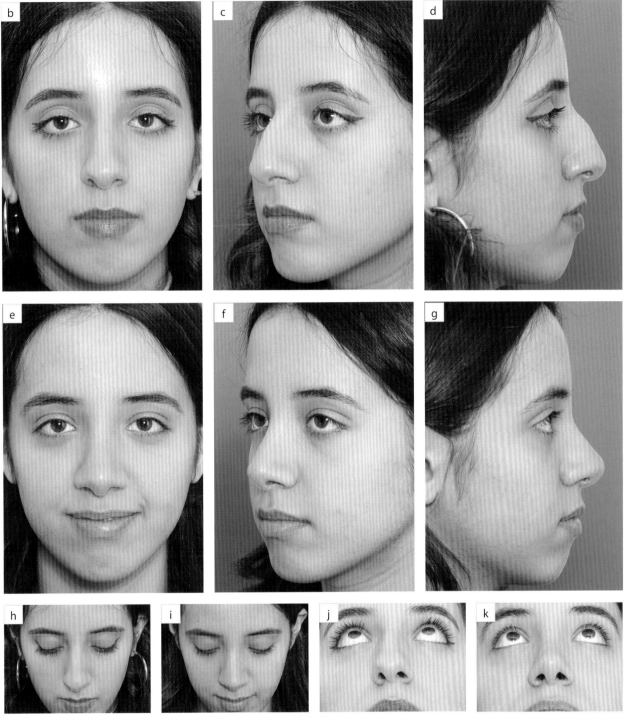

图 4-7-7

禁忌证

在修复病例中，因为我们无法确定需要进行鼻背调整的患者既往手术的范围，所以在我们看来，这是本手术主要的禁忌证。

我们提倡对鼻中隔（特别是高位鼻背下的区域）进行触诊，以确定所有患者的鼻中隔软骨的强度。

如果患者现在存在倒V畸形（可能来自儿时的创伤）的体征，那么就可以排除接受保留鼻背的手术。在这种情况下，虽然正面观鼻背会显得稍宽，但无论哪种情况下鼻背美学曲线都不太理想（图4-7-8）。

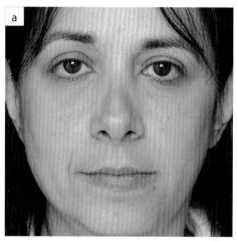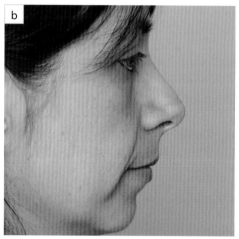

图 4-7-8

创伤后严重歪鼻、鞍鼻以及鼻背侧面轮廓发育不全，如加勒比非裔人或亚洲人的鼻子（图4-7-9），需要进行鼻整形术抬高鼻背并塑造较窄的鼻背美学线。这通常是通过移植技术或非手术的注射操作来实现的。

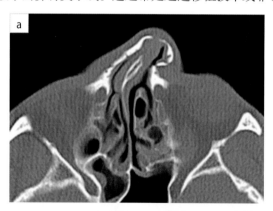

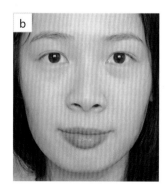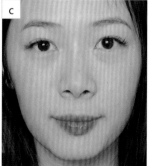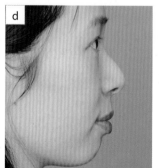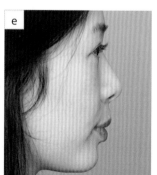

图 4-7-9

保留性鼻整形术需要有完好的皮肤罩和骨-软骨支架。鼻中隔存在的畸形必须是轻微的，比如很容易在鼻棘上复位的单纯尾侧脱位，或者不需要对垂直板/鼻中隔软骨连接处进行分离即可处理的小的鼻中隔棘状突起。鼻根高度稍低并不是真正的禁忌证，因为通常一个小的移植物就能实现从前额到鼻部的良好过渡。鼻根的位置可能会随着下推技术的操作而发生改变，此位置置有3块骨——鼻骨、额骨的鼻突和筛骨的垂直板。控制鼻根后退程度是很难的，建议采用水平截骨而非切除鼻背下筛骨垂直板的方法进行控制（图4-7-10），这种方法可以逐步施行。因此，鼻背轮廓的改变最初是通过鼻根部截骨而不是后退来实现的。

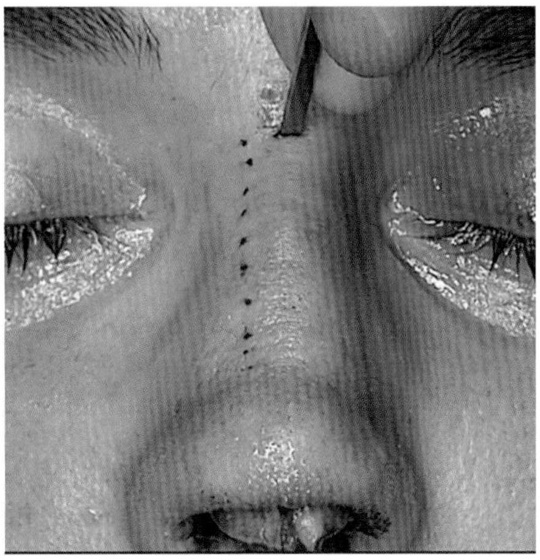

图 4-7-10

因为保留性鼻整形术要矫直鼻部轮廓是非常困难的，所以我们认为，如果鼻根非常深，那么就应该通过减法和加法联合的技术进行处理。

每个病例都要问自己的首要问题是："该鼻背是否具有漂亮的美学曲线？我们是否可以通过降低现有的鼻背高度来降低其侧面高度。"

结论

在缩减鼻整形术中，保留鼻背骨-软骨性鼻拱和键石区的时代已经来临。如果患者鼻背形态良好，那么一定要将之保留而非切除，这样会使患者的鼻子在术后看起来更加自然，且不需要进行中鼻拱重建。目前认为，最适合进行保留性鼻整形术的患者是张力鼻、鼻骨较短、鼻偏斜和男性患者。当整形外科医师掌握了这项技术后，就可以将手术的适应证扩大到那些轻度不对称、驼峰更高以及鼻中隔畸形的患者。禁忌证包括二次手术、需要隆鼻、严重不对称和鼻中隔畸形的患者。保留性鼻整形术是一项不断发展的手术技术，其相关适应证/禁忌证会随着经验的增长而不断发生变化。

参考文献

[1]　Daniel RK, Palhazi P. Rhinoplasty: An Anatomical and Clinical Atlas. Heidelberg. Springer: 2018.

[2]　Palhazi P, Daniel RK, Kosins, A. The osseocartilaginous vault of the nose; anatomy and surgical observations. Aesth Surg J 2015;35: 242.

[3]　Saban Y, Daniel RK, Polselli R, Trapasso M, Palhazi P. Dorsal Preservation: The Push Down Technique Reassessed. Aesthet Surg J. 2018; 38:117-131.

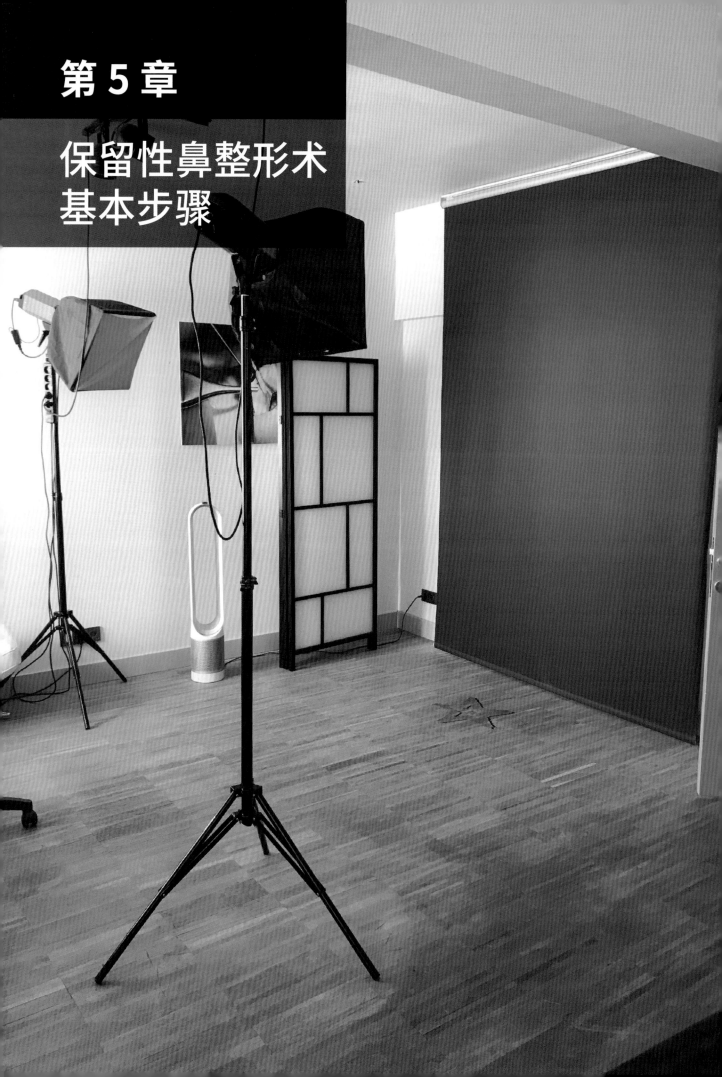

第 5 章

保留性鼻整形术基本步骤

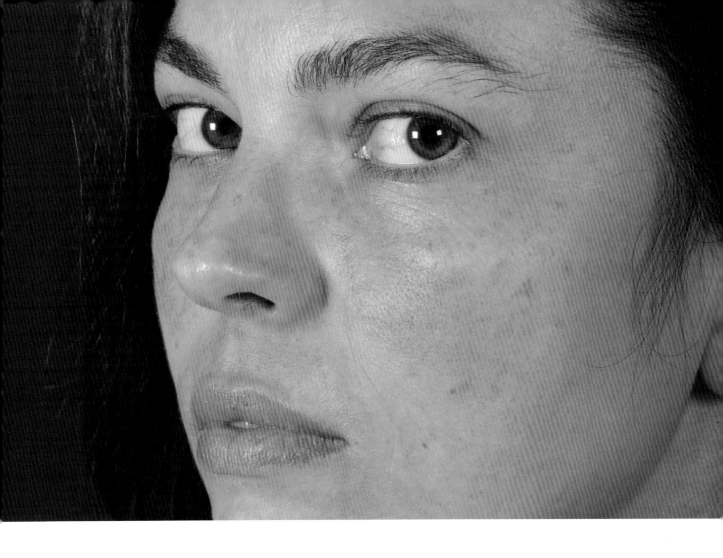

第 1 节　摄影的标准

Barış Çakır, Aykut Özpür

　　对摄影的重视将会改善手术效果，并且还会让患者感觉自己受到了重视。但是拍摄工作不要等到术前才开始进行。在患者咨询期间就要开始拍摄工作，并且要在照片上进行手术设计。拍照和设计只需花费2~3min的时间。

　　我与患者的面诊一般是从拍摄照片开始。我在自己的咨询室内设置一个摄影工作站。总是将柔光箱放置在一个相同的位置，设定相同的角度。拍照时，我会叮嘱患者站在地板上的贴纸上。拍摄者也要站在同一位置。这样，就可以获得统一标准的光线反射。

　　图5-1-1所展示的是我的摄影工作站。我在最近的10年间总是使用100mm的微距镜头以及图5-1-1所示的柔光箱。

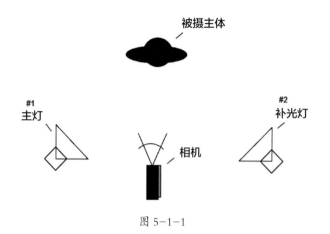

图 5-1-1

参考照片

重要的是自然美观的鼻子在你的摄影工作站中看起来是什么样的。我会经过允许，给患者那些拥有美丽鼻子的亲属或朋友拍照。此外，我还有一个以"美丽的鼻子"命名的文件夹。我会不时地去观察这些照片。我建议你也这样做。通过观察和学习一些比较匀称的鼻子的细节，来理解鼻部的自然反光和阴影。

仔细看图5-1-2中的美鼻，注意观察其鼻尖到鼻翼的反光。可以清楚地观察到外侧脚的尾侧缘以及下方的"软三角"多边形。

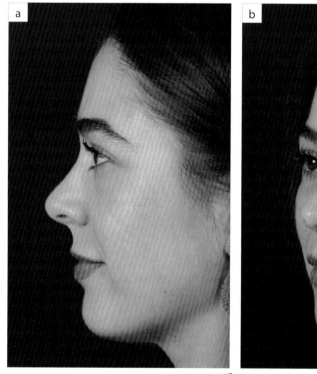
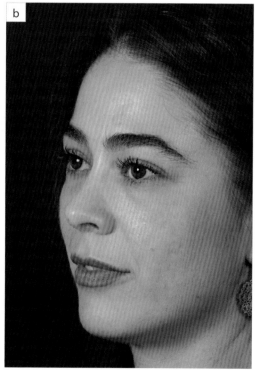

图 5-1-2

图5-1-3中这位女性拥有一对非常清晰的、抛物线状的鼻背美学曲线。

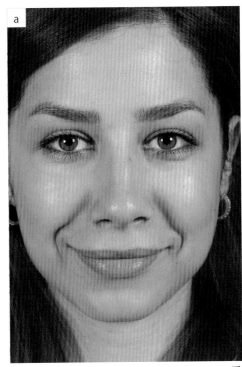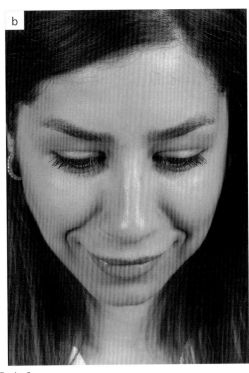

图 5-1-3

请注意观察右侧卷轴线起始处的外侧鼻尖上区转折点、K点和鼻根的关系（图5-1-4）。

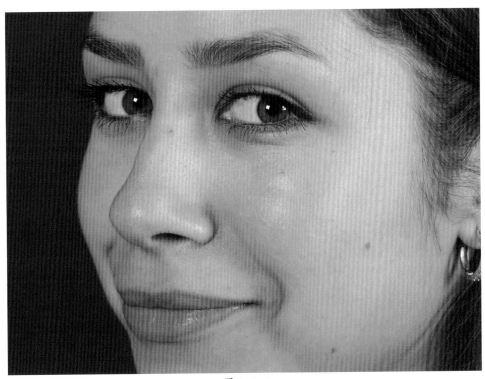

图 5-1-4

拍摄角度

　　拍摄正面观照片时，两只耳朵所露出的部分应该是一样的。拍摄侧面观照片时，前额和下颌要在一条直线上，且不能拍到对侧的眉毛（图5-1-5）。

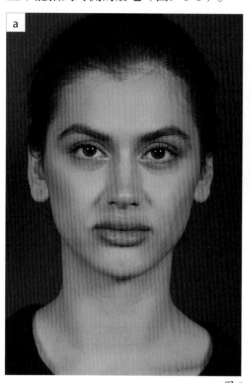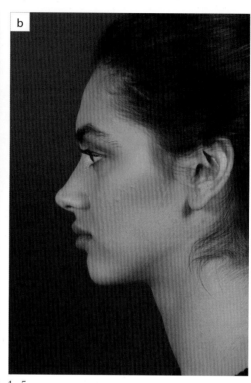

图 5-1-5

　　拍摄微笑的照片可以体现表情肌的活动度。可以嘱患者上抬鼻尖以显示其鼻部的柔软度（图5-1-6）。

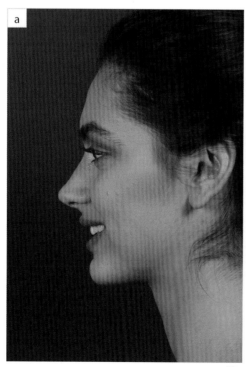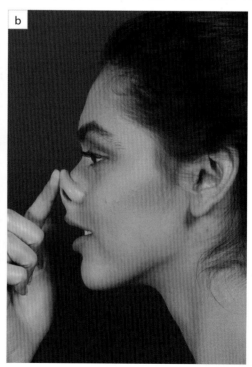

图 5-1-6

将鼻尖对准颊部轮廓，是拍出标准的斜视图的一种较简单的方法。在俯瞰图中，将鼻尖放置在上唇的正中（图5-1-7）。

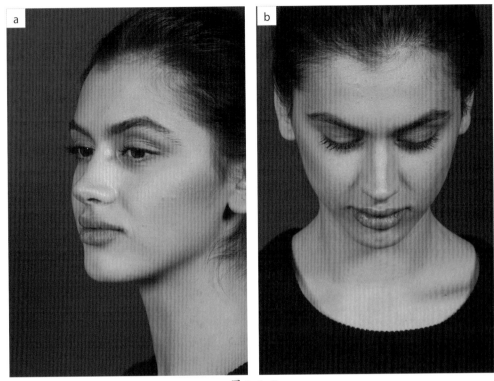

图 5-1-7

拍摄基底面观的照片时，可以通过对齐鼻尖与眉毛来使其标准化（图5-1-8）。

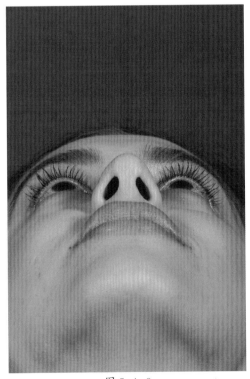

图 5-1-8

样例照片（图 5-1-9）

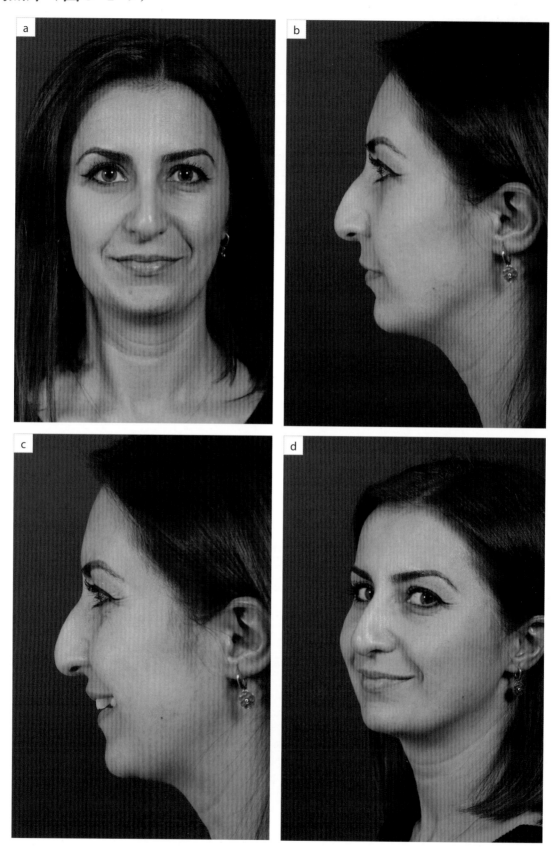

样例照片（图 5-1-9）

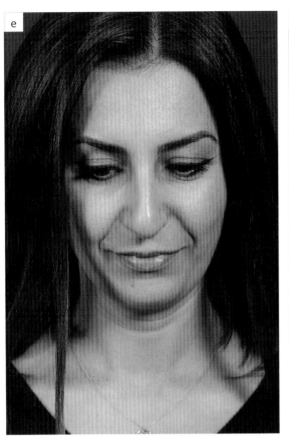
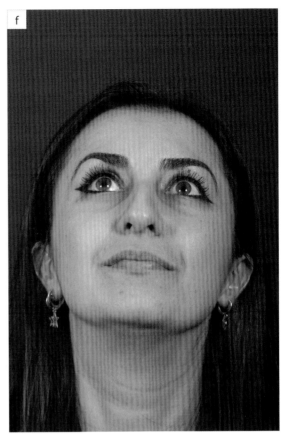
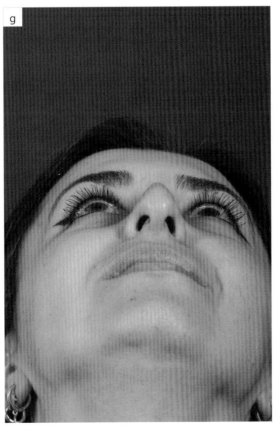

图 5-1-9

拍摄系统

　　一台中等品质的单反相机就足够用了。选取一个合适的微距镜头往往比相机本身更为重要。我使用的是一个100mm的微距镜头。我尝试使用过50mm的人像镜头，但感觉不太好用。100mm的微距镜头可以显示出更多的细节。图5-1-10a、c、e的照片是使用100mm的微距镜头拍摄的，图5-1-10b、d、f的照片是使用35~85mm的镜头拍摄的。

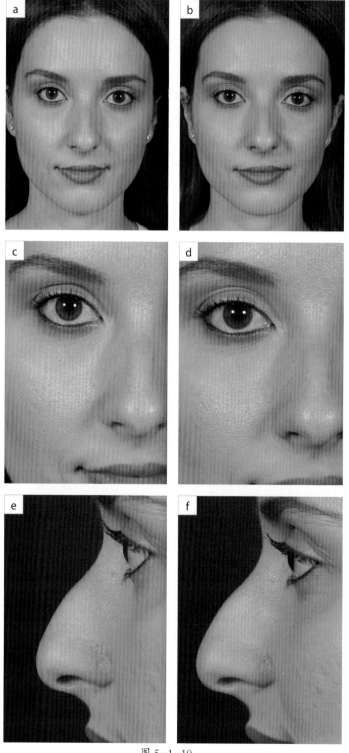

图 5-1-10

使用变焦镜头无法拍摄出标准照片。在拍摄患者术后1~2年的照片时，你很难推测出术前照片的拍摄设置和缩放值。如果你使用的是变焦镜头，那就试着把焦距调到100mm（图5-1-11）。

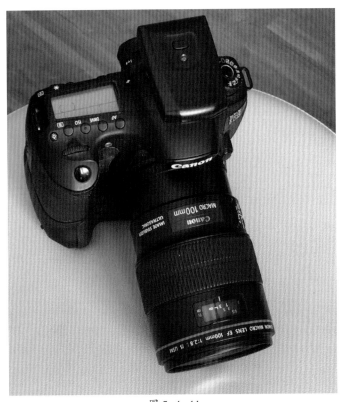

图 5-1-11

设置一个标准的背景板。最好提前选出一个合适的背景颜色，因为背景颜色设置好以后就不能再对其进行更改了。比较合适的背景颜色有黑色、灰色、蓝色和深蓝色。我选择了黑色，因为它看起来更具艺术性，但不可否认蓝色会给人一种更加科学严谨的印象。此外，蓝色的背景板不会与头发的颜色相融合。

如果患者和背景板之间的距离大于1m，那么拍出的照片上就不会出现阴影。黑色的背景具有防止阴影形成的优点。如果你的摄影工作室中有柔光箱，那么你就可以拍出高质量的照片。

拍摄立式（人像）的照片，比较易于进行存档和拼贴。必须牢记，拍照时，如果你和患者之间不留有一段距离，那你将无法拍摄出高质量的照片。如果你使用微距镜头进行拍摄，那么你和患者之间至少应该保持2m的距离，这样才能够以一个恰当的角度来捕捉患者的面部信息。

另一个重要问题是患者与光源之间的位置关系。光反射的位置和强度随着患者所处位置的变化而变化。因此，灯光和患者必须保持一个固定的位置关系。在地面上粘贴了一个圆圈，从而引导患者可以站在一个固定的位置上。这种自粘印贴可以从印刷公司定制。

术中照片

我一直在手术时对患者术前和术后的鼻部结构形态进行拍摄。使用这些照片来评估第1年的手术结果会使你进步得更快。我使用另一个带有100mm的微距镜头的单反相机来拍摄标准规格的术中照片。本书所展示的术中照片，都是我们通过手动模式、使用闪光灯并将ISO设置为400、将F设置为10~12来拍摄的。微距镜头甚至可以显示出患者鼻子上细小的汗毛。使用环形闪光灯进行拍摄可以获得鼻子内部的图像（图5-1-12）。

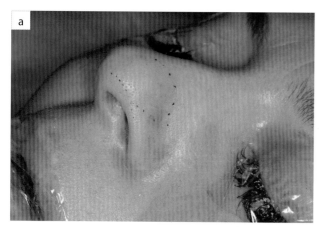
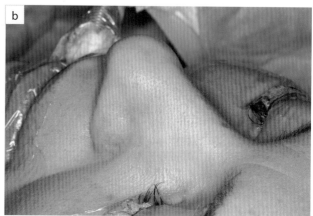
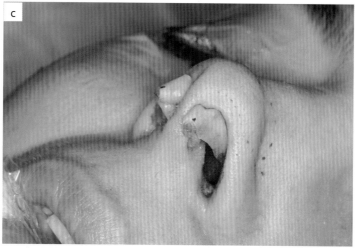
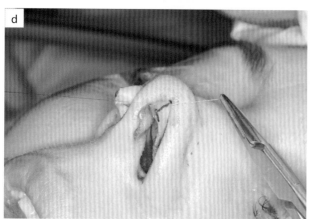
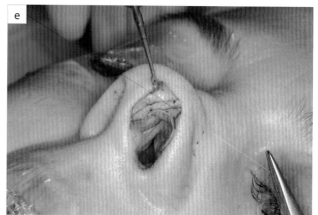

图 5-1-12

灯光错觉

灯光、患者以及拍摄者的位置应该保持一致。有时我会首先审视患者在面诊过程中所拍摄的照片中的眼睛。术前使用单闪光灯拍摄照片，术后使用双柔光箱拍摄照片，就是会造成常见的灯光错觉。单闪光灯会放大畸形。图5-1-13中的两组照片都是术前拍摄的，4张照片之间只有10s的间隔。图5-1-13a、c照片是使用单闪光灯拍摄的，图5-1-13b、d的照片是在两个柔光箱打光的条件下拍摄的。只需审视一下患者的眼睛，你就能很容易地确定拍摄时使用了哪种灯光（图5-1-13b、d）。

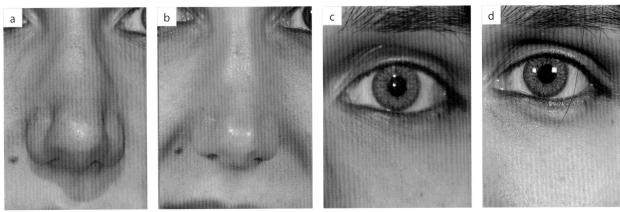

图 5-1-13

术前使用单闪光灯拍照，而术后使用双柔光箱拍照，这样会放大手术效果（图5-1-14）。

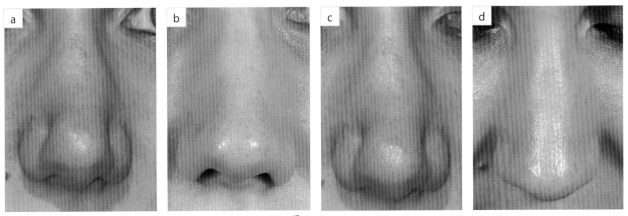

图 5-1-14

图5-1-15所示是使用双柔光箱打光所拍摄的患者术前和术后真实效果的照片。

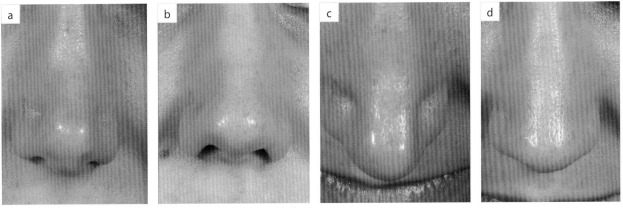

图 5-1-15

鱼眼镜头错觉

如果你距离患者比较近，并用镜头将画面拉远，所拍摄的就是鱼眼照片（图5-1-16a）。在鱼眼照片里，颊部会盖住更多的耳朵，使鼻尖看起来比平常更圆（图5-1-16b）。

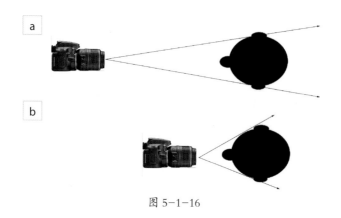

图 5-1-16

如果两耳在脸颊后露出的部分不一样，那么就说明照片拍摄得不标准。下面的4张照片都是术前拍摄的。图5-1-17a、c的照片是使用一个35~85mm的微距镜头拍摄的，拍摄时将焦距调为35mm。图5-1-17b、d的照片是使用一个100mm的微距镜头拍摄的。请注意观察4张照片所展示的鼻尖有什么不同。我们可以看到，从侧面进行拍摄时，鱼眼照片中耳朵看起来较大，鼻子看起来较小。而通常情况下鼻和耳朵的高度应该是大致相同的。

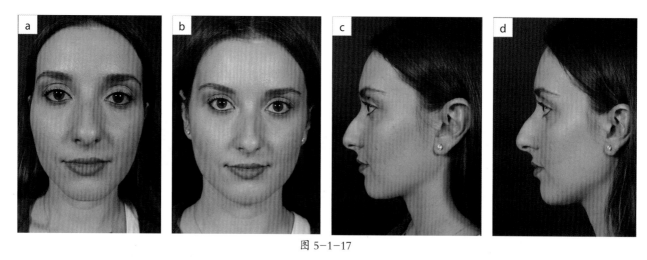

图 5-1-17

但如果你使用的是一个无须变焦的100mm的微距镜头，你就不会遇到这些问题。

ISO

ISO指的是感光度。摄影时将ISO值调到100和200是比较合适的。随着ISO值的增加，照片的画质会下降。所以，ISO值较低时需要打强光。如果你有双柔光箱系统进行打光，那么只需将ISO设置到100，你就可以轻易地拍摄出高质量的照片。

快门速度

它显示了快门保持开放的时间。如果快门速度小于1/125，照片可能会受到手抖动的影响。所以，我通常会将快门速度设置在1/160。如果你选择的快门速度低于1/200，那么你的相机和灯光之间就可能会出现不协调。这可能会导致照片有一半是暗的。

F 值

你可以使用较低的焦距（F值）来拍摄艺术照。这时，焦点的前部和后部会变得比较模糊。我们需要长焦深。不要将F值降低到10以下（图5-1-18）。

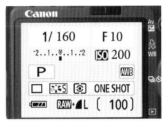

图 5-1-18

焦点

焦点也可以使用手动设置进行调整。在进行鼻整形术拍摄时，需要设置一个焦点，以使鼻子始终处于照片中的一个相同位置。我总是选择将鼻尖作为焦点。这样拍摄出来的鼻子总是很清晰，也可以较稳定而真实地显示出由鼻软骨所形成的鼻部反光和阴影。在前视图、基底视图以及俯瞰图中，可选择中央焦点，而在侧视图和斜视图中，可选择左侧中央焦点（对于左利手的外科医师而言）（图5-1-19）。

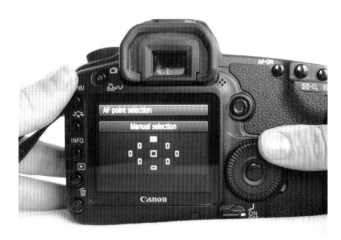

图 5-1-19

肤色

不同的肤色所反射的光线的量也是不同的。如果患者面部在镜头中较暗，那么应该适当减小F值。如果较亮，那么应该适当调大F值。我拍摄的所有照片的F值都是在10~13之间。

颜色设置

在摄影工作室使用柔光箱进行拍摄时，颜色设置可能会以蓝色、红色或绿色为主。对于白平衡设置来说，可能还需要进行微调（图5-1-20）。我将拍摄时的颜色设置为浅蓝色，这时我发现我的照片中红色会很显眼。在这里，我们的主要目的是让真实的肤色与照片的颜色相配。

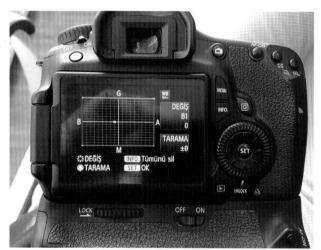

图 5-1-20

柔光箱设置

如果你在拍摄时将相机设置为：F：10~13；ISO：100~200；快门速度：（1/160~200）。若此时拍出的照片仍然过暗或过亮，那么这时你就需要对闪光灯的功率做出一定的调整。此时需要请摄影工作室的专家帮忙进行设置。

如果一个柔光箱的光线较亮，那么鼻背美学线可以被更清晰地显现出来，但在拍摄右侧和左侧的照片时就会遇到一些麻烦。更为明智做法是将左右两个闪光灯的亮度调成一样，因为我们需要通过多角度的照片来对患者的鼻部情况进行评估。

我加长了柔光箱的支架，以便获得更多的自然光。这样，光线就可以从患者头顶上方照过来。

使用智能手机拍照

即便是市场上最好的手机也会拍出鱼眼照片。患者通过手机拍摄的照片来决定鼻子的形状。我的大多数患者都抱怨说他们的鼻子在照片中显得太大。作为整形医师，你应该明白鱼眼错觉是怎么回事，并能够将它解释给你的患者听。图5-1-21的照片是用iPhone手机拍摄的，图5-1-21a、c是近景拍摄，图5-1-21b、d是远景拍摄并放大。从照片中的耳朵形状可以明确地判断出图5-1-21a、c的照片是鱼眼照片。

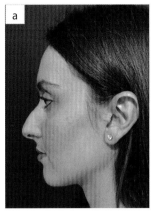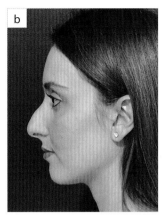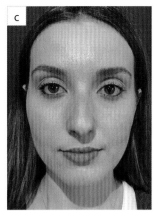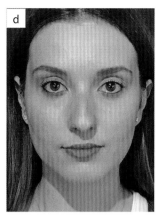

图 5-1-21

　　我对摄影知识有一个基本的了解。只需进行少量的调整，你就可以拍出很棒的照片。如果术者因为照片的质量而受到批评，而没有因为良好的手术效果而得到称赞，那么这是很让人失望的。如果你有合适的照明设备，那么一台中等品质的单反相机就足够用了。正如我们可以通过观察眼睛来了解所使用的灯光系统一样，我们也可以通过观察耳朵来推测摄影师与拍摄对象之间的距离。双侧的耳朵在脸颊后面所露出的部分应该是一样的。否则，是不可能评估出所行的手术已经将球形鼻尖畸形纠正到了什么程度。这是因为鱼眼错觉比外科手术本身对球形鼻尖畸形的影响更大。

从照片拍摄的角度中寻找要点

　　前视图可以提供鼻背美学线的信息。它可以显示出鼻孔的形状。即使是1~2mm的回缩也会导致出现一个手术鼻外观（图5-1-22）。

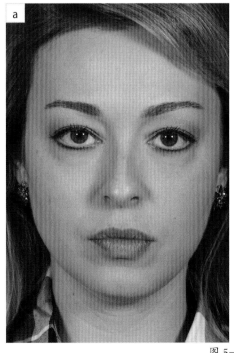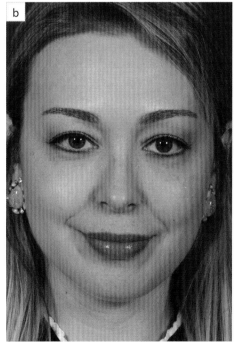

图 5-1-22

可以在侧视图中观察到鼻整形手术所带来的鼻部最大的变化（图5-1-23）。

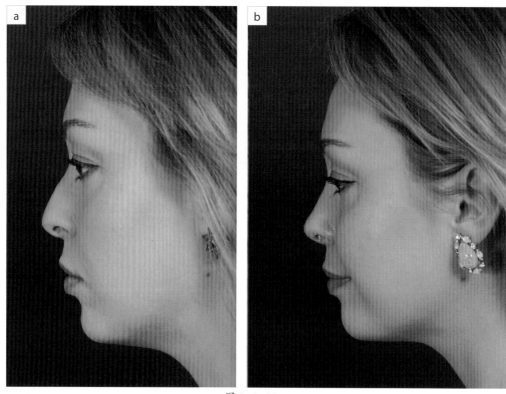

图 5-1-23

微笑视图可以显示出鼻尖动力学（图5-1-24）。

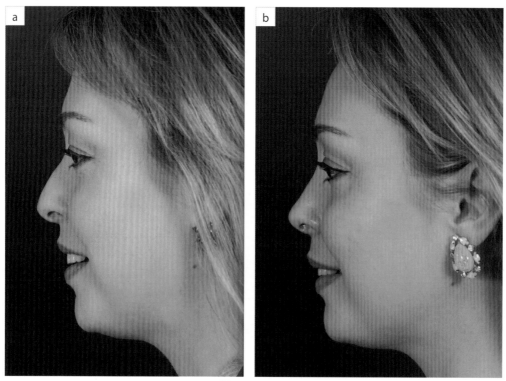

图 5-1-24

俯瞰图可以较好地显示出鼻背美学曲线以及外侧脚的凸出度。如果存在鼻子的偏曲，也能从中观察到（图5-1-25）。

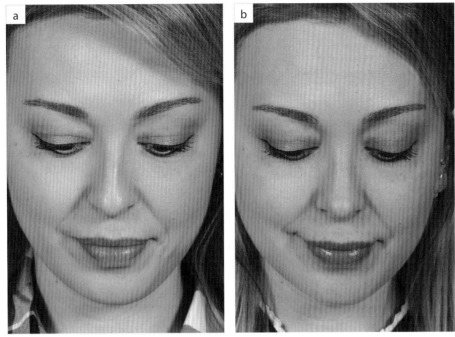

图 5-1-25

我很喜欢拍摄斜视图。因为它可以较好地显示出外侧脚的尾侧缘、"软三角"多边形以及小叶多边形。鼻尖表现点不足的鼻子看起来会比较圆（图5-1-26）。我认为这个视角可以将鼻子的改变显现出来。这也是电影中最重要的视角。

鼻子的夹捏畸形都可以从斜视图上显现出来（图5-1-26）。

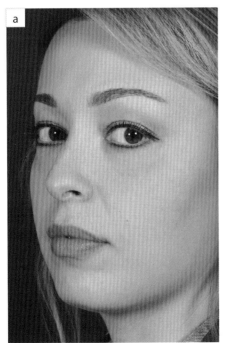
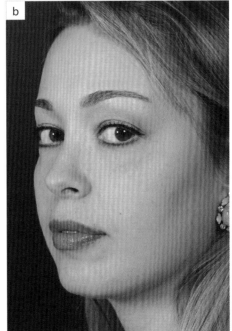

图 5-1-26

在与患者进行面诊时，基底视图是非常重要的。它从不隐藏错误。在其他视图中看起来很漂亮的鼻子在这个视图中看起来可能是畸形的。对于进行了过度移植的鼻子，鼻小柱可能会异常增宽（图5-1-27）。

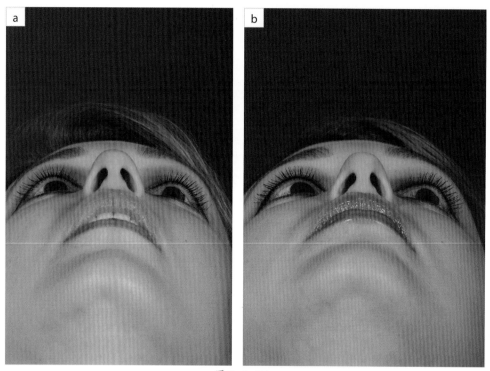

图 5-1-27

我的美术顾问老师有一次问我，为什么有些动过手术的鼻子外形会变得极度三角化；他说它们看起来不正常。他告诉我从鼻翼到鼻尖的过渡应该形成对称的抛物线。

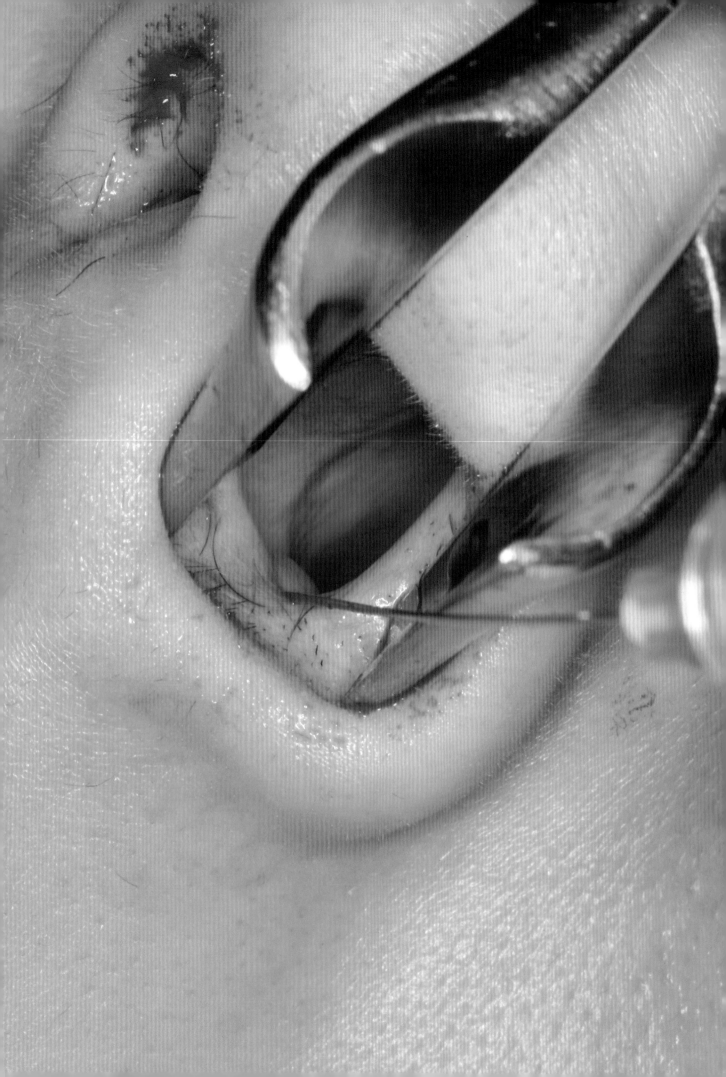

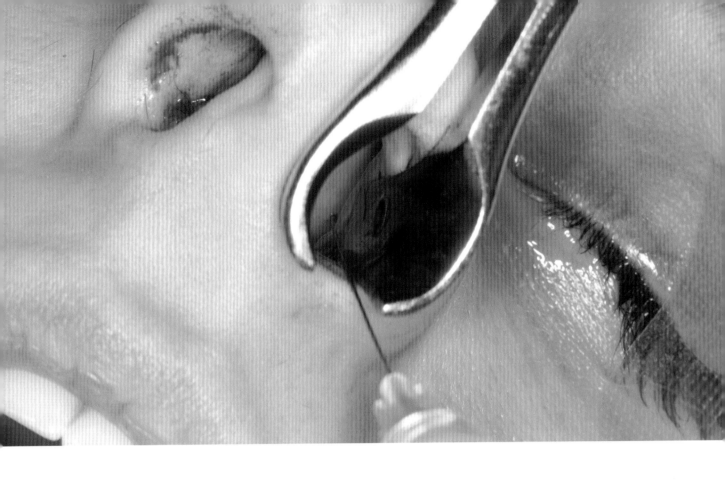

第 2 节　鼻整形术中的麻醉技术

Mustafa Özgön, Barış Çakır

　　鼻整形手术中麻醉的目的是为了确保手术视野的无血状态，并让患者感到舒适。目前的麻醉技术是通过麻醉医师和整形外科医师之间的密切工作关系而发展起来的，它使得双方都能更好地完成他们的工作，并最终使患者受益。这项技术一直在不断改进，从术前用药和鼻喷剂开始循序渐进地进行，这一步会在患者进入手术室前15min完成。插管后再进行局部麻醉注射，注射前收缩压不能高于90mmHg。在非常特定的区域进行注射时需要缓慢而间隔性地进行。比如，在鼻中隔的3个位置（鼻中隔底、后鼻中隔、鼻根黏膜）进行注射。不需要注射整个鼻中隔，特别是Kiesselbach三角区域，因为该区域注射过多只会增加全身反应的风险。在整个手术过程中，血压应该保持在90mmHg以下，以确保出血最少和有良好的视野。最终，整形外科医师和麻醉师之间的密切配合才能为所有患者带来理想的围术期体验。

术前用药

患者至少在术前一天由麻醉师进行麻醉相关检查，同时也进行相关的术前检查。患者于手术当天被带至术前评估室并接受监护（心电图ECG、血氧饱和度SpO_2、无创血压NIBP），测量耳温并记录基线值。然后开始进行静脉给药，液体成分为250mL的0.9%等渗NaCl，1g的甲咪唑+45.5mg马来酸苯那敏+50mg雷尼替丁（按患者体重60kg、身高160cm来计算）（图5-2-1）。

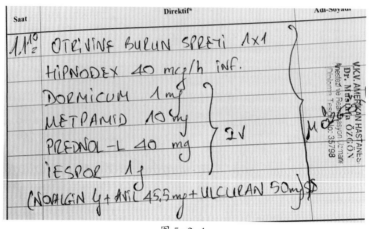

图 5-2-1

伪麻黄碱鼻喷剂可以使鼻中隔黏膜血管收缩。这种喷雾剂发给患者后，要求患者在进行深呼吸同时向每个鼻孔都喷一下（图5-2-2），最后再对鼻子进行清洗。这样操作后喷雾剂即可均匀地作用于鼻黏膜。术前30min使用喷雾剂，可确保鼻中隔成形术中少出血甚至不出血，同时可以减少鼻中隔注射麻醉药物的全身吸收，术中也不再需要使用浸有肾上腺素的鼻腔填充材料。

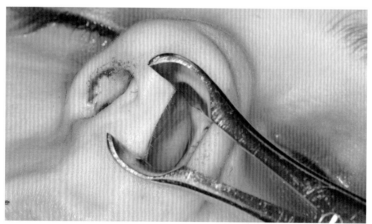

图 5-2-2

术前静脉给药，主要药物成分为1mg咪达唑仑+10mg甲氧氯普胺+40mg甲基泼尼松龙。右美托咪定通过微量注射泵以每小时40μg的速度给药。患者在术前休息室休息15min。

准备工作完成后，患者就会被带进手术室，再次接受心电监护。麻醉装置一般放置在患者头旁右侧

45°（对于左利手整形外科医师）的位置，最好是患者头部周围的空间。整形外科医师可能需要从头顶向下观察，来检查鼻的对称性（图5-2-3）。

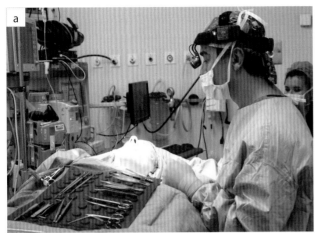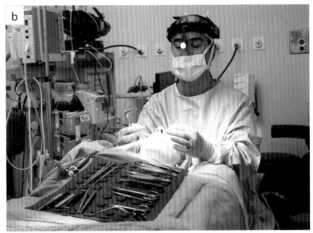

图 5-2-3

位置

患者采取仰卧位，枕头垫于头下，手臂置于身体两侧，腿下支撑硅胶垫以使脚跟不会碰触手术台。手臂需用床单固定（图5-2-4）。

患者采用反向Trendelenburg体位，头部向前伸展20°~30°，使其与地面平行（图5-2-4）。该姿势可以使臀部处于最低的位置，从而降低头部的血压。保持头部与地面平行可以降低旋转失误发生的可能性。

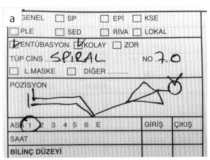

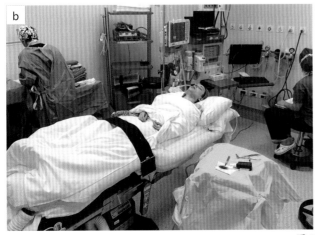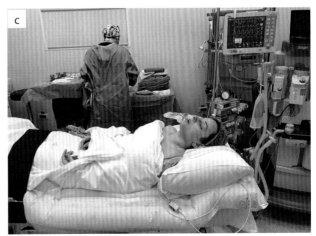

图 5-2-4

告知患者后，即开始麻醉诱导。以50mg/h的速率注射异丙酚，同时以250μg/h的速率注射瑞芬太尼。注射50mg 2%利多卡因+50μg芬太尼后，再给予5mg的罗库溴铵作为诱导，然后开始计时。给予异丙酚150mg后，再给予罗库溴铵25mg。

当睫毛反射消失时，用一层眼膏覆盖眼睛，然后用0.5cm宽的透明胶带以十字交叉的方式将其粘住。3min后，用7.0的螺旋管进行气管内插管。气囊充气压力为15mmHg。气囊与带有延长装置的压力计相连（图5-2-5），在操作过程中持续监测压力并控制在（15+4）mmHg。

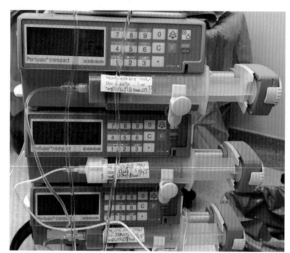

图 5-2-5

在确保双肺的通气情况相同后，将气管内插管用0号丝线缝合固定在下牙上，刻度在21~23cm处。在有牙套的情况下，将插管用2cm宽的Hypafix胶带以呈Ω的形状固定于口的右侧1cm处，注意不要拉动上唇。气管内插管通过延长管以半紧闭回路模式连接麻醉装置。呼吸支持是由44%的O_2+ 50%的NO_2和6%的地氟烷在ET CO_2：30mmHg（潮气量8~10mL/kg，呼吸次数10~12次/min，新鲜气体流量为2L/min）的容量控制模式下进行的。

在30min后静脉输注1g的扑热息痛。

用16G的橙色吸引管吸引患者的口腔和胃部。停止加热系统，然后将患者移交给整形外科手术组。

实施局部麻醉

局麻药溶液组成成分为10mL甲哌卡因+ 9mL 0.9%氯化钠+ 1mL 0.25mg肾上腺素。

必须等到收缩压降到90mmHg以下才可以注射局麻药。如果在注射局麻药时收缩压超过120mmHg，那么就达不到术中止血的效果。肾上腺素的半衰期为1~2min，小剂量多次注射肾上腺素可预防其不良副反应的发生。因此应该缓慢地、间歇性地注射肾上腺素，且注射耗时要大于10min。在鼻部注射4mL浓度为1/80 000的肾上腺素溶液，在鼻中隔注射1.5mL浓度为1/240 000的肾上腺素溶液，就足以达到术中止血的效果。

将局麻药注射到鼻中隔尾侧、上颌骨脊前方、内侧脚、外侧脚、鼻穹隆尾侧部分、鼻背、外侧截骨起始点和上外侧软骨上方（图5-2-6）。

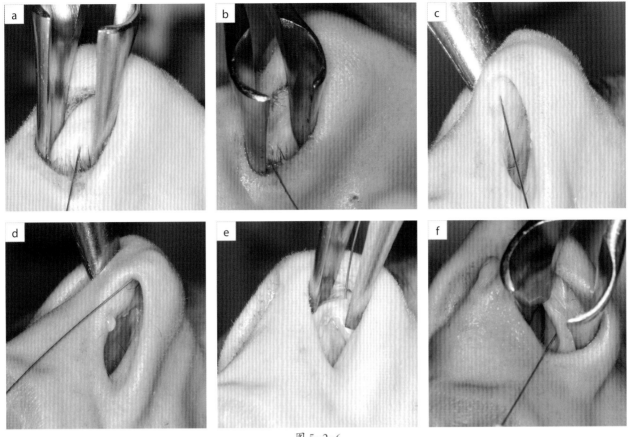

图 5-2-6

由于鼻中隔吸收药物的能力较强，可能会导致脉搏增加和血压升高，所以我们认为向鼻中隔注射含肾上腺素的局麻药不会减少出血的概率，反而会增加出血的可能性。向鼻中隔各关键部位（鼻中隔基底、鼻中隔后部、基底黏膜）注射1~1.5mL含浓度为1/240 000的肾上腺素溶液即可达到鼻中隔成形术中止血的目的（图5-2-7）。

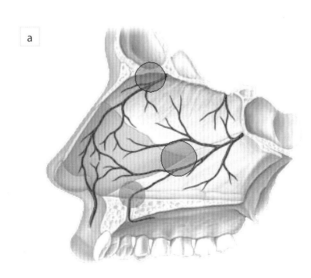

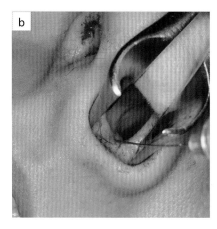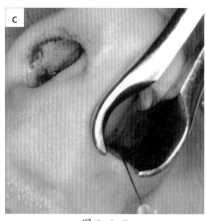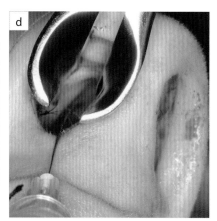

图 5-2-7

不能在Kiesselbach区注射局麻药，因为那里的血液循环较为丰富。将2mL含肾上腺素的甲哌卡因溶液用2mL等渗液稀释后，注射至鼻中隔而进行局部麻醉。

缓慢而间歇性地注射局麻药不会导致心电图QT延长或心律失常，$ETCO_2$的增加也不会超过10%。由局麻药溶液中肾上腺素的增加而导致的$ETCO_2$的增加或心电图中QT的延长，被认为是暂停注射局麻药的预警信号，而此时增加通气装置中每分钟体积量可以使血碳酸值恢复正常。

剥离后用3%的氨甲环酸清洗术野，可减少术中出血和术后瘀青（Nayak，Linkov）。

在整个手术过程中，平衡盐溶液（5%葡萄糖的异氰酸酯和乳酸林格）以8~10mL/（kg·h）的速率静脉输注。

手术期间通常不需要施行额外的干预。

恒定的血流动力学参数数值并不适用于每一位患者。患者特有的规律的脉搏和血压值才是可以提供干净无血手术区的保证。该方案通常会使术者在手术过程中感到非常舒适（图5-2-8），因为术中几乎不需要使用吸引器且肿胀很轻。

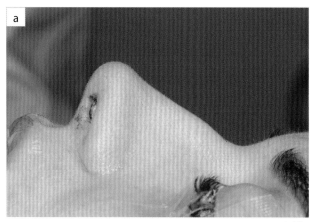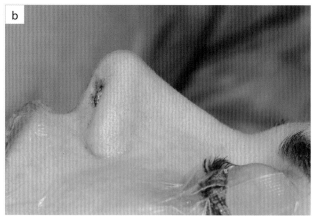

图 5-2-8

在手术进行到第1个小时的时候停止输注右美托咪定和异丙酚。在手术即将结束时，放置硅胶夹板的同时，关闭NO_2和地氟醚。在用100% O_2冲洗之后，给予患者44% O_2和56%空气。然后静脉滴注含有8mg地塞米松+4mg的昂丹司琼的溶液。

手术完成后，在包扎之前，用18G绿色吸引管吸引口腔和胃部。停止输注瑞芬太尼，打开加热系统。

注意：左右旋转头部有助于放置吸引管（Ozgon法）。

患者在接触湿冷纱布时会睁开眼睛；如果此时患者能遵从口头指示，那么就可以拔掉气管插管，仅用简单的面罩吸氧（气体流量为5~6L/min）。如果患者在该阶段还没有醒过来，那么整个手术团队只能一直等待，时间一般不超过15~20min。有了足够的自主呼吸意识后，患者仍需在手术台上等待5min，然后才能被转移到术后苏醒室继续恢复。

结论

麻醉组与手术组之间的协调关系影响着手术的效果。采用联合药物阻断H_1+H_2受体、NO_2支持的地氟醚麻醉和最低剂量的TIVA，可以进行多模式镇痛和恶心呕吐的预防。术前需要使用α2激动剂。还要为患者提供充分的镇痛和麻醉效果。局麻药中含有肾上腺素，按控制剂量给药10min以上。通过压力计持续监测插管气囊压力（图5-2-9），使其保持在一定水平，防止气管黏膜损伤。稳定的血压、脉搏和二氧化碳参数是保证无血手术的最重要因素。

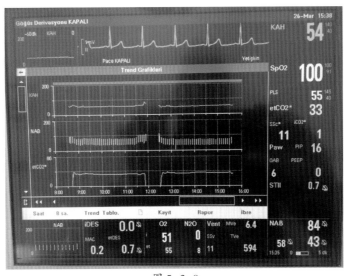

图 5-2-9

术后第1个小时，患者应该卧床休息。1h后，可以开始饮水。如果患者没有恶心症状，可以开始进食。然后患者需要再休息1h。此时如果患者没有任何其他不适，应该扶着患者让其坐起来稍事活动。如果患者感觉较为舒适，那么就可以去除静脉导管。建议患者24h内不要饮酒或驾驶，短距离换乘时，尽量通过轮椅转移。

参考文献

Nayak LM, Linkov G. The Role of Tranexamic Acid in Plastic Surgery: Review and Technical Considerations. Plast Reconstr Surg. 2018;142(3):423.

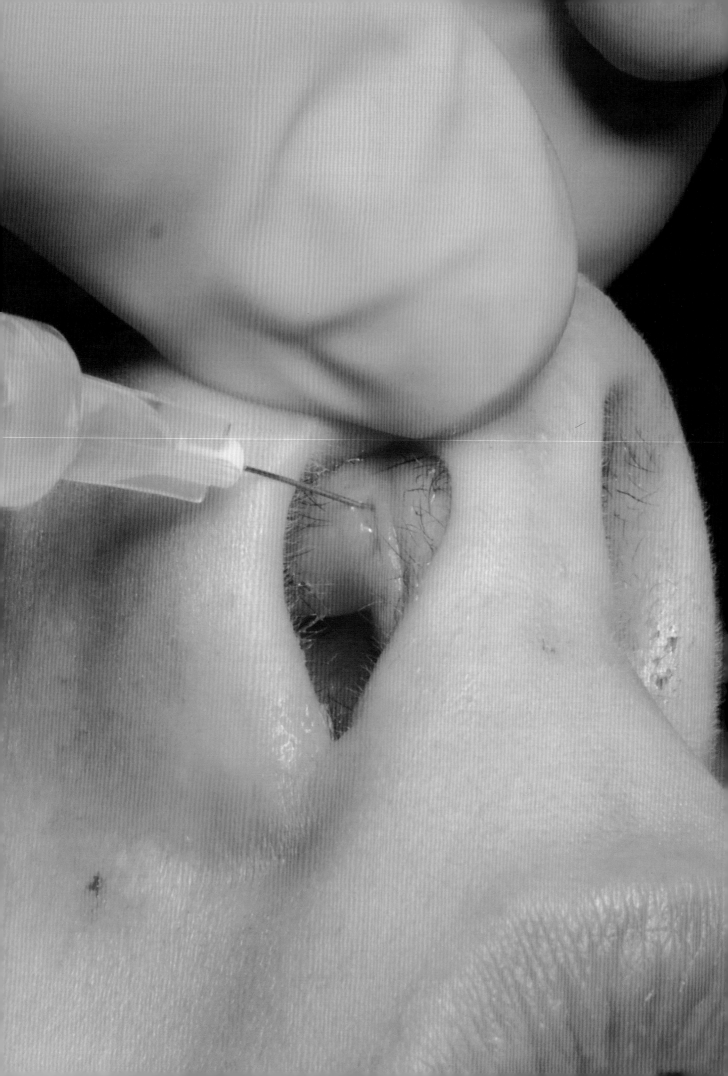

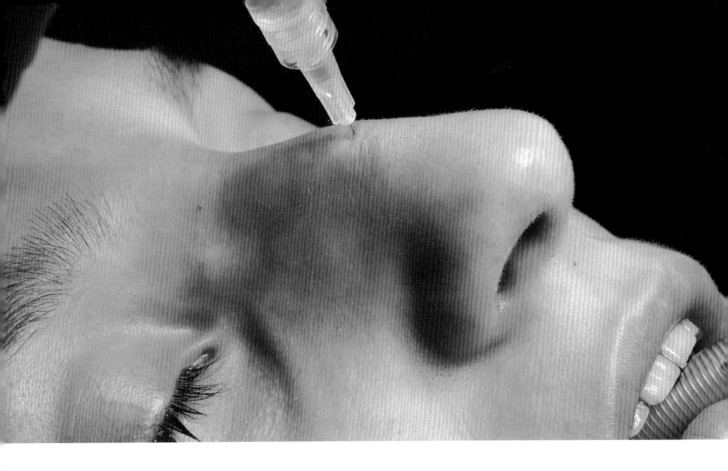

第3节　局部麻醉在闭合式入路保留性鼻整形术中的应用

Yves Saban

局部麻醉是鼻整形术中所有麻醉类型的必要补充。为什么说局部麻醉是一个重要的步骤呢？术中出血会延长术中的操作时间，导致手术视野不佳，增加术后肿胀、瘀青以及术后疼痛和不适的发生率。当止血不够充分时，整形外科医师和麻醉师都会处于一种非常紧张的状态，不利于手术的进行。

在鼻整形术中，局部麻醉是开始手术的第一步，它通常是在整形外科医师洗手之前进行的。一旦患者进入手术室准备进行局部麻醉，这时就需要特别注意细节了。

原则

局部麻醉的主要目的是什么？施行控制良好且完全的局部麻醉有以下3个主要原因：

（1）收缩血管减少术中出血。

（2）水分离使在手术平面进行的分离更为容易。

（3）局部麻醉减少了全麻的用药量，降低了大量使用吗啡而导致的恶心和呕吐等并发症的发生率，同时也降低了术后鼻出血瘀血和不适的发生率。

在施行闭合式入路保留性鼻整形术之前进行两种类型的局部麻醉：注射麻醉和表面麻醉。

注射局部麻醉技术采用长效注射麻醉药物（罗哌卡因、左旋布比卡因），可立即产生血管收缩作用，并可延长作用时间到术后。我们使用短效麻醉药物（利多卡因）混合几滴肾上腺素以减少出血，这两种药物在手术开始时即可发挥效用。该混合物由1瓶利多卡因和10滴肾上腺素（1/100 000）组成，如果需要更大体积的混合液，则需要用20mL生理盐水通过稀释进行制备（图5-3-1）。

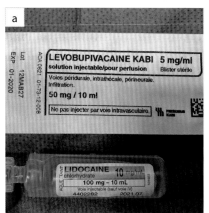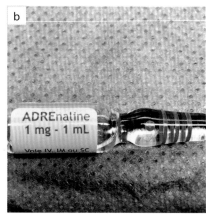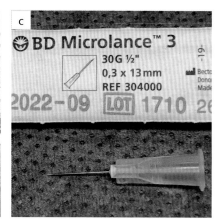

图 5-3-1

在法国，表面麻醉使用的是5%利多卡因/奈甲唑啉（图5-3-2）。

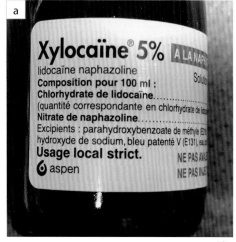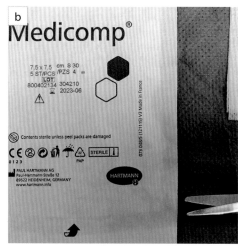

图 5-3-2

表面局部麻醉技术

　　表面局部麻醉技术是将用麻醉药浸泡的小纱布（最好带有不透射线的带子）像卷烟一样卷起来。然后把它们用一把Politzer镊填塞入鼻前庭，注意不要损伤鼻黏膜。将其中一个放入鼻前庭上部，就在骨软骨下面（纵向），另一个沿着下鼻甲（垂直方向）插入（图5-3-3）。

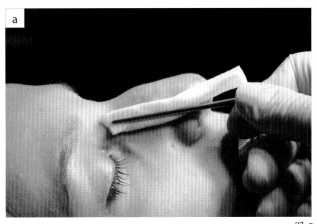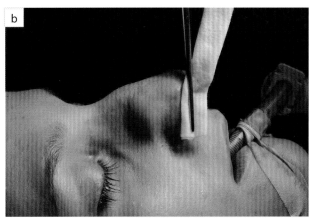

图 5-3-3

注射局部麻醉技术

　　我们通常使用两个带有31号针头的3mL注射器进行局部注射麻醉。一般来说，6mL局部麻醉药足以完成完美的局部麻醉。为了达到预期的效果，局部麻醉注射的解剖位置必须精确。每一位医师都应该仔细考虑局部麻醉注射所期望的每个方面：麻醉效果、血管收缩效果以及水分离效果，即使这些效果是同时起作用的。

神经干阻滞及鼻周区域麻醉

　　滑车上神经、滑车下神经和眶下神经应该分别做局部注射以进行麻醉。在筛前神经的鼻外支从鼻骨–上外侧软骨交界的鼻骨下方穿出处，进行局部麻醉阻滞（图5-3-4）。这种类型的分支阻滞麻醉可减少术中出血，术后可维持约5h。

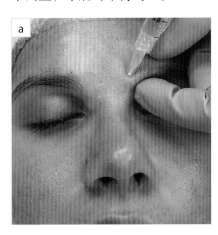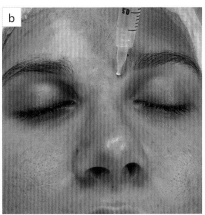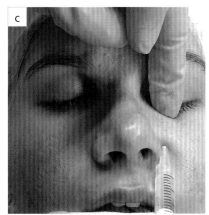

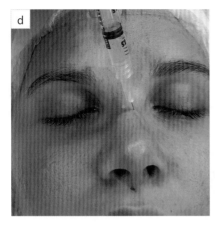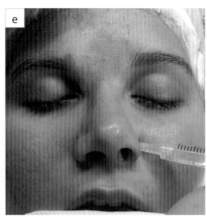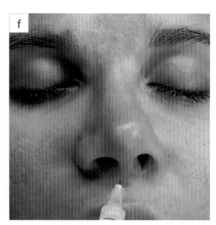

图 5-3-4

鼻部血管及局部出血

　　了解鼻部血管解剖非常有用。我们应该记住，鼻动脉位于表浅肌肉腱膜（SMAS）层，并且是沿着软骨边缘走行的。因此，术前绘图可以作为局部麻醉注射的完美标志：鼻小柱基底、鼻翼沟、下外侧软骨的下缘和上缘（图5-3-5）。

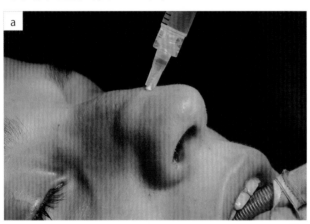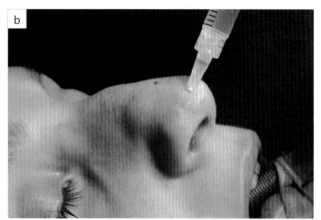

图 5-3-5

水分离及切口的位置

　　鼻中隔区：鼻中隔的尾侧缘和沿着鼻中隔前部两侧的整个表面（图5-3-6）。

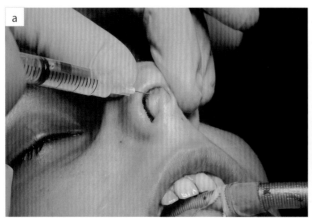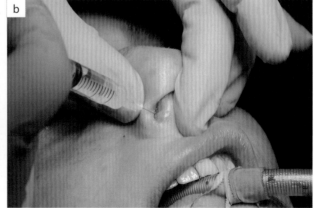

图 5-3-6

鼻皱襞/鼻中隔交界处及鼻皱襞；下外侧软骨边缘的边界，下鼻甲头部（图5-3-7）。

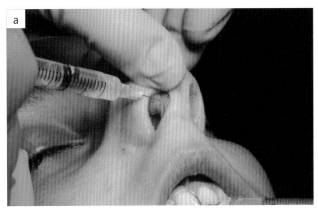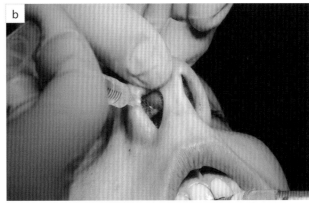

图 5-3-7

骨性鼻锥外表面，在骨接触和梨状孔处沿着截骨线施行麻醉（图5-3-8）。

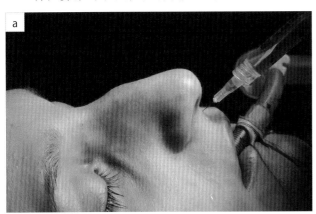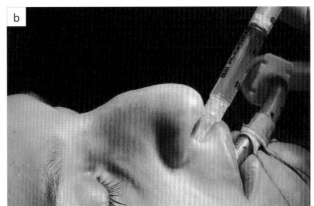

图 5-3-8

经皮直接在高位鼻中隔和键石区的浸润麻醉，是保留性鼻整形术特有的。在高位鼻中隔区和键石区分别进行3针局部麻醉注射。

为了对高位鼻中隔进行局部麻醉注射，需要用手指按压鼻背，然后再从指间通过软组织垂直注射到鼻中隔软骨内部（图5-3-9）。注射过程中我们明显可以感受到注射器针头穿过软骨产生温和的阻力这种特殊的感觉。对键石区进行局部麻醉注射时，将针插入鼻骨尾侧缘下方，并向鼻骨下方外侧的键石区方向推入，此操作在双侧和中央进行。

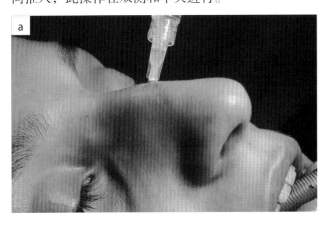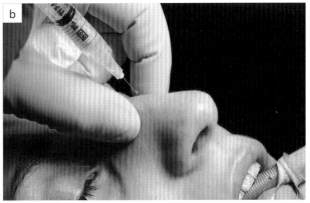

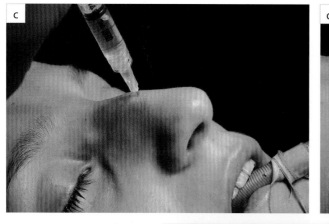

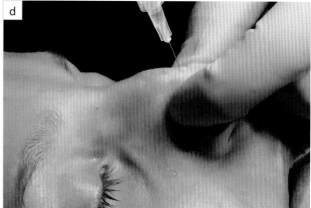

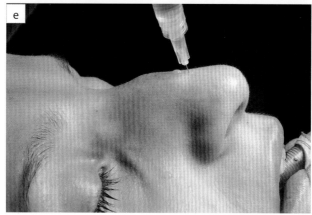

图 5-3-9

局部麻醉注射完成后，需要等待至少10min后才可以开始施行手术。通常，这段时间是用来洗手和铺巾的。别忘了让巡回护士在手术台上放置冰水，以便在术中冷却手术区域（图5-3-10）。

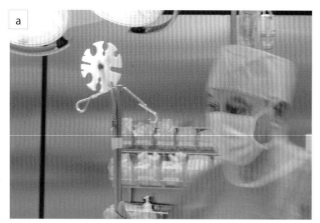

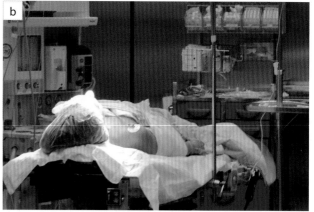

图 5-3-10

结论

　　该麻醉方法和注射顺序与我的常规技术有什么不同？为什么必须这样做？经皮直接高位鼻中隔和键石区浸润麻醉，是保留性鼻整形术（PR）特有的。在鼻中隔区和键石区分别进行3针局部麻醉注射。这些步骤对于更容易地进行鼻背下的黏膜下剥离是必要的，特别是在键石区——在一般的鼻整形手术中没有进行广泛剥离的区域。一方面在该区域广泛地剥离黏膜，可更方便施行高位鼻中隔切除术；另一方面主要考虑到要避免造成筛前动脉鼻内支的出血。

参考文献

Saban Y, Daniel RK, Polselli R, Trapasso M, Palhazi P. Dorsal Preservation: The Push Down Technique Reassessed. Aesthet Surg J. 2018;。8:117-121.

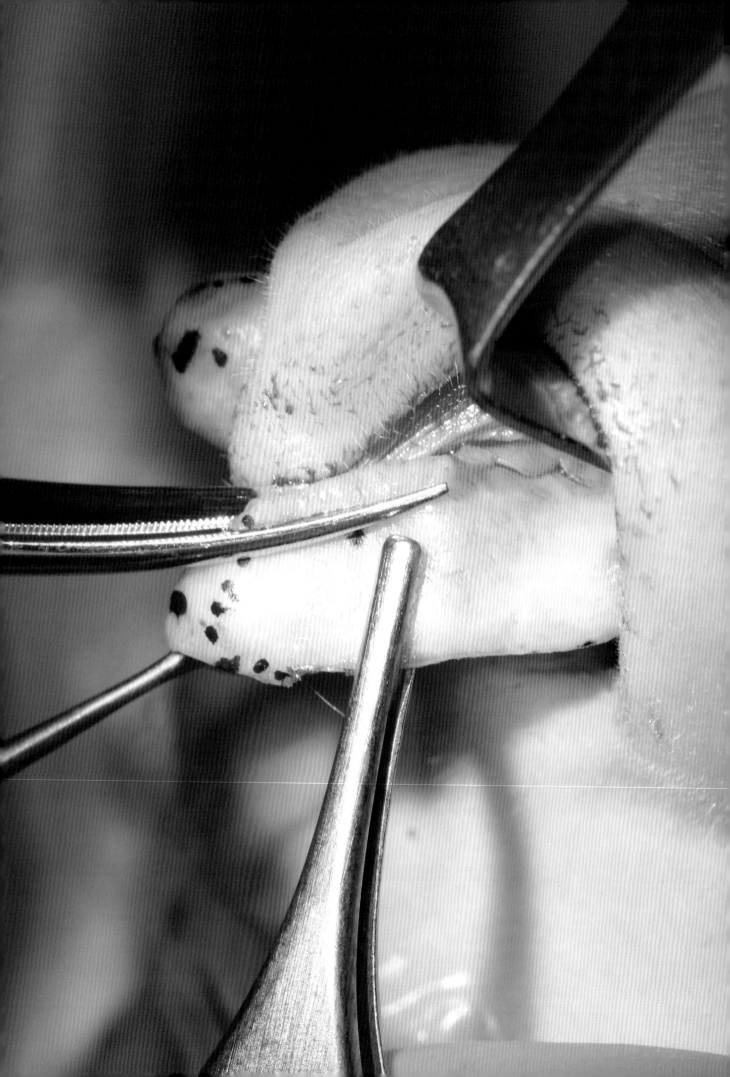

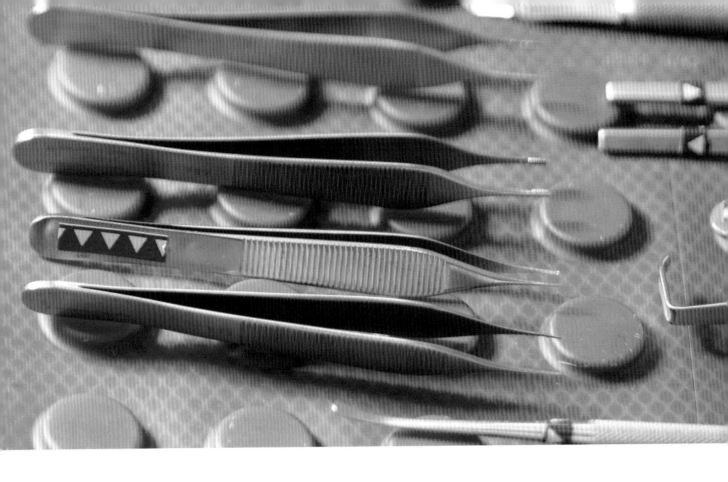

第 4 节　保留性鼻整形术的手术器械

Barış Çakır, Salih Emre Üregen

准备手术器械一般是一项简单的任务，但是对于鼻整形术而言并非如此。我们所买的100件手术器械中，用到的大约只有30件，这不但浪费了时间，还浪费了金钱。这就是我们决定本书需要编纂本章的原因。从学习鼻整形术开始就应该配备正确的手术器械。操作习惯也很重要。因此，鼻整形医师应该有专门适合自己的一套手术器械。只需要大约25件手术器械就可以完成所有类型的鼻整形手术。当然，有些手术器械对闭合式术式的手术特别重要，而有些在用到动力器械的鼻整形手术过程是必需的。如果在手术过程中发现准备的手术器械不适于闭合式术式操作，那么手术方式可能需要从闭合式转向开放式。

磁性手术器械垫的作用非常重要，就像手术护士的副手一样。当将最常用的手术器械按特定的顺序摆放在该垫上时，器械用起来就会非常顺手，一点也不浪费时间。

鼻镜

在闭合式术式手术过程中，如果鼻镜边缘不够薄，就无法观察到想要的视野。有些鼻镜的边缘较厚，甚至会把鼻孔全都堵住。中等大小的鼻镜是鼻整形术中唯一合适的器械（图5-4-1）。

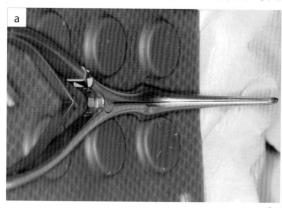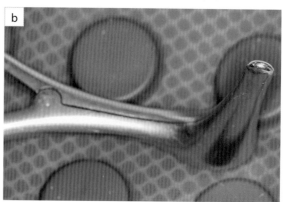

图 5-4-1

拉钩

鼻拉钩的主体应该是较薄的，而边缘却应该是钝性的（图5-4-2）。拉钩边缘的锐钝程度可以用手指垂直于边缘轻轻刮擦进行检查。我们遇到过边缘锋利的拉钩，这是不合适的，因为较为锋利的边缘可能会割伤鼻翼皮肤。

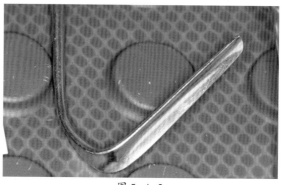

图 5-4-2

小型拉钩（Crile）应该更薄且尖端呈凹形。闭合式入路手术将会非常困难。剥离，尤其是从微小囊袋的分离开始的软骨膜下剥离，用到的小拉钩应该足够纤细以适应这些囊袋，才能够为手术提供可以操作的区域（图5-4-3）。

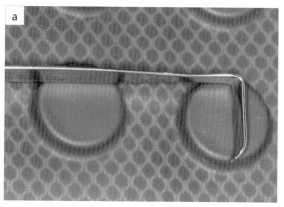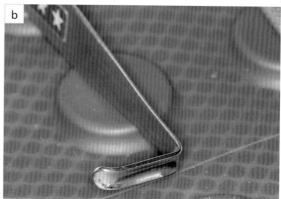

图 5-4-3

剥离子

　　传统的剥离子是不适用于软骨膜下剥离的。因此，我们用金属钻对其形状进行了一定程度的改变。同时，我们（Dr.Çakır）为许多同事制备了这样的剥离子。剥离子纤细的尖端会使我们的剥离操作更加容易。这些自制的剥离子最终由Medicon公司进行了批量生产（图5-4-4）。

- 小型Cottle剥离子用于鼻中隔的剥离。
- Daniel软骨膜剥离子用于上外侧软骨内层软骨膜及内侧脚软骨膜的剥离。
- Çakır骨膜剥离子用于骨拱的骨膜剥离。
- Çakır软骨膜剥离子用于鼻背、上外侧软骨和外侧脚软骨膜的剥离。

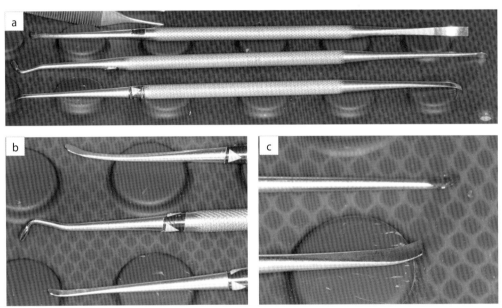

图 5-4-4

组织镊（图 5-4-5）

- 无齿镊用于将移植物放入囊袋中，并在缝合时用来固定软骨。
- Adson Brown镊适用于对移植物进行塑形时来固定移植物。
- 超细单齿镊用于固定软骨膜。
- 细的单齿镊用于夹持黏膜。

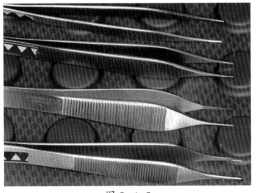

图 5-4-5

双齿拉钩

图5-4-6中的手术器械在外翻鼻翼、抓持外侧脚黏膜时是必不可少的。

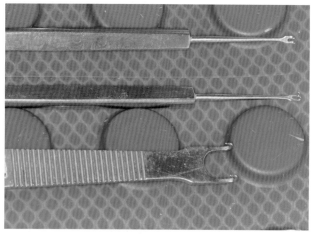

图 5-4-6

手术剪（图 5-4-7 ）

- 长而弯的锐剪适合用于进入软骨膜平面进行操作。
- 短的锐剪用于制作移植物的囊袋。
- 长而弯的带锯齿剪刀适合用于切割软骨和多余的黏膜。
- 鼻中隔剪主要用于切除鼻背软骨。
- 手柄成角的手术剪，适合在闭合式式的手术过程中切除鼻背部软骨，该类型手术剪的刀片最好是带锯齿的。
- 骨剪可以很容易地以可控的方式去除骨性驼峰。

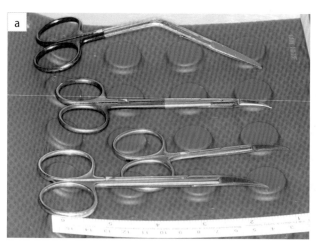
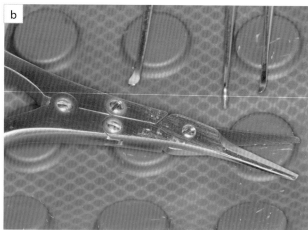

图 5-4-7

持针器和缝线

鼻整形术中用到的持针器和缝针是能够夹持6-0缝线缝针的精细持针器（图5-4-8a）。较长的持针器可以缝合黏膜（图5-4-8b）。以下4种类型的缝线足以进行闭合式入路鼻整形手术（图5-4-8c）。

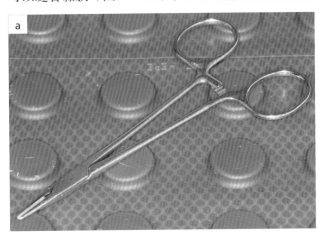
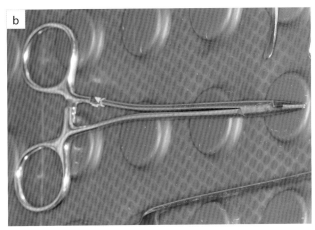

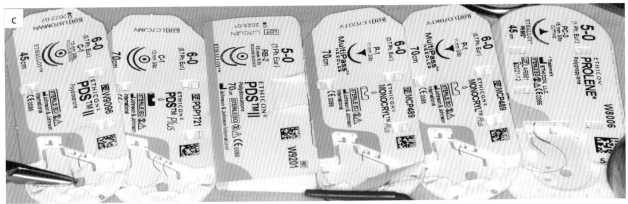

图 5-4-8

咬骨钳

在鼻背下拉手术（LDO）中，咬骨钳是必不可少的，其通常有一个细长的尖部。需要像指甲钳一样使用这一器械。去除1mm的骨片时，咬骨钳非常有效。采用抓住然后旋转的方式去除骨头是不安全的。我们对单关节的Storz和Aesculap咬骨钳都非常满意（图5-4-9）。

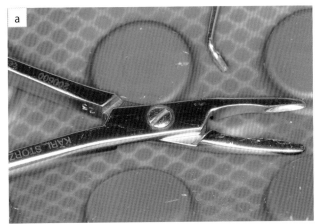
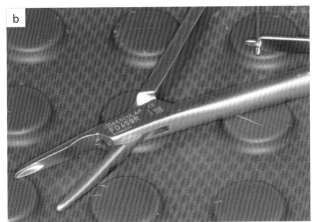

图 5-4-9

骨凿和手术锤

2mm和5mm的骨凿都需要准备（图5-4-10a）。如果骨凿的刃非常锐利，那么在切断骨头的同时不会引起骨裂。用3mm的骨凿进行外侧截骨，很少导致黏膜损伤。钢的硬度在切断骨头时非常重要。1mm的骨凿可以用来进行小切口的经皮截骨。

外科护士经常会用到手术锤。她们比较喜欢用的是平头钢锤（图5-4-10b）。而铅锤容易变形，且金属也较易脱落。

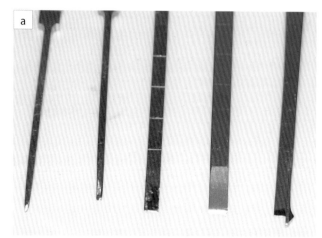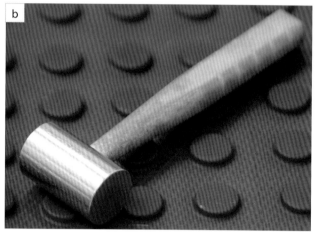

图 5-4-10

92° 的骨锉

我们（Çakır）在牙医同事的办公室设计了这一器械。我们首先从屠夫那里买了骨头，然后用气动器械、超声器械和锉刀进行模拟操作。我们发现，当与骨头垂直（90°）摩擦时，锋利的骨锉可以进行非常精细的磨锉。这在处理骨面不对称时非常有效。该操作能够打薄骨质，会产生非常细的粉末，不会在骨头上产生锯齿状。该器械适用于鼻根降低的操作，且不会引起眉间肿胀。我们在保留鼻背技术中也使用该器械，将其插入鼻根锯锯开的切口，并将其旋转以松动骨性鼻背（图5-4-11）。

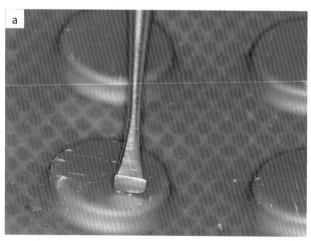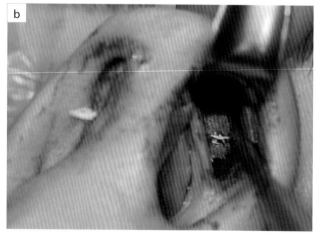

图 5-4-11

磨石

钝化了的手术器械可以用阿肯色州的磨石和烧结硬质陶瓷材料进行打磨（图5-4-12），以使其变锋利。

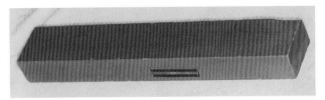

图 5-4-12

头灯

轻型的头灯对于闭合式术式的鼻整形手术是必不可少的。眼轴应该与头灯光线的轴向处于同一水平，保持平行（图5-4-13），这样才可以看到深部解剖囊袋的最深处。而通过处于前额水平位置的头灯是很难看到凹坑内部的。

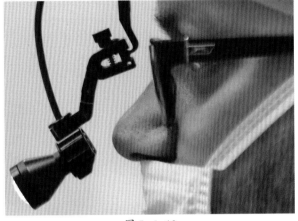

图 5-4-13

Tastan-Çakır 微型手锯

手术过程中用手锯进行操作的想法是Eren Tastan博士提出来的。他对钢和锯齿都进行了广泛的研究。凸形手锯用于进行横向截骨操作，而凹形手锯用于进行鼻根截骨（图5-4-14）。采用手锯进行操作，使切割像使用超声骨刀或微动力器械一样干净，但手锯的速度更快。并且不需要不停地浇水进行降温，因为手锯不产生热量。此外，与动力设备相比，它们价格更便宜。

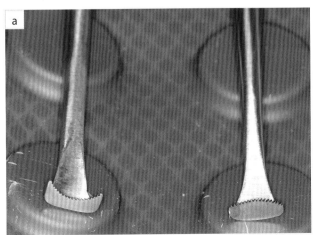
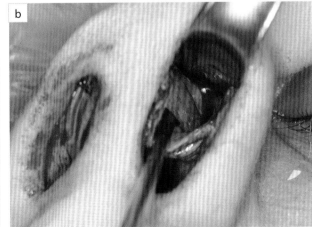

图 5-4-14

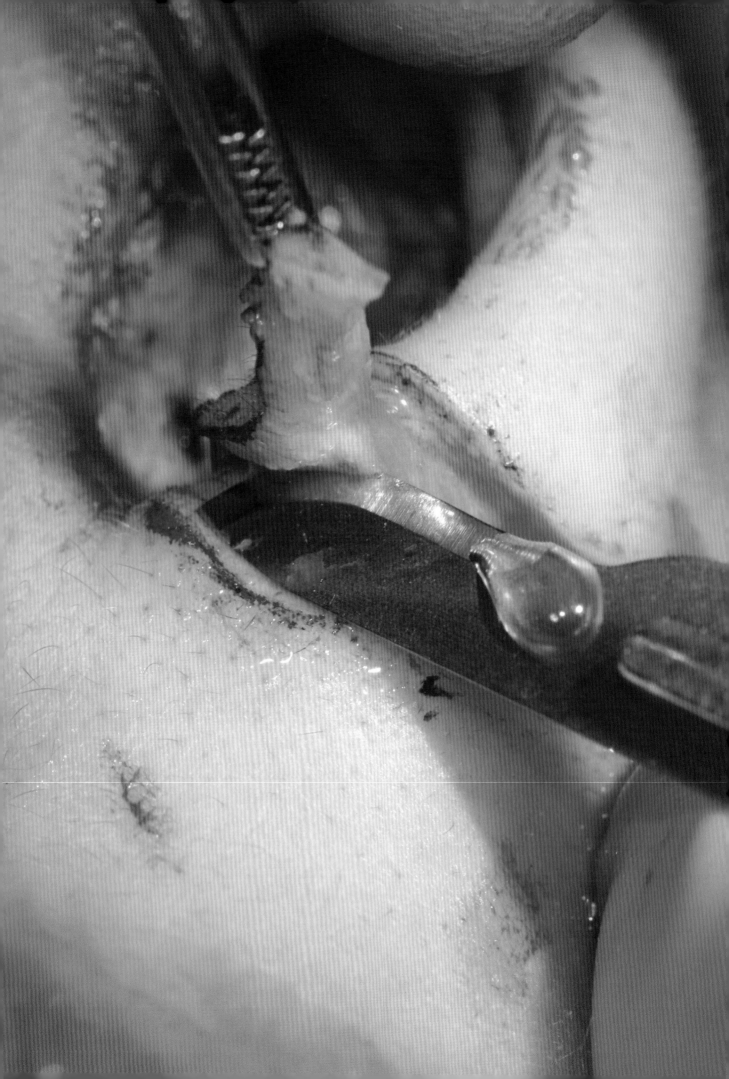

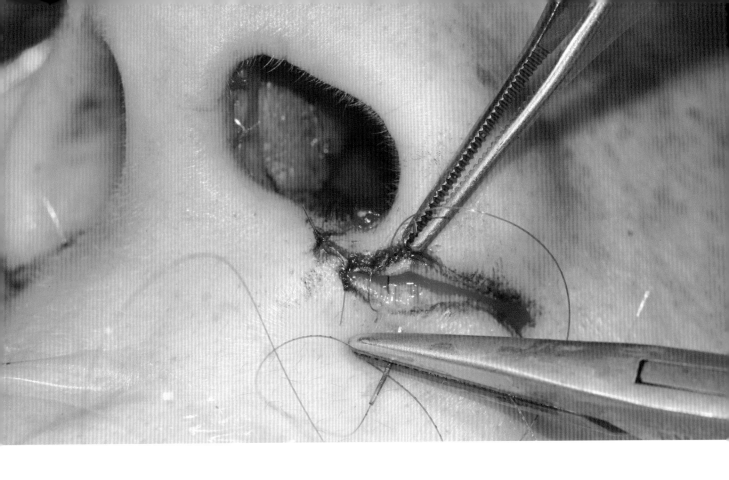

第 5 节　鼻孔和鼻翼问题的治疗

Barış Çakır, Bülent Genç

　　鼻槛和鼻翼基底的畸形常被认为采用"辅助技术"即可解决，需要进行较少的分析和简单的切除。这是非常错误的认知。对这类畸形应仔细分析并将其归类为鼻孔问题、鼻翼基底过宽，或两者都有，是至关重要的。宽的鼻槛通过鼻槛缩窄及推进皮瓣进行治疗。从鼻翼沟开始，梭形切除一个窄的鼻坎。完成切除，形成一个鼻坎推进皮瓣，然后将其倾斜以闭合梭形切除后的创面，并关闭切口。当只是鼻翼基底部较厚时，则进行标准的梭形切除，然后连续缝合关闭切口。需要注意的是，为了减少瘢痕的形成，一定要用圆针进行缝合操作。当悬垂的鼻翼缘遮盖了鼻小柱时，可以考虑从鼻翼的游离缘直接进行切除。虽然术后的瘢痕很少是个问题，但必须告知患者其可见性和需要进行激光换肤。

鼻翼基底和鼻孔问题

- 仅有鼻孔较大。治疗方法：用鼻槛推进皮瓣进行鼻孔缩小术。
- 仅有鼻翼基底肥厚。治疗方法：从鼻翼基底部行梭形切除。
- 同时有鼻孔较大且鼻翼基底肥厚。治疗方法：梭形切除联合鼻槛推进皮瓣。
- 鼻翼悬垂。治疗方法：从鼻翼游离缘进行组织切除。

仅有鼻孔较大。治疗方法：用鼻槛推进皮瓣进行鼻孔缩小术

我多年来一直在使用Millard的方法。Millard提出了治疗唇裂的金标准技术。在他的鼻整形术图书中，他主张在鼻翼沟内做切口。因为我用的是"鼻槛推进皮瓣"，所以，瘢痕会留在自然的折痕内（图5-5-1）。因此，对我的患者来说，几乎不存在术后瘢痕的问题。

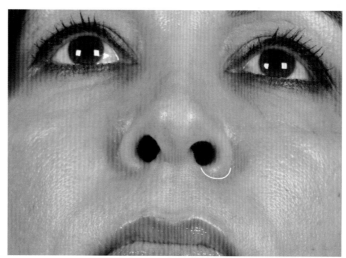

图 5-5-1

鼻翼沟与3点钟或9点钟位置以上的鼻唇沟相连，会形成一个凹槽。通过这个凹槽的瘢痕很难隐藏。这就是我为什么尽量将切口保持在3点钟或9点钟水平以下的原因（图5-5-2）。

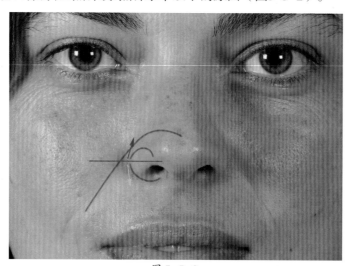

图 5-5-2

让我们来研究一下那些没有做过手术的漂亮鼻子的鼻槛和踏板的关系（图5-5-3）。

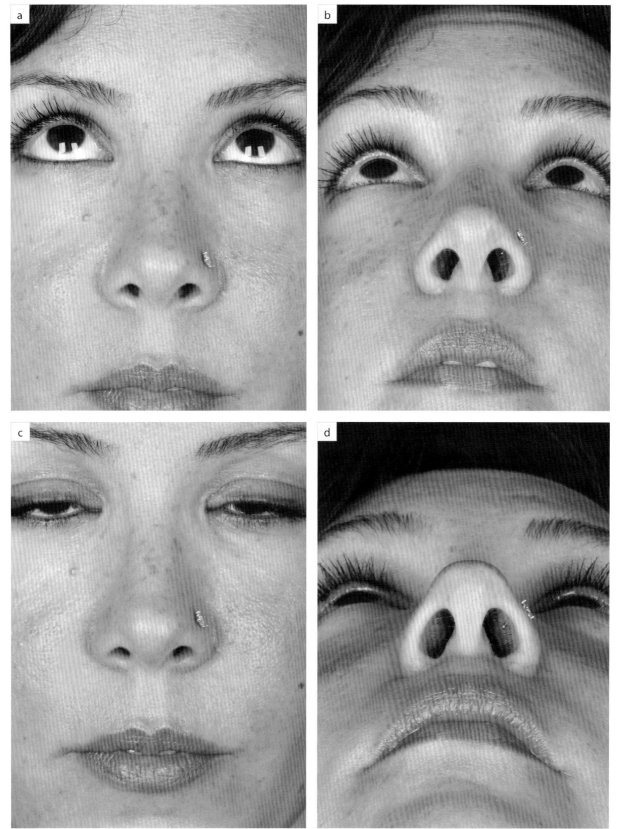

图 5-5-3

在鼻翼沟内标记出鼻孔缩窄的设计切口。不存在肥厚的情况，所以计划行一个窄的梭形切除。在鼻翼折痕处做第1个切口，然后用拇指与食指捏紧鼻翼，做第2个切口（图5-5-4）。

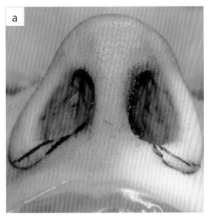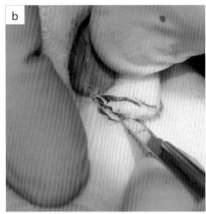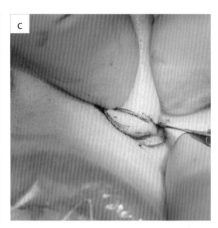

图 5-5-4

先完成梭形切除，然后制作鼻槛皮瓣。切除层次直达肌肉表面，对于良好的愈合至关重要（图5-5-5）。

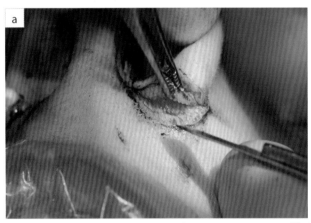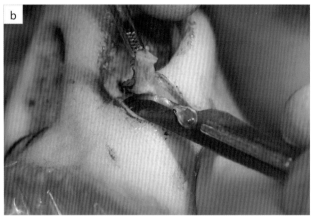

图 5-5-5

斜向切开形成鼻槛皮瓣。在双侧鼻孔的关键位置缝合（2~3根皮下PDS缝线）后，获得大小、形态对称的鼻孔（图5-5-6）。

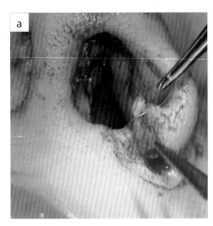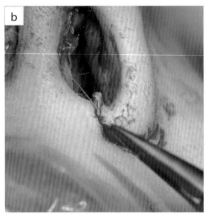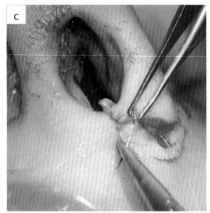

图 5-5-6

关闭梭形切除创面，再将鼻槛皮瓣尖端多余的皮肤斜向去除（图5-5-7）。

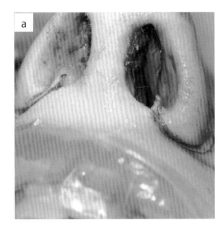
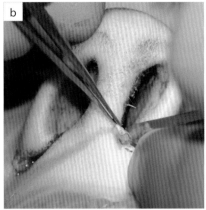
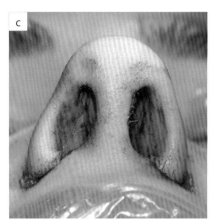

图 5-5-7

用6-0圆针Prolene缝线连续缝合以闭合皮肤（图5-5-8）。

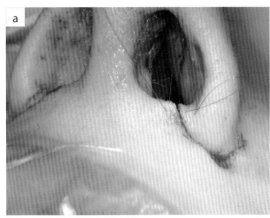
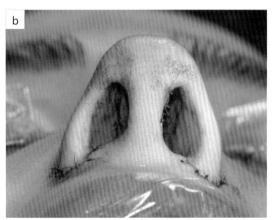

图 5-5-8

仅有鼻翼基底肥厚。治疗方法：从鼻翼基底部行梭形切除

如图5-5-9所示。

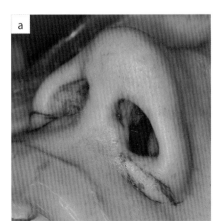
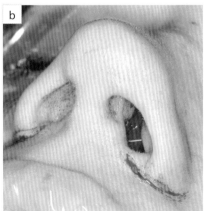
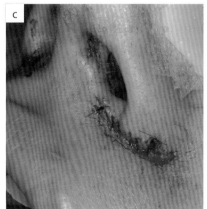

图 5-5-9

病例 1

图5-5-10为术前及术后两年半的照片，手术方式为：鼻翼梭形切除联合鼻槛皮瓣术。

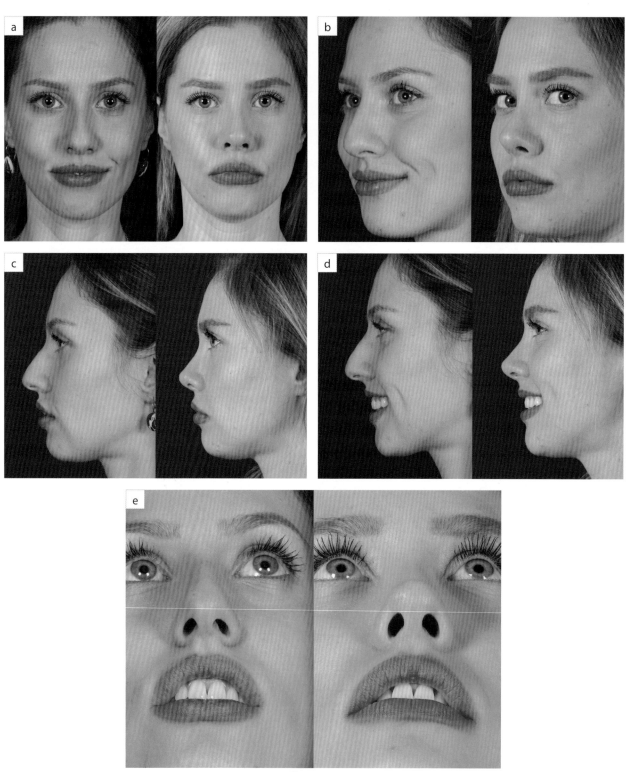

图 5-5-10

同时有鼻孔较大且鼻翼基底肥厚。治疗方法：鼻翼梭形切除术联合鼻槛推进皮瓣术

标记梭形切除切口。对称标记鼻槛皮瓣的缝合区域。需要注意的是，鼻槛皮瓣要推进到距离踏板2~3mm处。标记完成后进行局部麻醉注射并等待5min，可以明显减少术中出血（图5-5-11）。

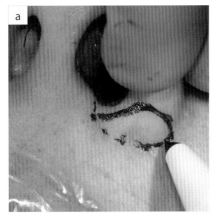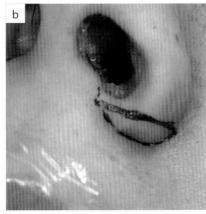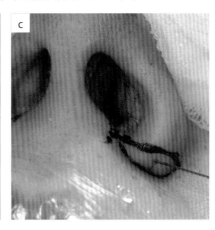

图 5-5-11

首先进行梭形切除。切除时用手指捏压鼻翼，会使切口更干净（图5-5-12）。

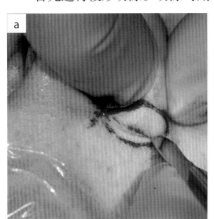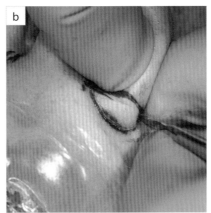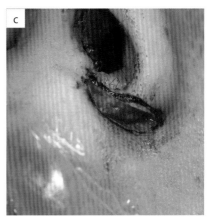

图 5-5-12

斜向切开，形成鼻槛皮瓣（图5-5-13）。

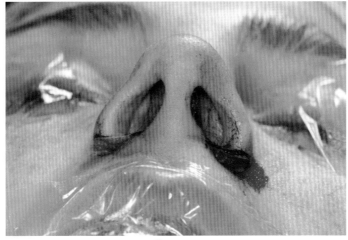

图 5-5-13

先缝合关键部位，然后斜向去除和缩短鼻槛皮瓣（图5-5-14）。

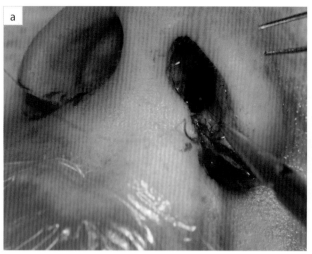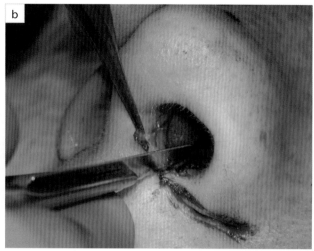

图 5-5-14

通过连续缝合闭合切口。该过程中采用连续缝合方法产生的瘢痕几乎不可见。10天后，将缝线和外部夹板拆除（图5-5-15）。

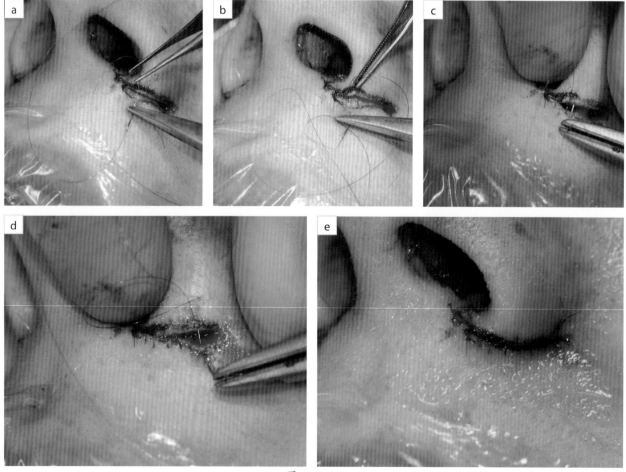

图 5-5-15

病例 2

图5-5-16为患者术前和术后1年的照片。手术方式为：鼻翼梭形切除术联合鼻槛推进皮瓣术。

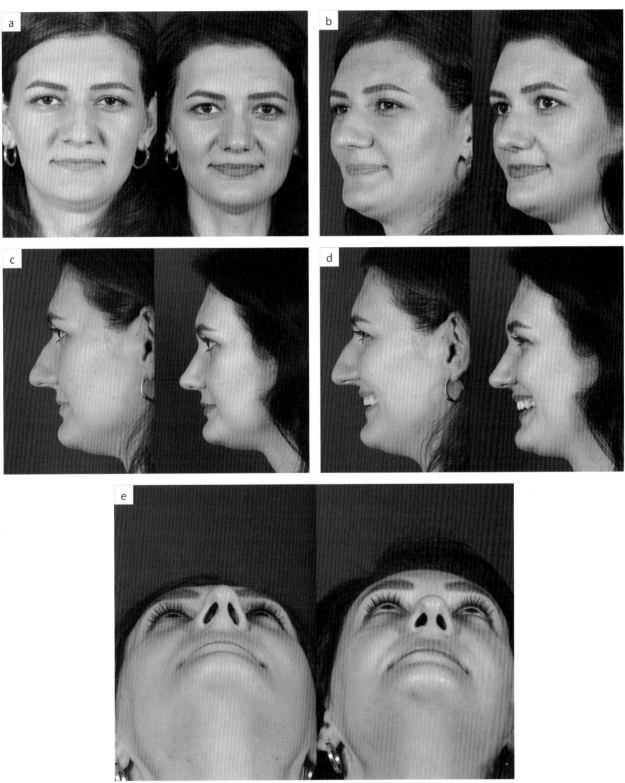

图 5-5-16

病例 3

图5-5-17为患者术前和术后1年半的照片。手术方式为：鼻翼梭形切除术联合鼻槛推进皮瓣术。

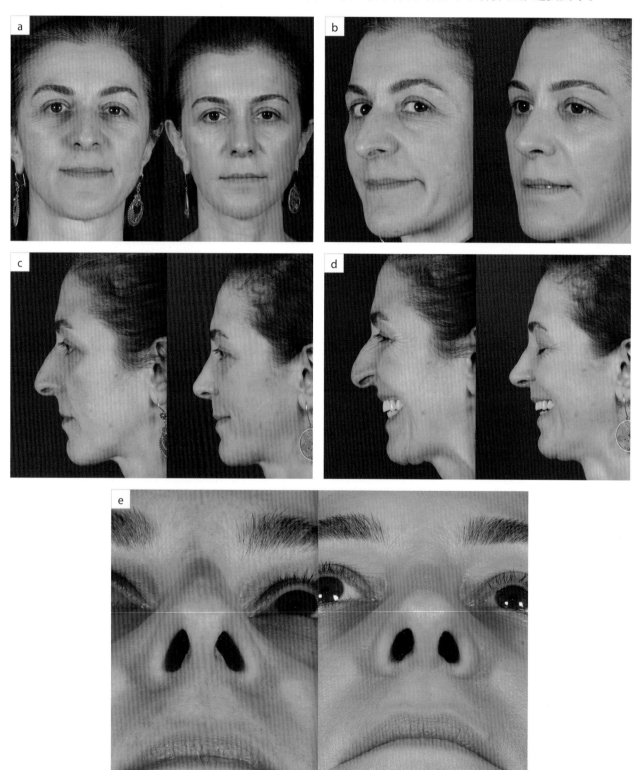

图 5-5-17

病例 4

图5-5-18为患者术前和术后1年的照片。采用鼻翼梭形切除术、鼻槛推进皮瓣术及鼻内梭形切除相结合的方法。

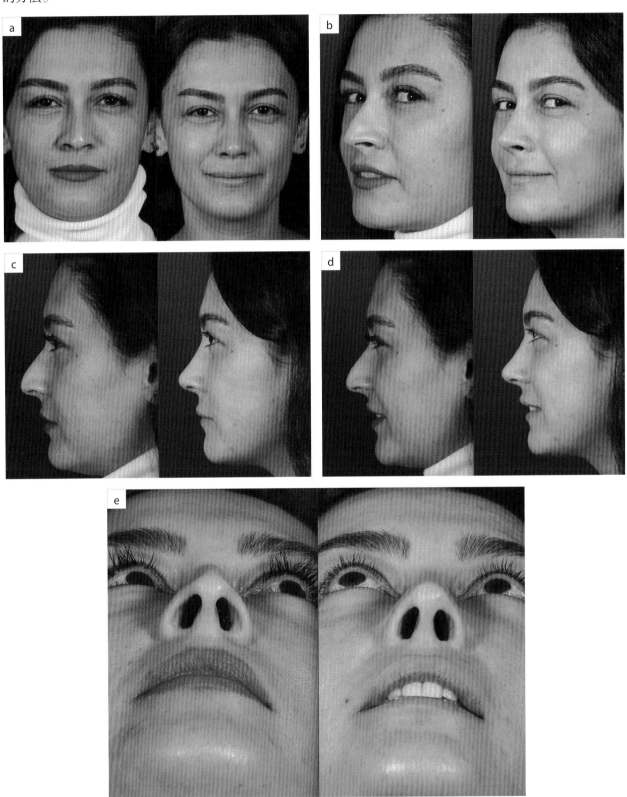

图 5-5-18

鼻翼悬垂。治疗方法：从鼻翼游离缘进行组织切除

　　有些患者可能会抱怨鼻尖太大。正面观时，有些患者的鼻翼可能与鼻小柱在同一水平或在鼻小柱水平以下。从侧面观时，与正常情况相比，鼻小柱可见部分可能较少（图5-5-19）。通常需要对这些患者进行修薄处理。我认为从鼻翼切除部分皮肤会更有效。在修薄过程中，切除皮肤比切除肌肉更为合理。

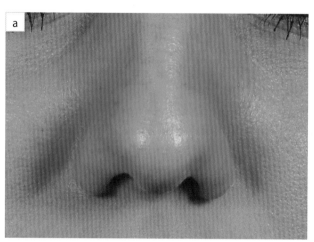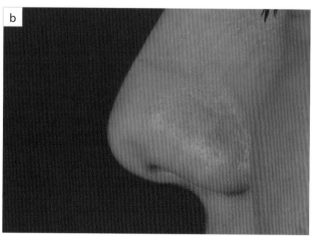

图 5-5-19

　　我曾尝试过从鼻孔内部进行切除以掩盖手术产生的瘢痕，但不如下面所述的方法有效。该方法对真正过多的部位——鼻翼的游离边缘进行切除。Daniel认为，将鼻翼下缘提高3mm需要切除6mm的皮肤。最有难度的地方是，切除皮肤而不损伤鼻孔的顶点。我的建议是梭形切除的顶点应该位于鼻翼的游离缘上。在鼻孔顶点处从内侧切除皮肤，可能会使鼻孔变形。在鼻翼基底处应该切除的宽一些，而于鼻孔顶点处则应该窄一些。切除时用手指捏紧鼻翼，可以使切缘无血且整齐。手术的切口应止于鼻孔顶点处。切口应该做成斜向的以便于缝合（图5-5-20）。当外侧皮瓣尖端较薄时，较容易向内侧旋转。此外，它还可以提高瘢痕愈合的效果。

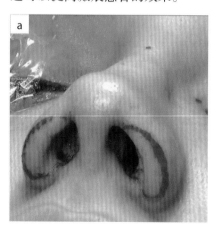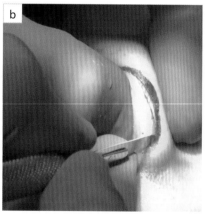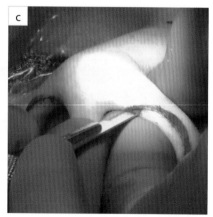

图 5-5-20

　　在鼻内做标记以便于施行对称性切除。切口深度应与切除的宽度相同，这一点是很重要的（图5-5-21）。

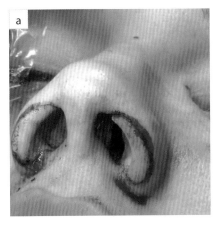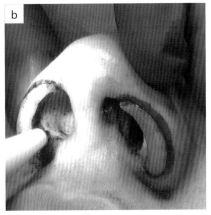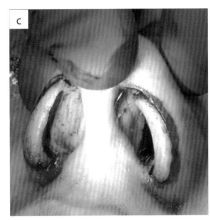

图 5-5-21

　　用剪刀施行切除操作非常简单。连续缝合的第一个线结应该打在鼻孔内，距离切口3~4mm处的完好皮肤上。如果第1个线结是从切口处开始的，就会难以控制鼻孔的形状。为了确保正确地施行缝合操作，应该用手术镊将鼻孔拉伸后再用缝线缝合。由于创面外侧缘较内侧缘长，所以应该采用连续缝合方式进行缝合（图5-5-22）。

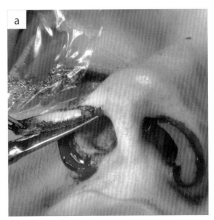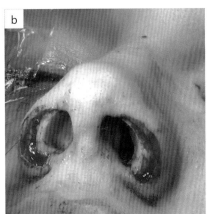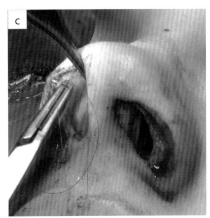

图 5-5-22

　　缝线应该留得足够松弛，因为术后鼻翼肿胀会导致皮肤过度拉扯，所以合理的做法是让伤口边缘微微张开一些（图5-5-23）。

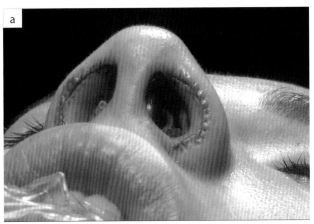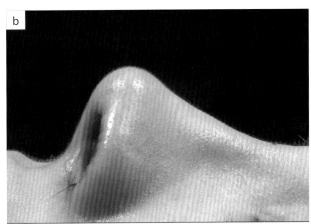

图 5-5-23

病例 5

图5-5-24为患者术前及术后3个月的效果，这个患者与前面的鼻翼游离缘切除部分为同一病例。

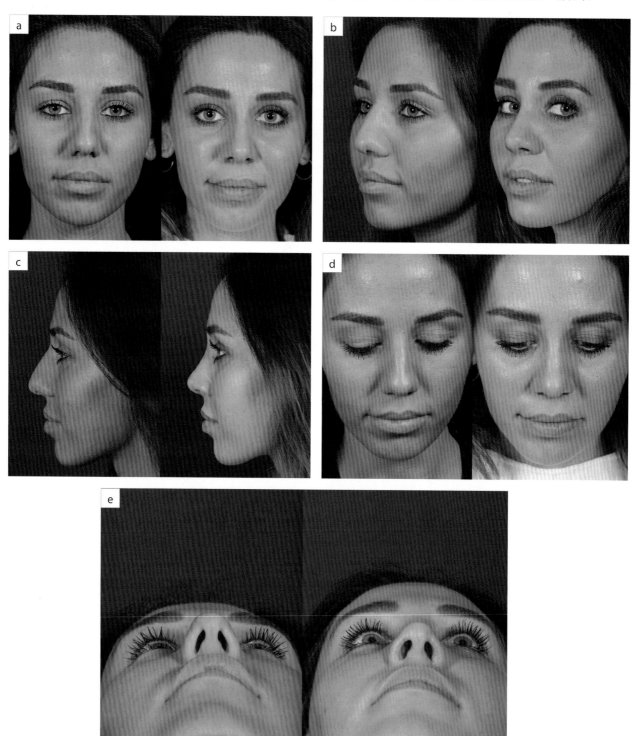

图 5-5-24

病例 6

从鼻翼游离缘进行组织切除。图5-5-25为患者术前和术后1年的效果。

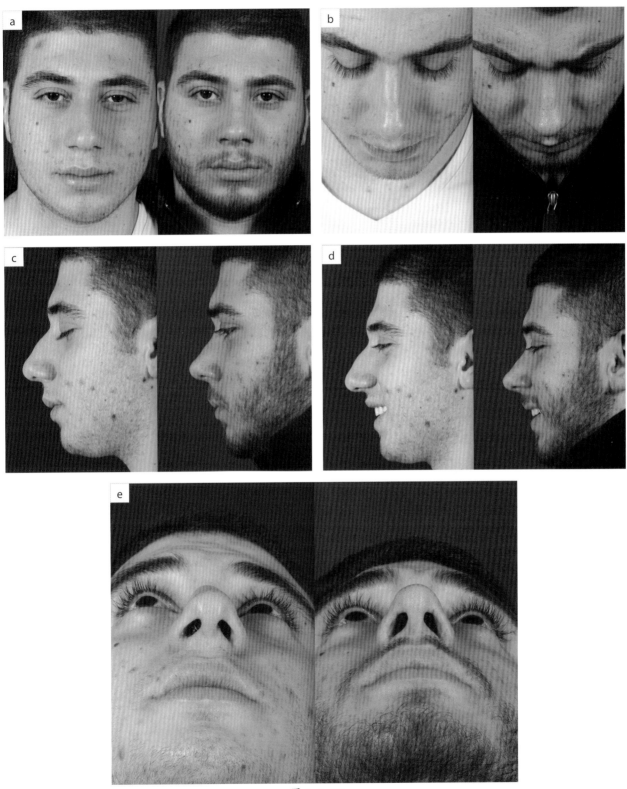

图 5-5-25

病例 7

从鼻翼游离缘进行组织切除。图5-5-26为患者术前和术后7年的效果。

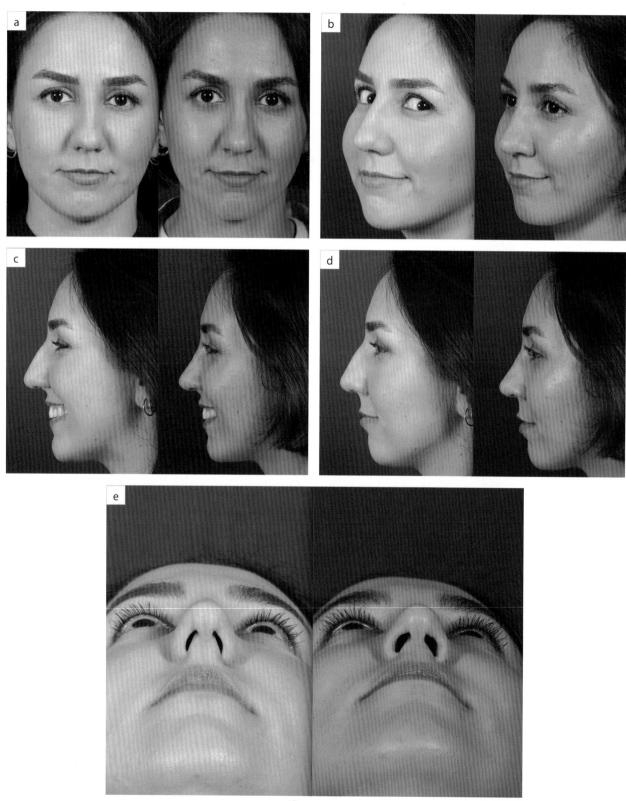

图 5-5-26

结论

　　如果对已经存在的鼻孔过大和鼻翼基底过宽不能进行正确的处理，即使有最好的鼻整形手术效果，也会使患者和医师都很失望。"你可以晚点来，局麻就可以做这个手术"，医师知道他们需要这样做但却没去做，却这样劝告患者，理由是不充分的。鼻整形外科医师应学习并掌握3种手术——鼻槛推进皮瓣鼻孔缩小术、梭形鼻基底切除术，以及二者之间的结合。最初，在选择患者（必须有非常合适的适应证）和手术切除范围时应该要保守。疏忽而导致的错误也比选择的错误要好。在对鼻翼游离缘进行直接切除之前，应强调并向患者展示可能出现的由好到坏的瘢痕愈合情况。最后，需要强调的是，鼻槛和鼻翼基底的调整与鼻尖手术一样，需要同样进行分析和技术细化。

参考文献

[1]　Çakır B. Aesthetic Septorhinoplasty. Springer 2016.
[2]　Daniel RK, Palhazi P. Rhinoplasty: An Anatomcial and Clinical Atlas. Springer; 2018.
[3]　Millard DR. A rhinoplasty tetralogy: corrective, secondary, congenital, reconstructive. Little, Brown and Company; 1996.

百特美传媒产品与服务

图书 - 行业最全医美学术与运营专业书籍

报名译者请加微信

海外图书版权引进
原创图书协助出版
专业图书委托营销
长期招募图书译者

行业最全医美书店
覆盖所有细分专业
注射私密皮肤埋线
脂肪体雕眼鼻整形

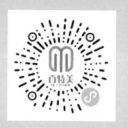

扫码浏览最全书店

课程 - 海外技术视频与国内专家线上课程

扫码查看视频与线上课程

海外技术视频大全
国内部分专家视频
线上课程全科覆盖
视频教程编委征集

资讯 - 及时了解医美行业最新动态新闻

焦点政策实时解读
热点新闻及时追踪
顶流专家采访报道
最新图书一手掌握

扫码关注官方账号